CB073426

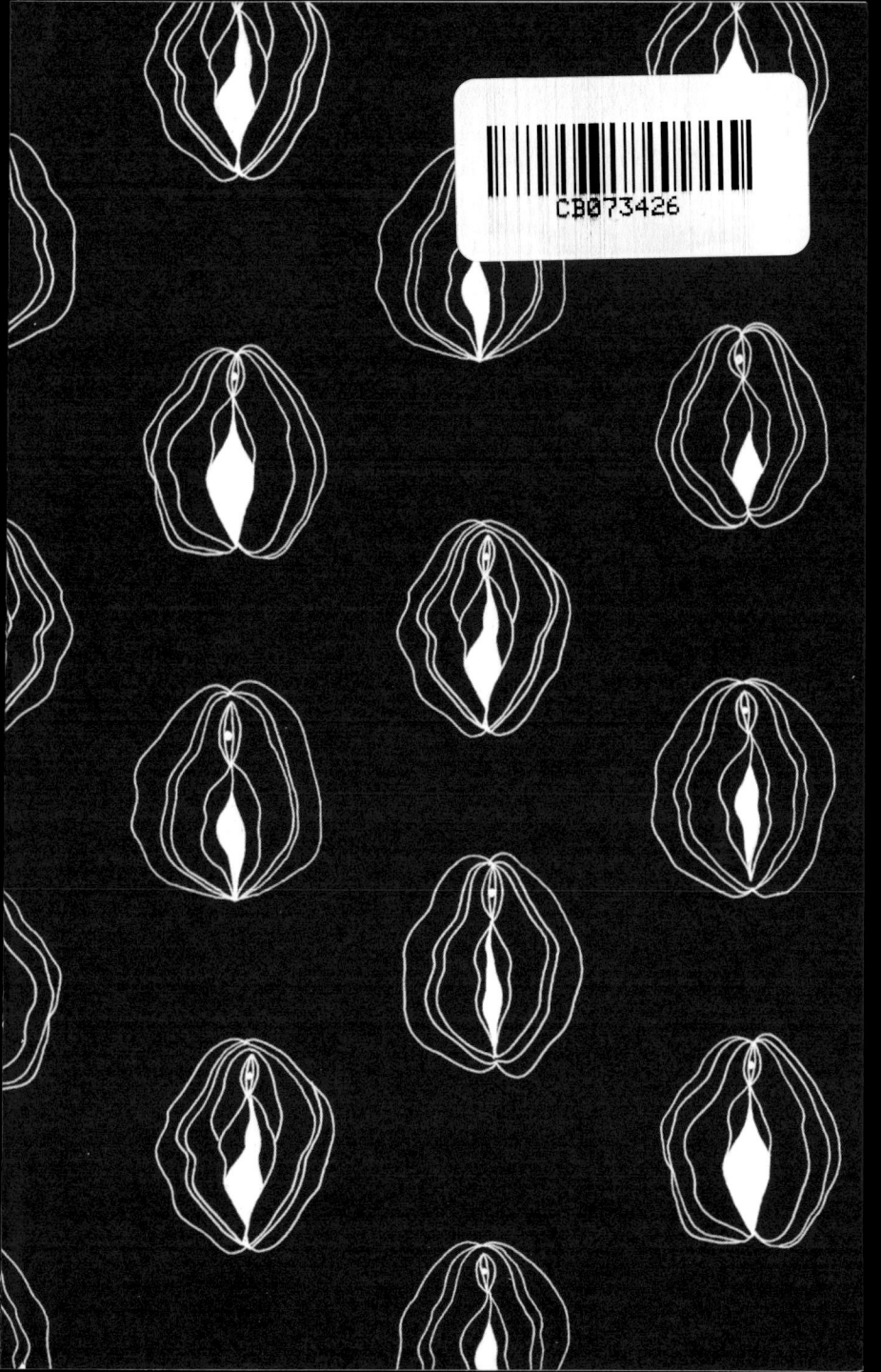

NATUREZA ÍNTIMA

FENDAS DE UMA MULHER

Maria Barretto

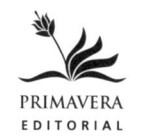

PRIMAVERA
EDITORIAL

AGRADECIMENTOS

Agradeço à vida. À minha mãe e ao meu pai.
Agradeço por ter vindo mulher.
Honro e agradeço profundamente a Mãe Terra e Avó Lua.
Essas forças que me guiam e me ensinam sobre o que é ser mulher.
Agradeço ao meu corpo e à potência que vive nele.
Agradeço ao João, por sua confiança e seu amor incondicional. Por nunca duvidar da sua e nem da minha sabedoria.
Agradeço aos meus filhos, que me fizeram mãe. Que me mostram diariamente a beleza desse mistério de criar uma vida e cuidar dela.
Agradeço à minha irmã, que desde que nasceu me ensina a compartilhar.
Agradeço profundamente a todas as mulheres que eu acompanho e que me acompanham, pela confiança, pelas partilhas e pela possibilidade de colocar o meu serviço no mundo.

Sumário

Introdução | Minha jornada e o que ela pode ter a ver com a sua 9
Capítulo 1 | Ciclos, útero, ovários e sangue 25
Capítulo 2 | Corpo 91
Capítulo 3 | Casamento – feminino e masculino 135
Capítulo 4 | Ancestralidade e a relação entre mulheres 169
Capítulo 5 | Gravidez e parto 193
Capítulo 6 | Puerpério 239
Capítulo 7 | Processos iniciáticos 315
Capítulo 8 | Conectando com a natureza, a cura e as ervas 337
Encerrando este ciclo..357

INTRODUÇÃO
Minha jornada e o que ela pode ter a ver com a sua

Tornar-se mulher, a cada dia, é uma jornada fascinante. Digo tornar-se porque acredito que nosso processo segue em constante construção. Diversas oportunidades se apresentam durante a vida de uma mulher para que ela descubra sua potência feminina. Sendo cíclica, e não estática, vive em transformação.

A mulher não nasce pronta, muito menos consciente, para acessar todas as suas capacidades.

E cada uma de nós, que escolhe se conhecer melhor, adentrar nas profundezas do seu eu mulher, tem a possibilidade de despertar potências adormecidas, acessar antigas sabedorias e descobrir ao longo do caminho novas maneiras de ser e se relacionar. Como diz Chamalú, líder espiritual boliviano, para ser mulher não basta nascer mulher, com biologia, anatomia e fisiologia femininas. Ser mulher "é consequência de um rigoroso trabalho interior, partindo da premissa que o melhor que pode fazer por si é despertar".

Mesmo quando não fazemos um grande esforço, nossa natureza cíclica e mutável nos presenteia com a possibilidade de revisitar lugares internos, acolher, transformar e seguir adiante já renovadas. Se estamos disponíveis e deixamos abertos os canais para escutar o que vem de dentro e de fora, conseguimos nos colocar em um ciclo constante de aprendizado e evolução, o que nos aproxima cada vez mais da nossa essência. A nossa essência é lunar. Somos, portanto, como a Lua: diferentes a cada noite e com um ciclo regular, mas misterioso; vivenciamos, em nosso corpo, a morte (quando sangramos) e a vida (quando ovulamos).

Este livro propõe uma reflexão sobre essa jornada e as ferramentas que escolhi para torná-la mais profunda e autêntica. Tudo o que tenho para compartilhar é fruto, em primeiro lugar, da minha própria experiência como mulher e dos processos que vivi como menina, filha, amante, mãe, esposa, amiga, curandeira e profissional. Também é uma mistura de estudos que aprofundei com diferentes mestres, de linhagens distintas, do coaching tradicional com base na antroposofia às medicinas ancestrais e ao xamanismo indígena. Reuni conhecimentos mais técnicos e científicos com aprendizado empírico e sabedorias tradicionais e holísticas. No entanto, estas páginas são, principalmente, o resultado do trabalho que venho conduzindo há mais de dez anos como curandeira e coach de mulheres, durante os quais entrei em contato com diferentes histórias e pude ver meus aprendizados e práticas potencializando os processos de outras pessoas. Assim, o que trato aqui é reflexo das várias Marias que existem dentro de mim e das mais de oitocentas pacientes que atendi, individualmente ou em grupos.

A crença que me guia é a de que cada mulher tem sua sabedoria e potencial para tecer a própria realidade a partir dos seus sonhos e propósitos mais profundos. Somos todas curandeiras e senhoras dos nossos destinos, ainda que hoje a criação e a educação da maioria de nós não nos ensinem a entrar em contato com essa nossa mulher, com a nossa potência feminina, com nossos ventres e nosso sangue. O papel que me coloco é o de **contribuir para germinar e nutrir uma semente que, na verdade,** já **existe dentro das mulheres**, a fim de que cada uma corte suas amarras e desbloqueie e desobstrua passagens, abrindo espaço para rever padrões e despertar um novo fluxo de energia. Com isso, ganhamos mais capacidade de pulsar, de criar, de nos conectar com nossa intuição e nosso íntimo poder.

Conduzo um trabalho de autoconhecimento e empoderamento para que as mulheres sigam ao encontro de suas próprias forças e respostas. O que me move é colaborar para que elas saibam mais sobre si mesmas, conquistem mais clareza sobre seus sonhos, talentos, desejos, desafios e medos, se libertem de suas máscaras, alquimizem couraças, reconquistando seu espaço de maneira mais genuína e com liberdade. Aos poucos, vejo-as se tornarem mais confiantes para tomar decisões conscientes e de acordo com o que pensam, sentem e acreditam – seja em relação à sua individualidade, à sua sexualidade, às suas famílias ou aos seus caminhos profissionais.

Acredito que cada uma tem um lugar só seu, do qual se aproxima quando começa a ser mais verdadeira consigo mesma. Quando ouvimos o bater do tambor, dançamos do nosso jeito, quando cantamos a música no timbre do nosso coração. Compartilho aqui possíveis caminhos para fazer isso além da teoria.

Meu ponto de partida para mergulhar nessa jornada são a reconexão com a mulher, passando pela harmonização do seu feminino e masculino, pelo reconhecimento de sua natureza cíclica, de seus ovários, útero e sangue. Traduzindo em técnicas, me inspiro em diversas fontes. Uso ferramentas do coaching com base na antroposofia como fio condutor do processo, mas também outras práticas, que permitem trabalhar não só o campo mental, como o físico, o emocional e o espiritual.

Atuo de forma individual, com cada mulher e sua intimidade, e conduzo Círculos de Mulheres, pois acredito que existe uma magia e potência quando mais de duas almas femininas se juntam nos seus processos de cura, morte e florescimento! Como diz a escritora e psicóloga junguiana Clarissa Pinkola Estés, "a conexão verdadeira entre duas almas femininas move montanhas, convoca o sol a brilhar, transforma o caminho dos rios e cria coisas inimagináveis".

Trabalho com escuta ativa e amorosa, toque, massagem e ervas medicinais. Busco referências nas medicinas orientais como ayurveda[1] e sabedorias de tribos ancestrais, estudando memórias dessas linhagens e me aprofundando no conhecimento das medicinas da floresta e em cerimônias sagradas. Faço uso do ThetaHealing[2] como técnica de desbloqueio para liberarmos crenças e padrões. Atuo também com a Bênção do Útero e a Cura da Alma Feminina, um trabalho energético desenvolvido pela inglesa Miranda Gray que possui a intenção de limpar, despertar e harmonizar nossas energias femininas e o útero, nosso centro de poder (mesmo que ele já não exista fisicamente). Utilizo as técnicas de Respiração Ovariana, Alquimia Feminina e todo o sistema de cura desenvolvido pela colombiana Sajeeva Hurtado, bem como os arquétipos das 52 deusas do Oráculo das Deusas, desenvolvido por Amy Sophia Marashinsky, e os estudos das antigas deusas gregas de Jean Shinoda Bolen.

O que faço é uma integração de sabedorias ancestrais com sabedorias mais contemporâneas, aplicando-as nas mulheres de hoje. Todas essas práticas me ajudam a chegar mais perto do meu objetivo

---

1   A ayurveda é considerada a ciência de saúde mais antiga. Desenvolvida no território onde hoje estão a Índia e o Paquistão, propõe uma vida saudável em harmonia com as leis da natureza com o objetivo de alcançar a felicidade. A palavra ayurveda é proveniente do sânscrito: *Veda* significa conhecimento, ciência ou sabedoria; *Ayus* significa vida. Disponível em: https://ayurveda.org.br/a-abra/o-que-e-ayurveda/. Acesso em: 29 maio 2020.

2   ThetaHealing, técnica de cura energética criada pela norte-americana Vianna Stibal, nos ensina a identificar e mudar crenças, sentimentos e padrões que muitas vezes bloqueiam nosso desenvolvimento, nossas relações e a manifestação da nossa capacidade plena. É uma ferramenta difundida em mais de 40 países e utilizada por mais de 500 mil pessoas. Para conhecer mais, consulte: www.thetahealing.com. Acesso em: 29 maio 2020.

principal: olhar para dentro, reconhecer, limpar o campo e memórias, harmonizar energias e retomar o pulso de vida. Permitir que as mulheres (re)aprendam a amar, ciclar, criar, acolher, sentir prazer, dançar e uivar, mesmo que tenham sido muitas vezes caladas e reprimidas.

A quem esse conhecimento interessa? E quem pode seguir essa jornada? Qualquer mulher que se identifica como tal, com ou sem útero físico, disposta a se olhar e a se abrir para novas possibilidades. Pode ser alguém que está buscando um despertar de sua feminilidade, passando por um processo doloroso, vivendo dilemas da maternidade, enfrentando questões físicas e patológicas com seus órgãos femininos, tendo crise em um relacionamento, questionando a rotina que construiu para si ou simplesmente buscando uma maneira mais autêntica de lidar com o mundo. Meu projeto, do qual este livro faz parte, é para unir, somar e construir – não para excluir ou dividir. Coloco minha intenção de me abrir como canal para que qualquer uma que passar por estas páginas possa se conectar um pouco mais com o poder que tem dentro de si, seja qual for seu estilo e momento de vida. E, nessa visão da integração, os capítulos a seguir também podem interessar a homens que desejam se aprofundar mais nos mistérios do universo das mulheres.

Como cheguei até aqui

Nasci numa família tradicional de São Paulo. Fui a primeira filha de um casal que não estava exatamente me planejando. Minha mãe já não tinha um ovário e os médicos a haviam diagnosticado com um problema que a impedia de ter filhos. Casou-se sabendo da condição, mas, alguns meses depois, lá estava eu. No ano seguinte, uma nova surpresa: chegava a minha irmã. E assim nós crescemos: duas meninas que foram descobrindo seus caminhos como mulheres de maneira muito diferente, apesar da idade muito próxima. Lembro-me de passarmos a infância entre a capital paulista e o interior, onde meus avós tinham casa. A natureza e o contato com a terra foram sempre muito presentes em nossas vidas.

Minha trajetória profissional começou como a de algumas mulheres da minha geração, buscando descobrir o mundo adulto, uma formação consolidada e meu espaço no mercado de trabalho. Assim que concluí o colégio, ingressei em Administração e Marketing na ESPM, uma faculdade reconhecida em São Paulo na área de comunicação.

Além de estudar, eu dava aulas para jovens como voluntária em uma ONG no Campo Limpo, bairro na zona sul da cidade. Juntei meu interesse por esse projeto com meus novos conhecimentos em comunicação e fui me envolvendo no trabalho com comunicação no terceiro setor em uma época em que esse tema ainda não estava tão em pauta. Um dos primeiros projetos remunerados que desenvolvi foi com Stephen Kanitz, pesquisador pioneiro dessa área, durante o qual visitei ONGs pelo Brasil, conhecendo realidades diferentes e pessoas incríveis com as quais me conecto até hoje. Logo em seguida, fui contratada pela CARE, uma organização internacional criada após a Segunda Guerra Mundial que segue na intenção de combater a pobreza e a desigualdade global. Fiquei quase cinco anos ali; aprendi muito acerca da distribuição de renda no nosso país, sobretudo a respeito das pessoas e de suas relações. E também caiu o véu sobre as relações de poder entre conselhos e financiadores, até que decidi sair. Embora parecesse incabível nesse tipo de trabalho, o meio do terceiro setor é cheio de vaidades, as quais transbordam as relações e as verdadeiras intenções do trabalho.

Nessa época, namorava havia alguns anos o João, um rapaz que conheci na faculdade – que em breve se tornaria meu marido, parceiro e amante, ao lado de quem viveria profundamente a jornada de me tornar mulher. Em 2005, logo depois de eu sair da CARE e de já ter me aventurado na carreira de consultora na área, ele foi para Londres estudar, e eu decidi ir junto. Fiquei três meses, tempo suficiente para explorar mais o tema da sustentabilidade e *branding*, pelo qual me interessei. Eu havia deixado o terceiro setor e fui buscar uma nova área de atuação, olhando para um tema que começava a ser debatido publicamente.

De volta ao Brasil, recebi um convite da Thymus Branding, cujo fundador, o consultor mineiro Ricardo Guimarães – de quem eu gosto bastante –, fazia um trabalho inovador na época, com grandes empresas, mas sempre questionando o sistema, o *status quo*. Topei o novo emprego, que envolvia grandes clientes e projetos com tomadas de decisão em grupo. Essa era a parte boa. O difícil era a dedicação enorme que me era exigida. Nem no Natal eu conseguia parar. Um episódio foi simbólico e definitivo: no dia 24 de dezembro de 2008, à beira de uma crise de estresse, me tranquei no banheiro sozinha, chorando sem parar, porque a demanda simplesmente não acabava e eu não sabia mais o que fazer. Depois de mergulhar no momento e refletir sobre as minhas vontades e necessidades na época, decidi parar para rever a rota. E isso me levou a pedir demissão, após três anos. Logo em seguida, embarquei com o João em uma viagem de quarenta dias à Indochina. Sem filhos nem dívidas, dei uma pausa prolongada antes de definir meu próximo passo profissional. Essa viagem foi muito simbólica para mim, pois, além de o lugar e sua cultura nos convidar a olhar para dentro, a sentir e escutar mais profundamente a voz da nossa alma, eu estava num momento de matar algo dentro de mim, de esvaziar, deixar morrer um padrão de relações e forma de trabalhar, para que o novo pudesse emergir. E assim foi.

Novamente em São Paulo, recebi um e-mail sobre um curso de formação em um método chamado Art of Hosting,[3] para facilitação de grupos e processos participativos – tudo a ver com o que eu gostava de fazer na Thymus. Estava com tempo livre, gostei da proposta e resolvi aparecer. Foi lá que conheci Thomas e Tamara, que se tornariam

---

3   Em português, a Arte de Anfitriar aproveita a sabedoria coletiva e a capacidade de auto-organização de grupos de qualquer tamanho. Disponível em: https://www.artofhosting.org/pt-br/. Acesso em: 29 maio 2020.

sócios, grandes amigos e parceiros de trabalho. Um desses encontros casuais da vida que acabam por se tornar algo maior. Em sociedade, abrimos uma consultoria chamada CoCriar,[4] que passou a ser referência em processos participativos. Naquela época, em que o tema ainda era muito novo, decidimos testar a ideia dentro de empresas.

Em 2009, resolvi fazer uma formação de coaching. Sentia que, durante os projetos, as lideranças das empresas precisavam primeiro olhar para as próprias questões para acolher de verdade o que viria de suas equipes. Como coach, eu poderia conduzir o trabalho nesse nível individual. Concluí o curso no Instituto EcoSocial,[5] uma das referências em São Paulo. No entanto, o que era para ser só mais uma ferramenta de atuação na CoCriar acabou se tornando meu novo caminho de vida.

Comecei o processo de formação, e no meio dele engravidei da minha primeira filha. Boa parte dos estudos foi feita com Tereza na barriga, inclusive usando os exercícios e os aprendizados de *coaching* para planejar minha maternidade. Talvez por isso, quando comecei a atender, em vez de executivos, quem me procurava eram mulheres com diferentes trajetórias. Fui descobrindo uma habilidade como coach para mulheres ao mesmo tempo que fazia minhas próprias escolhas sobre parto e criação de filhos. Como disse uma amiga, Andréa Fortes, que me conheceu nessa época, eu era "um resquício de business woman já se reinventando". Andréa foi cobaia no meu exame oral da formação e ela define minha abordagem como a de alguém que tem "ares maternos e também de irmã que dá colo e aterra". Uma grande mulher com quem sigo por perto, até hoje.

Combinei na CoCriar que ficaria um ano sem trabalhar quando minha filha chegasse. Organizei a logística e as finanças e pude me entregar totalmente à minha primeira experiência como mãe e aos primeiros meses da Tereza. Retomei o coaching aos poucos, quando

---
4 Para saber mais sobre a consultoria, acesse: https://cocriar.com.br/.
5 Informações a respeito do Instituto EcoSocial podem ser obtidas em: http://ecosocial.com.br/.

Tereza tinha uns 7 meses. Demanda não faltava e também gostava de me experimentar com outras mulheres e de não ser somente mãe. E eu, já mergulhada no tema da educação de crianças, estava com muita vontade de trabalhar com as mães para ajudá-las nesse processo de criar relações saudáveis – o mesmo trabalho que me dedicava a fazer em casa. Passados dois anos, depois que José, nosso segundo filho, nasceu, senti que a empresa já não tinha o significado de antes para mim. Meu caminho, porém, ficava cada vez mais claro. Decidi sair da sociedade para me dedicar aos atendimentos e aos estudos do universo da mulher.

Conforme recebia mais e mais mulheres, fui percebendo que, para me aprofundar nas questões de cada uma, eu não poderia olhar apenas o lugar que elas ocupavam socialmente ou as crises que viviam em suas relações com o mundo. Era preciso encontrar uma maneira de mergulhar mais fundo, de ajudá-las a se conhecerem mais profundamente. Como muitas mulheres ao despertar para essas questões da psique feminina, eu li – ou melhor, devorei – *Mulheres que correm com os lobos*, da Clarissa Pinkola Estés, um dos meus livros de cabeceira até hoje. Comecei a estudar o sagrado feminino, uma filosofia que promove a consciência sobre os aspectos espirituais, mentais, emocionais e físicos das mulheres, que fala sobre suas forças e capacidades e que estimula a conexão com a intuição e a natureza. Aprofundei-me nos conhecimentos sobre os ciclos e o útero, que foram se tornando aliados nesse exercício de conduzir as mulheres a olharem para si mesmas, para a sua essência e potencialidades! Não foi algo que procurei ativamente, mas esses temas começaram a cair no meu colo. Fui absorvendo e organizando o que a vida me trazia. Percebia que os assuntos voltavam nos diferentes casos de mulheres, e se conectavam uns aos outros, em total sincronicidade.

Foi assim quando descobri a Bênção do Útero. Uma amiga minha havia produzido um filme sobre o feminino e entrevistado uma mulher que obtivera formação com a britânica Miranda Gray, que promovia a cura do útero. Achei aquilo interessante. Dias depois, li um artigo que falava sobre o seu trabalho. Mais alguns dias se passaram e eu descobri que Miranda estava vindo para o Brasil pela primeira vez. *Quero saber dela*, pensei. Era o ano de 2013. Eu tinha novamente um bebê em casa, meu segundo filho, José. A rotina conspirava para eu não ir ao evento. José pegou uma pneumonia. No entanto, como estava decidida, chamei ajuda e consegui estar presente no dia marcado.

A formação que fiz com Miranda foi um ponto crucial para mim. Aprendi sobre o útero ser o centro de poder e energia vital, sobre senti-lo e honrá-lo como um caminho para despertar nossas energias femininas, nosso potencial criador e nos reconectar com nossa essência. Dentro de mim, suas ideias reverberavam. Tornei-me uma *Moon Mother*, ou seja, uma facilitadora capaz de conduzir as Curas e Bênçãos e as Bênçãos Mundiais – na prática, uma meditação em grupo que ocorre em cinco Luas Cheias durante o ano.

A experiência profissional que havia tido até então acomodava aos poucos esses novos conhecimentos do campo mais sutil. Passei a integrar o que sabia sobre processos participativos para conduzir grupos de mulheres. Juntavas as habilidades de mediação no mundo corporativo a essas sabedorias mais misteriosas, trazendo forças além das racionais para a conversa. O resultado cada vez melhor do meu trabalho mostrava que essa era a direção a seguir. Mais e mais mulheres passaram a me solicitar atendimento. Aquelas que estavam comigo conseguiam ir mais fundo ao olhar para suas questões e me indicavam as amigas. Foi um caminho sem volta. Uma indicava a outra e a rede foi crescendo.

A partir de então, aprofundei-me nos estudos sobre a mulher, seu feminino e masculino. Formei-me uma das Condutoras de Círculo de Mulheres com Patrícia Fox, brasileira, filósofa, criadora da Terapia da Cura do Feminino, grande conhecedora das sabedorias das mitologias e quem me ensinou muito sobre isso. Tornei-me ThetaHealer e abri novas portas: passei a fazer parte da Memória Ancestral da Tribo da Lua, um grupo que se aprofunda no conhecimento das medicinas da floresta e cerimônias sagradas, e mergulhei no universo do toque curador, aprendendo sobre Anatomia Emocional de Stanley Keleman, criador da Psicologia Formativa. Quando chegou a sabedoria do corpo conheci a colombiana Sajeeva Hurtado e fui fazer a sua formação do Sistema de Respiração Ovariana Alquimia Feminina.

Assim, com formações tradicionais e holísticas, desenvolvi minha própria metodologia de trabalho, com a qual consegui ser um apoio para mulheres que passam por dilemas ou momentos decisivos. Diante de mim, elas tomaram decisões como ter ou não um filho, ficar ou não com o marido, mudar de carreira ou mantê-la, fazer as pazes com os pais, abdicar do papel de vítimas e até mesmo curar patologias como pólipos, miomas e endometriose.

Foi o meu próprio processo como mulher e curandeira, que está em constante movimento e transformação, que me impulsionou a compartilhar isso com outras mulheres – meus dilemas, conquistas e aprendizados comigo mesma, na carreira e dentro de casa. Minhas próprias experiências como mulher, tornando-me mãe de três filhos, redescobrindo meu corpo e minha sexualidade, entrando e saindo de crises com meu marido para construir nossa relação até hoje, há mais de quinze anos, além de um grave acidente que me deixou dois meses internada no hospital só fortalecem a minha jornada e arrematam o conhecimento que adquiri em várias fontes externas. Sinto-me como uma alma querendo voar cada dia mais alto e uma eterna curiosa pelos processos da mulher e seu potencial. E sempre uma aprendiz.

Por que este livro?

Em 2018, quando intencionei vivenciar meu terceiro puerpério com toda integridade, verdade e resguardo que esse período na vida de uma mulher pede, fiz mais uma pausa nos trabalhos para me dedicar a mim e a nossa terceira filha. Após esse momento, senti que era hora de colocar o que aprendi no mundo. Já tinha escrito bastante ao longo dos anos, mas ainda não havia conectado todas as histórias. Então, veio o impulso de compartilhar minha experiência, os testemunhos de mulheres que passaram por mim e algumas de minhas práticas. Certos motivos me impulsionaram a isso.

Primeiro, o interesse crescente pelo trabalho com o feminino e com a mulher e a busca de sabedorias que vão além da medicina tradicional. A quantidade de mulheres procurando acompanhamentos alternativos e novas maneiras de se conhecer têm aumentado – assim como o número de pessoas que oferecem essas experiências. Vejo isso em meus atendimentos e pelo relato de colegas que atuam na mesma área.

Até o Sistema Único de Saúde (SUS) está abrindo seu leque de opções. No início de 2018, foram incluídas dez novas práticas alternativas – como florais e constelações familiares –, aumentando para 29 o total de procedimentos nessa categoria.[6] No ano anterior, mais de 1,4 milhão de atendimentos haviam sido realizados em práticas como acupuntura e Yoga. Segundo um comunicado do Ministério da Saúde:[7]

> Evidências científicas têm mostrado os benefícios do tratamento integrado entre medicina convencional e práticas integrativas e complementares. Além disso, há crescente número de profissionais capacitados e habilitados e maior valorização dos conhecimentos tradicionais de onde se originam grande parte dessas práticas.

A literatura sobre os temas com os quais trabalho ainda é escassa. São poucos os livros que exploram o feminino, o conceito de ciclos e

---

6 Jansen, Roberta; Cambricoli, Fabiana. SUS incorpora dez novas terapias alternativas. *O Estado de S. Paulo*, 12 mar. 2018. Disponível em: https://saude.estadao.com.br/noticias/geral,sus-incorpora-dez-novas-terapias-alternativas,70002224343. Acesso em: 29 maio 2020.
7 Brasil. *Ministério da Saúde*. *Ministério da Saúde inclui 10 novas práticas integrativas no SUS*, 12 mar. 2018. Disponível em: http://portalms.saude.gov.br/noticias/agencia-saude/42737-ministerio-da-saude-inclui-10-novas-praticas-integrativas-no-sus. Acesso em: 29 maio 2020.

sacralidade do nosso sangue, as sabedorias ancestrais. Tenho poucas referências para indicar quando alguém me pede sugestão, e as que existem geralmente são difíceis de encontrar, sem novas edições no mercado ou ainda sem tradução para o português. Exceções são os livros de Laura Gutman, terapeuta argentina especializada em maternidade; de Jean Shinoda Bolen, analista junguiana norte-americana; o livro *A prostituta sagrada*, de Nancy Qualls-Corbett; e o *Mulheres que correm com os lobos*, de Clarissa Pinkola Estés – este último, hoje, um clássico dos estudos sobre o sagrado feminino. Senti vontade de contribuir para reunir e organizar informações sobre temas ligados à vida da mulher para que cada vez mais pessoas tenham a possibilidade de acessar suas potências.

Para quem já leu *Mulheres que correm com os lobos* – se não leu, recomendo muito –, o que também me move neste projeto é contribuir para que mais e mais mulheres escutem sua voz interna e ouçam este chamado de reconexão consigo mesmas. Como nos ensina Clarissa, no conto a "Pele de foca, Pele da alma" (p. 321), todas nós precisamos voltar ao lar, resgatar a nossa pele de foca que foi roubada por um intruso – que muitas vezes somos nós mesmas. Temos de escutar esse chamado da nossa alma, da nossa mulher selvagem; se tardarmos em respondê-lo e em realizarmos os processos, vamos ficando ressecadas e sem vivacidade – e até adoecidas internamente. Os textos que seguem têm a intenção de nos fazer conquistar mais consciência da nossa pele de mulher-foca, de onde estamos deixando ressecar, perdendo vida. Desejo que estas páginas a ajudem a ter mais coragem para vestir esta roupa e voltar para casa, adentrando ao fundo do mar, este lugar misterioso, profundo e instintivo que habita cada uma de nós.

Um segundo motivador para escrever este livro foi a experiência do meu terceiro puerpério. O nascimento de Ana me permitiu integrar conceitos e vivências acumulados ao longo dos anos. Respeitando todos os tempos cíclicos, integrei uma sabedoria sobre esse momento tão fundamental de resguardo da mulher no pós-parto.

Consolidei um conhecimento do meu trabalho com mulheres, especialmente mães e grávidas, e senti como um chamado para compartilhar o que estava na minha cabeça, no meu ventre e no meu coração.

Por fim, mas certamente não menos importante, é a minha crença de que o mundo está precisando da cura do feminino, tanto nas mulheres quanto nos homens. Olhar para essa energia e harmonizá-la é urgente no planeta. É ela quem vai trazer a nutrição e o acolhimento que se tornaram tão escassos na Terra. Como humanidade, estamos muito focados no poder, na força bélica e na ação a qualquer custo – aspectos sombrios da energia masculina.[8] Disponibilizar a energia do feminino curada traz equilíbrio e ajuda a harmonizar o momento de atrito e destruição que estamos vivendo, e nos ajuda a harmonizar com nosso masculino, muitas vezes ferido também. As mulheres precisam despertar para serem parte do processo de cura da Terra. Estamos em um extremo e precisamos encontrar um ponto de equilíbrio saudável para todos.

Vivemos um momento de crise mundial que, como toda crise, também é uma grande oportunidade de desenvolvermos a consciência do sagrado para colocarmos em prática tudo aquilo que aprendemos. Mais do que nunca, o mundo precisa de nós. É hora de oferecermos o nosso melhor para este planeta e para a nossa amada Mãe Terra. A responsabilidade é toda nossa. Se não curarmos as pessoas, nós, humanos que habitamos este planeta, não curaremos mais nada. E isso me move muito.

Um ponto de partida

Desde que comecei a pensar neste livro, me deparei com três grandes questões. A primeira é a de que não quero torná-lo um manual de

---

8   Na sua potência, a energia masculina traz firmeza, realização e proteção. Aprofundaremos esse tema mais adiante.

instruções. O que registro aqui é um ponto de vista, fruto da minha experiência, observação e estudos. Mas cada mulher tem sua jornada e suas crenças, portanto levará para sua vida apenas aquilo que fizer sentido. Não quero oferecer um "passo a passo para ser uma mulher realizada". Quero, sim, instigar, estimular e contribuir com um olhar. Inspirar a reflexão. Disponibilizar conhecimento para que cada uma encontre o seu caminho e as suas respostas na direção de uma vida, em liberdade, em que não precisem esconder sua potência, seus desejos e anseios.

A segunda questão é que, apesar de ter a intenção de representar as mulheres, estou consciente de que o meu ponto de vista é muito particular. Sou uma mulher cisgênero, heterossexual, casada, mãe de três filhos e com uma condição financeira estável. Este livro trará as minhas experiências e as das mulheres com quem convivo. Procurei a todo o momento, durante a escrita, não limitar a minha mensagem a um único público, mas sei que outras mulheres talvez tenham vivências completamente diferentes. Minha intenção é continuar aprendendo, construir diálogos com outras realidades e abrir uma portinha para que mulheres com experiências de vida diversas possam, a partir deste conteúdo, escrever suas próprias histórias e tirar suas próprias conclusões. E que possam nos unir, e não nos separar. Estou de coração aberto para aprender a tornar meu trabalho (e a mim mesma) cada dia mais inclusivo e conectado com a todo.

Além disso, não espero que ninguém acredite no que estou dizendo só porque está escrito aqui. Convido cada uma a testar, experimentar, tirar as suas conclusões. Faço meu relato a partir do que conheço. Só consigo colocar essas informações no papel porque vivi e estou vivendo. Nada substitui a prática. A beleza do processo está em experimentá-lo, em questioná-lo, em mudar sua rotina ou incorporar um hábito que não era seu até se tornar seu se assim lhe fizer sentido, de verdade. A beleza está em relembrar nossa sabedoria e buscar novas soluções para velhas perguntas. Não é sobre acertar. É sobre experimentar. Observar, testar e rever padrões, confiar e se entregar.

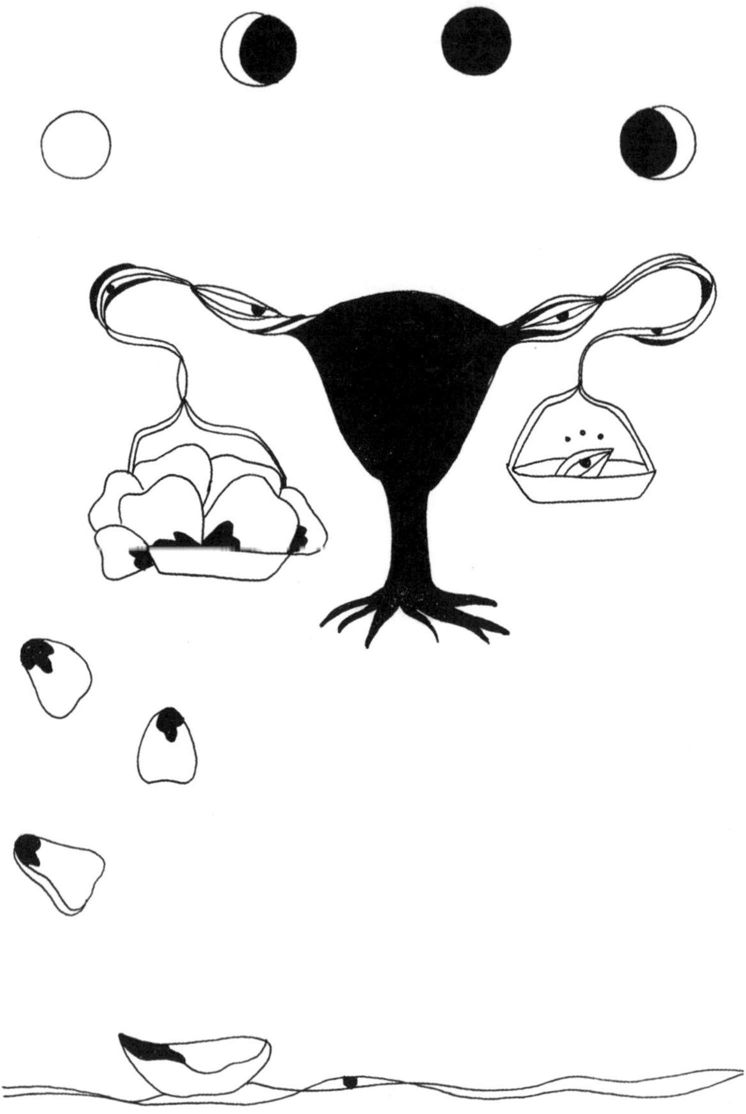

CAPÍTULO 1

CICLOS, ÚTERO, OVÁRIOS E SANGUE

> Somos como a Lua, ora brilhante e cheia, ora escura e reservada. É justamente esta qualidade de ser cíclica, de navegar entre a luz e a sombra, viver e morrer a cada ciclo (menstrual) que permite às mulheres mergulharem profundamente e conhecerem mais sobre si mesmas.

A intenção deste capítulo é que cada vez mais mulheres tomem consciência da sua natureza cíclica. Que cada uma ganhe mais autonomia, respeito pelo seu ciclo, pelo seu corpo, e se libere das opressões sutis, da cobrança de atingir a perfeição e dar conta de tudo. Trabalho também para que mais mulheres despertem, relembrem sua relação mais íntima com a natureza, para nos fortalecermos neste momento de tanta violência com as nossas matas e águas; fauna e flora.

Toda mulher é cíclica. Resgatar essa consciência é o primeiro passo para (re)descobrirmos o nosso poder e usufruirmos da potência de sermos mulheres, ou seja, de termos uma intuição apurada, de podermos germinar, parir e nutrir uma vida. Quando me refiro à potência da mulher, estou falando da nossa capacidade de criar e de nos transformar. Não somos as mesmas a todo momento. Somos como a Lua, ora brilhante e cheia, ora escura e reservada. É justamente esta qualidade de ser cíclica, de navegar entre a luz e a sombra, viver e morrer a cada ciclo (menstrual) que permite às mulheres mergulharem profundamente e conhecerem mais sobre si mesmas. Sim, agimos de maneira diferente e temos necessidades variadas quando estamos ovulando ou quando estamos lunando.[1]

No entanto, a maneira como vivemos hoje nos dá poucas possibilidades de navegar nos nossos fluxos e ciclos e de estar no mundo de formas diversas. Costumo dizer que o patriarcado[2] dominou quando dominou o corpo das mulheres, exigindo produção

---

1 Lunando é a palavra que eu uso para fazer alusão à menstruação, que eu chamo de lunação. O sangramento na vida de uma mulher está diretamente relacionado ao ciclo da Lua, e não aos dias do mês. Por essa razão, opto por dizer lunação, e não menstruação. Apesar de não existir formalmente no dicionário, é o vocabulário com o qual me identifico para me referir a essa fase.
2 Patriarcado é um sistema social em que os homens mantêm o poder. Ele é sustentado não somente por homens, mas também por algumas mulheres.

constante e silenciando, assim, nossa natureza cíclica, que ora se expande em fases de produção, ora silencia em momentos de profunda conexão. Assim, a nossa organização social transformou nossos ciclos menstruais em um problema, uma atitude que priva as mulheres de sua natureza mais profunda.

Transformar o sangue em tabu é um ato de opressão à nossa potência.

Uma repressão da nossa força fértil. A cada momento, cerca de um quarto das mulheres está sangrando.[3] Como negar algo que se manifesta em todas nós, de forma tão orgânica e potente? Algo que é responsável por gerar uma nova vida?

A conexão com nossos ciclos e a possibilidade de sangrar, de deixar esvaziar, nos traz vitalidade, nos faz inteiras, mas se deparar com esse poder misterioso, de sangrar sem morrer, assusta tanto homens quanto mulheres.

Acredito que muitas das nossas desarmonias físicas e emocionais, como cólicas, miomas,[4] endometriose[5] e depressão, têm sua origem na

---

3   Dica: assistir ao documentário *La Luna en Ti*. Disponível em: https://vimeo.com/10923568. Acesso em: 31 maio 2020.
4   Miomas são tumores fibroides, formados pelo próprio tecido do útero, pelo miométrio – músculo da parede do útero –, que enrijece. Eles podem se desenvolver na parte de dentro da parede do útero, dentro dele e em sua área externa. Mais comum são os que se formam fora. Os sintomas são dor e sangramento excessivo. Quando grandes, podem comprimir outros órgãos. Segundo Bel Saide, ginecologista especializada em ginecologia natural, o mais importante não é eles desaparecerem, mas, sim, os sintomas serem cuidados. Para a ciência, é um crescimento celular desordenado, que pode ter origem genética. Para mim, eles têm relação com a nossa incapacidade de deixar ir, de nos desapegarmos do velho, do que não serve mais. O que você está guardando? Do que não consegue desapegar? Já ouvi relatos de mulheres que fizeram cirurgia, pareciam curadas, mas muitas vezes o mioma reapareceu, e ainda em outro lugar do corpo. Ou seja, o aprendizado não se consolidou. O corpo ainda está dizendo que é preciso deixar ir.
5   A endometriose se dá quando as células endometriais crescem fora da cavidade uterina, em órgãos como trompas, ovários, intestinos e bexiga. O sintoma é muita dor. A medicina tradicional ainda não consegue explicar a sua causa. Para Sajeeva Hurtado, é sinal de que a mulher está em negação com sua feminilidade, desconectada dos seus ciclos. Para a ginecologista Bel Saide, trata-se de uma doença que tem relação com ancestralidade.

tentativa social de nos conformar a um único estereótipo, de tolher e neutralizar nossas flutuações de energia e necessidades. Por exemplo, quando as mulheres estão lunando, geralmente precisam descansar mais, pausar e silenciar, não só pela baixa dos hormônios estrogênio e progesterona, mas também porque nosso corpo dedica boa parte da nossa energia ao processo de sangramento do útero. Essa diminuição da atividade, porém, muitas vezes não é bem-aceita cultural e socialmente. Já escutei de uma paciente: "Aprendi que para vencer na vida teria que agir como um homem. E para isso silenciei por muito tempo o ciclo com dosagens de hormônios constantes. Na época, não sabia que o estava fazendo, mas hoje sei que isso me custou caro".

Esta forma de olhar para uma mulher a partir da sua natureza cíclica fundamenta grande parte do meu trabalho. Quando recebo uma mulher e nos sentamos frente a frente, os impulsos e movimentos diversos do seu ciclo menstrual e a qualidade do seu sangue são as primeiras informações que busco. É uma referência valiosa para entender como ela está se sentindo, se cuidando, quais energias estão circulando no seu útero e corpo. Como o seu ser mulher está se manifestando? Como estão suas emoções? Onde há fluidez? Onde há congestionamentos? É na busca pela reconexão com sua natureza cíclica que fundamento boa parte de meu trabalho. Porque se tornar mulher passa por se aproximar da nossa natureza mais profunda, que funciona em ciclos de vida, morte e vida. Passa por darmos vazão a esta energia que nos leva para dentro e para baixo, que manifesta o feminino. Passa por reconhecermos no nosso corpo inverno, primavera, verão e outono. As Luas Nova, Crescente, Cheia e Minguante.

Descobrir-se cíclica e criar uma relação com seu próprio sangue, olhando para ele e devolvendo-o para a terra, ajuda cada mulher a se conhecer melhor, nos possibilita reconquistar poder sobre nós mesmas, mais consciência sobre nossas vontades, desejos, forças e realizações. Permite entrar em contato com o mais profundo do nosso ser, com nossa bússola interna e todas as facetas do nosso feminino. Assim, torna-se mais fácil fazer escolhas e sentir o que é mais adequado para cada relação ou situação. Ajuda-nos a reconhecer os diferentes estados de energia, permitindo fluir com eles, escolhendo o melhor momento para ir para o mundo ou para se recolher.

Se isso parece abstrato é porque, de fato, é. Guiar-nos pelos próprios ciclos, principalmente pelo nosso ciclo menstrual/lunar, dá acesso a uma sabedoria que vai além do nosso entendimento racional, daquilo que nos é ensinado na escola e na maioria das famílias modernas.

O meu convite, agora, é para que você deixe de lado todos os tabus e verdades absolutas que construiu – ou que construíram para e por você – sobre sangue, menstruação e vulnerabilidade. Permita-se ser conduzida por um caminho que talvez não seja fácil de atravessar, para entrar em um ambiente até então desconhecido. Ele pode parecer obscuro agora, mas há um mundo cheio de vida lá dentro. A fim de poder aproveitá-lo, deixe seus preconceitos para trás e observe-se: você é cíclica, está morrendo e renascendo a todo tempo. É misteriosa como a Lua, que também é diferente a cada noite, tem ciclo regular e misterioso. Essa certeza te ajudará a entender muito sobre si mesma. Você irá relembrar muitas coisas!

O útero - uma inteligência à parte no nosso corpo

Para entender os ciclos e como eles são parte fundamental de quem somos, primeiro precisamos nos familiarizar com nosso ventre, com este espaço sagrado que cada mulher carrega dentro de si – tendo ou não um útero físico. O útero e nossas trompas, ovários, vagina e seios formam o sistema reprodutor feminino.

Faço um convite que pode soar inusitado: que tal criar uma conexão com seu ventre? O que vem à sua mente quando você pensa no útero? Você se lembra dele nos dias em que não está com cólica? Sabe onde fica e qual formato tem?

Anatomicamente, o útero tem o formato de pera. Ele é ligado aos ovários, um de cada lado. Na sua barriga, está localizado mais ou menos dois centímetros abaixo do umbigo. Nas aulas de Ciências ou Biologia, aprendemos que sua função, como órgão reprodutor, é receber uma nova vida, alojando o embrião. Se não estão grávidas, as mulheres sangram a cada mês. É o momento de expulsar o endométrio, uma das camadas que revestem a cavidade uterina. O endométrio engrossa e se prepara ao longo de um ciclo para receber o embrião, mas descama caso não haja fecundação.

Se houver um embrião, o útero passa a ser seu abrigo. Pouco a pouco, durante nove meses, essa pequena célula se multiplicará para se tornar um bebê pronto para vir ao mundo. Quando for a hora, será expulso pelos potentes movimentos dos músculos uterinos – as famosas contrações do parto. Esse processo por si só já é admirável. O órgão mais elástico do corpo. Um órgão que pesa cerca de sessenta gramas consegue se expandir, suportar mais de cem vezes o seu próprio peso e depois aplicar pressão suficiente para expulsar o bebê. Sensacional, não? Não tenho dúvidas de que perpetuar a espécie é uma função primordial do útero. No entanto, não é a única.

Nos meus estudos, o útero é, na verdade, um centro de poder.

É nossa matriz sagrada, onde guardamos emoções e memórias ao longo da nossa vida. O universo particular de cada mulher gira em torno desse espaço. Todo nosso sentir passa por ele. É um portal para a inspiração, um espaço de vitalidade, uma zona que nos conecta diretamente com o poder da criação, literalmente ou não. Por meio dele geramos novas vidas, novos projetos e novas relações. Nada nele é mental, nada é intelectual, porque é um centro de sabedoria primitiva, ancestral, que nos conecta à natureza, ao selvagem, ao ventre da Mãe Terra. É uma inteligência autônoma, à parte.

A colombiana Sajeeva Hurtado é uma das minhas referências. Especialista em medicina tradicional chinesa, com passagens pela China, pelo Vietnã e pela Índia para aprofundar seu conhecimento sobre patologias femininas, concordo quando ela afirma que, "energeticamente, o útero é um órgão receptor feminino por excelência".[6] É nele que a mulher recebe e gera a vida – não somente os filhos "físicos", mas também seus sonhos e projetos. Eu tenho experimentado gestar sonhos e projetos neste espaço e compartilho mais adiante alguns exemplos.

> Do ponto de vista do corpo, o útero é o nosso cérebro. É a cavidade que mais espaço ocupa no corpo feminino, sendo, por isso, o lugar onde a mulher acolhe a maior quantidade de memórias, não apenas as sexuais. [...] É por isso que tradições antigas, como a Cabala, o taoísmo, entre outras, sugerem que a mulher tome cuidado com o que vê, o que cheira, o que escuta, o que toca e o que come, sobretudo em períodos de mais vulnerabilidade energética, como a gravidez, a ovulação e a menstruação. Durante esses períodos, a energia Yin da mulher fica mais ativa, o que amplia sua capacidade de ser penetrada e perceber tudo ao seu redor.[7]

Para mim faz todo sentido compreender a mulher a partir do entendimento desse órgão, porque ele representa aquilo que fazemos naturalmente em nossas vidas. O útero acolhe, nutre, cuida de algo por um tempo e permite a criação. O que ele possibilita tem tudo a ver com a força do feminino, manifestada pelas mulheres. Tem tudo a ver também com o que a Terra faz, nutrindo e gerando vida. É o órgão que nos conecta diretamente com ela, recordando nosso vínculo com a natureza e com o Universo.

---

6 Hurtado, Sajeeva. *Cheia de vida – Respiração ovariana, alquimia feminina*. Brasília, DF: LuzAzul, 2008, p. 44.
7 Idem, p. 45.

A professora de ayurveda Maya Tiwari diz que os sábios reconhecem o útero como *uttara*, que significa "aquele que é preenchido". O útero seria preenchido com satisfação e contentamento, sendo o próprio portador da vida.[8] Segundo ela, os sábios védicos entendiam que a fertilidade, a abundância e o brilho de uma mulher estavam relacionados ao movimento do *shakti prana* – a força feminina que circula pelos dois chacras[9] inferiores, ou seja, na região entre os genitais, o útero e a barriga de uma mulher. Os médicos ayurvedas notaram que as mulheres possuíam naturalmente um delicado e frágil balanço em seus corpos por conta dessa energia *shakti prana*, e uma perturbação nesse equilíbrio teria efeitos na força maternal e nas proezas das mulheres. Assim, para Maya, **os antigos preservavam o que hoje negligenciamos: a energia criativa primordial da mulher**. Na ayurveda praticada atualmente, a observação das mulheres na lunação é uma informação diagnóstica relevante.[10]

A minha jornada de me conectar ao útero como centro de poder começou quando engravidei e pari a nossa primeira filha, em 2010, e depois seguiu com mais intenção em 2013, ao obter a formação de *Moon Mother* com a Miranda Gray. Fui entendendo que esse órgão não só era capaz de gerar crianças, mas também era uma ferramenta de aprendizado e autoconhecimento. **Eu podia evocá-lo e, ao fazer isso, revelar memórias e refinar minha intuição.**

Desde então, comecei a conduzir a Bênção do Útero em São Paulo, em cinco Luas Cheias ao ano. Durante o encontro, nos sentamos em roda e fazemos uma meditação na qual, de olhos fechados, mentalizamos nosso útero se conectando com as energias do centro da

---

8   Tiwari, Maya. *Women's Power to Heal Through Inner Medicine*. Nova York, NY: Mother Om Media, 2012. p. 72
9   Para a cultura hindu, chacras são centros de energia do nosso corpo. Há sete principais, e o útero está localizado exatamente na região do segundo chacra.
10   Deveza, Antonio Cesar Ribeiro Silva. *Ayurveda* – a medicina clássica indiana. *Revista de Medicina*, São Paulo, USP, 92(3) (2013, jul. set. 2013) 156-165. Disponível em: http://www.revistas.usp.br/revistadc/article/view/79996/83916. Acesso em: 30 maio 2020.

Terra e da Lua Cheia. Nós nos concentramos nesse órgão, recebendo a nutrição dessas duas forças da natureza e percebendo como está a conexão desse centro de poder feminino com outras áreas de nosso corpo, como o coração e a mente.

O ápice do meu processo de conexão com o meu ventre se deu quando participei de uma cerimônia que chamamos de Mística da Lua, em que fiquei durante três dias, na entrada da Lua Cheia, sozinha na mata, em contato comigo mesma e com o fogo que me guiou. Na segunda noite, já com meu corpo físico cansado e mais fraco, e minha capacidade de conexão com o divino expandida, após consagrar a medicina ayahuasca, experimentei a sensação de estar conectada totalmente com a Terra; senti meu corpo derreter e entrei no ventre da Mãe Terra. Ela me acolheu, me nutriu e me pariu de novo. Naquele momento minha mulher renasceu. E eu senti no meu ventre uma pulsação amorosa como nunca havia sentido, nem grávida dos meus dois filhos – que já existiam nesta época. Meu útero se fez presente numa força que não sei nem descrever. Depois disso, a forma como passei a acessar a sabedoria ali presente se transformou em algo mais natural ainda.

Essa conexão com o centro da Terra tem a ver com o fato de que nós, mulheres, ganhamos força quando estamos em contato com a Mãe Natureza e conscientes dessa interação. Trabalhar com o ventre em conexão com a Terra é uma maneira de honrarmos nossas origens, de criar raízes para estarmos firmadas, energética e espiritualmente. Em vez de colocar camadas e mais camadas de armaduras na superfície, escondendo quem somos para sobreviver e aguentar os momentos difíceis, passamos a estar centradas e ancoradas em um núcleo poderoso para fazer nossas escolhas. Para mim, a origem da força é completamente diferente: a armadura é de fora para dentro; a raiz é de dentro para fora. Não que muitas vezes a armadura também não seja necessária – às vezes ela pode ser fundamental para nos defender –, mas é importante ter consciência de quando a criamos, de onde ela vem e qual seu papel, além de saber que há momentos em que ela pode ser retirada.

Os relatos de quem participa das Bênçãos são os mais variados possíveis. Há aquelas que choram, as que se lembram de feridas antigas, as que saem se sentindo sensuais e mais poderosas, as que ficam mais leves, as que repensam compromissos e as que não sentem nada além de uma meditação comum, uma mente mais calma. No entanto, entre as mulheres que passam a frequentar com regularidade esses encontros, a experiência se aprofunda.

> Descobri por um total acaso e desde então um mundo totalmente novo se abriu para mim. Nunca pensei que fosse possível me conectar de forma tão profunda com o meu feminino, com a minha realidade cíclica, que, confesso, eu nem lembrava existir na correria do dia a dia. [...] Comecei a perceber a beleza de deixar o meu corpo me contar o que ele queria e podia. Por mais que houvesse a ansiedade de conhecer conceitos teóricos, conhecimentos de quem já estava havia mais tempo nesse universo, o mais importante dessa jornada tem sido perceber que aqui dentro do meu corpo, a cada mês, se manifestam mensagens. É bem difícil de explicar. Como se eu sentisse o útero, quase como uma cólica, mas não é uma dor, é uma sensação, sinto uma circunferência. Na hora em que conectou com a Terra [durante a meditação], foi um dos momentos mais fortes. Veio muito choro e depois disso comecei a sentir. Estou sentindo até agora, como se eu tivesse parido havia dois dias. A sensação é de pós-parto, de uma força que vem. Uma sensação boa de enxergar uma vulnerabilidade, e me enxergar nas histórias de todas as mulheres me dá uma calma. Tem muito trabalho pela frente, que dá para ser feito com confiança.
>
> Não imaginava e nem tinha vindo ao meu conhecimento antes de passar por uma Bênção do Útero que esse órgão pulsa,

muito menos que é possível sentir esse movimento. Mas achei a ideia em si incrível. Quando senti, foi algo suave e intenso ao mesmo tempo. Natural e emocionante. Me senti em casa dentro de mim mesma. Um centro de vida emanando energia para todo o meu corpo e minha alma. E agora sinto uma conexão maior com esse órgão, que ainda estou aprendendo a conhecer. Uma jornada da minha própria existência nesse corpo.

Sentir meu útero pulsando foi um mistério muito intrigante para mim. Quando consegui notar essa pulsação, eu vi o tamanho da grandeza, o tamanho da potência que é este órgão dentro de nós todo dia pulsando. Depois que você escuta este pulsar você nunca mais deixa de escutar. Na minha sensação tem sido assim. E mais surpreendente é que parece que a coisa evolui. No último círculo, eu escutei meu útero falar, era quase como se eu estivesse ouvindo a voz da minha intuição, mas não era, era uma outra voz falando baixinho comigo, uma voz de mulher, mãe, de avó. Uma voz baixinha doce, como se a Terra estivesse falando com a gente, como se a Lua estivesse falando com a gente… Foi uma das coisas mais lindas que já me aconteceram. E o que percebo é que quando me distraio na vida o útero chama de volta: "Presta atenção aqui. Fica aqui comigo". E quando eu escuto ele me chamando de volta as coisas se acalmam e parece que entram no eixo, por mais que a vida esteja louca. Sinto que meu útero é minha âncora, meu lugar de segurança, meu lugar de conforto. Meu lugar de autoescuta. Tem sido maravilhoso me relacionar com ele. Eu estou há 37 anos dentro deste corpo e agora que começo a me relacionar com esse órgão. E que forte seria se as mulheres conseguissem perceber isso antes. Como seria, fico imaginando.

Antes de se conectar com energias sutis, porém, que tal reparar no seu útero, fisicamente? Observe seu ventre, um sutil relevo, cerca de dois dedos abaixo do seu umbigo e acima da sua vagina. Se tocar, pode até parecer um pouco fibroso. Este espaço não é necessariamente gordura, é o seu útero vivo, que pulsa e se expande ainda mais durante a lunação. Você pode se concentrar e sentir sua vibração se quiser, colocando sua mão no ventre, evocando a sua presença. Pode também se tocar pela vagina e sentir mais intimamente o seu útero. No entanto, para escutar, naturalmente, é preciso silenciar os ruídos e barulhos.

Você pode também sentir o seu colo do útero (abertura e parte mais baixa do útero), tocando-se pela vagina. Para algumas mulheres, o colo do útero fica mais baixo durante a lunação, portanto mais fácil de ser tocado, mas qualquer mulher, dependendo da sua relação com seu corpo, pode senti-lo e ir conhecendo cada vez mais a entrada desse órgão. É possível notar a temperatura, se está mais aberto ou mais fechado, mais macio ou rígido, seco ou úmido. Veja como se sente ao começar a perceber essa região e se conectar com essa energia.

Uma alimentação mais saudável também nos ajuda nessa conexão. O que comemos é um aspecto muito importante da nossa saúde. Quando estou apoiando o processo de cura de outra mulher, além de analisarmos seu sangue, ciclos, emoções, observamos a qualidade dos alimentos que ela está ingerindo.

Mesmo as mulheres que não têm o órgão físico, possuem essa energia presente na região do ventre. A sensibilidade a essa energia em mulheres que tiverem seus úteros retirados se torna muitas vezes mais aguçada – da mesma maneira como, muitas vezes, um cego consegue perceber as coisas ao seu redor com mais sensibilidade do que uma pessoa que está enxergando. Assim como olhamos no espelho para ver nosso rosto, nossos seios, nossos cabelos, podemos olhar e sentir essa região na barriga, onde habita esse órgão tão poderoso, sem que nos toquemos. Pois, nesse caso, a sensibilidade vem de uma conexão profunda com a energia, sem passar pela percepção corpórea. Recebi, certa vez, em um Círculo, uma mulher que havia passado por uma histerectomia, a cirurgia de retirada do útero. Para se conectar a essa energia, bem como ensinar a suas filhas a potência do ventre, todos os meses, quando sentia a energia da lunação, ela preparava um concentrado de água com beterraba, para simbolizar o sangue da sua lunação e devolvê-lo à terra.

Segundo a equatoriana Andrea Herrera Atekokolli,[11] líder espiritual feminina e guardiã do templo lunar de *LikanRay del Ilaló,* os úteros são um epicentro do movimento da energia do Universo. São um vórtice do caminho dessa energia, conectando o mundo que está acima e o que está abaixo. Por essa razão, as visionárias sempre foram as mulheres, recebendo um conhecimento vindo de outras dimensões da realidade. Os povos antigos sabiam disso, mas essa consciência se perdeu na sociedade moderna.

Considero, portanto, que uma das nossas missões nesta vida como mulheres é nos conectarmos e honrarmos essa potência que nos foi dada, trazendo consciência a essa energia que passa por nós a cada mês. Assim, vamos abrir nossos portais, com humildade, para recebermos os próximos passos como humanidade, nos reconectar com o sagrado e com nosso próprio poder. E as fases do nosso ciclo (menstrual) são grandes aliadas nessa jornada!

Acredito também que o útero traga memórias não só de nossas vidas, mas das que vieram antes de nós, e entrar em contato com essa força pode nos trazer respostas para as encruzilhadas que encontramos em nossos caminhos. Nas profundezas de cada mulher há uma caverna que guarda os segredos das suas memórias uterinas.

Um olhar mais profundo que aprendi com a medicina chinesa é que a menstruação tem relação com nossos órgãos sexuais, que, por sua vez, estão conectados aos nossos rins – e os rins têm uma forte ligação com nossos antepassados. Nosso corpo, portanto, não carrega somente o que nos pertence, mas também memórias das nossas ancestrais.

---

11   Entrevista com Andrea Herrera Atekokolli. *Yanomami Films*, 11 ago. 2012. Disponível em: https://www.youtube.com/watch?v=I999R-CPgbo. Acesso em: 30 maio 2020.

Ximena Nohemí Avila é uma psicóloga chilena e criadora de uma escola itinerante[12] que busca promover o desenvolvimento das mulheres a partir da **ressignificação e reconciliação com suas memórias uterinas**. Assim ela descreve a relação entre útero e memórias ancestrais:

> Nas suas paredes de rocha, existem hieróglifos que relatam tudo o que ela precisa saber sobre si mesma. Um saber tão profundo e extenso como as estrelas do céu – e por isso certamente ela irá necessitar de muitas vidas para revelar uma parte importante de si. Cada mulher é um cântaro de histórias que guarda a verdade sobre a humanidade e a origem do Universo. Mas o que cada mulher não sabe é que a sua caverna uterina se conecta com as cavernas das suas ancestrais e também com as de todas as mulheres. Partilhamos a memória da humanidade nos nossos úteros. Existem marcos que ocorreram ao longo do tempo e que estão plasmados no ventre de cada mulher; assim, quando cada uma se cura, cura a outra e a humanidade.[13]

Para mim, honrar e cuidar do nosso útero, criando uma conexão que nos dê a possibilidade de fazer fluir essa energia feminina e ancestral, é, hoje, parte inseparável do meu desenvolvimento pessoal e do trabalho com outras mulheres. Fonte de intuição e sabedoria na minha rotina, sei que depois de anos criando essa relação ele é capaz de dar sinais sobre o caminho a seguir e alertar quando algo está em desarmonia.

Outro movimento que estudo, na relação com minha mãe, minha irmã, minhas filhas e com as mulheres com as quais me sento em círculo, é que o nosso útero tem uma conexão forte com a consciência

---

12 Segundo Ximena, seu trabalho já impactou mais de 40 mil pessoas pelo mundo. Para conhecer mais sobre ela, acesse: https://www.cantarosagrado.cl/sobre-mi/.
13 Nohemí, Ximena. El viaje a la caverna uteria. *Cantaro Sagrado*, 23 mar. 2016. Disponível em: http://www.cantarosagrado.cl/2016/03/23/el-viaje-a-la-caverna-uterina/. Acesso em: 30 maio 2020.

coletiva de ser mulher. A consciência coletiva de todas as mulheres na Terra. Se há dor na Terra e há dor em outra mulher, portanto, eu, como mulher, também levo essa dor comigo, por conta dessa conexão misteriosa. A competição entre as mulheres começa no patriarcado, quando uma mulher passa a competir com a outra por sobrevivência. Afinal, com a institucionalização do casamento, num contexto em que a mulher depende do homem tanto para sobreviver economicamente quanto para gerar um filho, é preciso disputar com as outras a atenção pelo provedor. No entanto, nós, mulheres, precisamos nos juntar mais deste lugar sagrado. Antigamente, era muito comum a potência do sangue feminino como um veículo de conexão da mulher com o sagrado. E sinto que é por aí que temos que navegar. Cada uma à sua maneira.

Meditação para se conectar com seu útero

A seguir, uma meditação que pode ser feita durante um ciclo lunar completo. Essa prática é inspirada em processos individuais que faço comigo, quando entre em contato com meu ventre, nas meditações da Bênção do Útero que aprendi com Miranda Gray e no Ritual Munay-Ki. Como diz uma parceira de trabalho, Mariana Coelho: "Quando você limpa, você acessa".

Esteja confortável.

Faça três respirações para ajudá-la a estar presente.

Inspire pelo nariz e solte o ar, relaxando, pela boca.

Coloque suas mãos sobre seu ventre, feche os olhos e leve toda sua atenção para o seu útero.

Entre em contato com ele. Chame por ele, evoque sua presença.

Ao começar a sentir sua presença, o seu pulsar, poderá sentir a sua energia e ouvir sua voz.

Perceba se ela é alta, baixa. Sussurrada, direta. Suave, forte.

Vá aprendendo com a prática que a comunicação entre você e o seu ventre vai ficando cada vez mais fluida; é um caminho que você vai relembrando. Siga respirando. Pode inflar o abdômen e soltar o ar esvaziando-o, como se estivesse saindo pela sua vagina. Siga respirando.

Comece a reconhecer mais e mais o seu útero, suas trompas, ovários e vagina. Sinta a presença deles no seu corpo. Sinta a conexão entre eles.

Agora, unindo-se mais fortemente com seu útero, visualize a conexão dele com o centro da Terra. Visualize uma raiz saindo da sua vagina, que serve para ancorá-la no centro da Terra. Receba dele uma energia dourada, como se fosse uma seiva que sobe pelas suas raízes adentrando pela sua vagina, até preencher todo seu ventre. Ele fica nutrido.

Dessa forma também se faz mais presente para você. Vá se conectando mais profundamente com esse espaço, sentindo as suas camadas, a sua temperatura, texturas. Escutando a sua voz.

Abra-se; assim, algumas reflexões podem surgir.

Silencie e escute seu útero.

Tente não se apegar a nada e sem esperar escutar algo.

Quais histórias ele te conta? Como foi a sua primeira menstruação? Quando o sangue preencheu seu útero pela primeira vez, como se sentiu? E sua primeira experiência sexual, como foi? Se deu à luz, como foi, ou foram, essas experiências? Se houve algum aborto espontâneo ou não, quais as memórias uterinas presentes aí? Quantos parceiros/parceiras entraram em seu espaço sagrado, e quais deles ainda estão presentes energeticamente no seu campo? Que memórias ancestrais te surgem? Escute o que mais ele quiser te contar. A cada dia que fizer essa prática, peça para o seu ventre te contar a história dele, e depois a anote sem nenhuma rigidez de lógica.

Vamos perceber nas nossas histórias os recursos que usamos para silenciar a voz do útero. Muitas vezes vêm em formato de dores, excessos de comida, trabalho, drogas, sexo, consumismo, relações tóxicas, entre outros.

Quando finalizar a meditação, pergunte-se: "Quais medos, quais padrões, quais sentimentos e fios me conectam a outras pessoas que eu gostaria de retirar daqui? Quais situações e comportamentos quero deixar para trás? Quais memórias não quero mais guardar no meu ventre?". Se quiser, anote tudo e queime em algum ritual que faça sentido para você.

Se sentir trabalhe também com processos de afirmações positivas: "Meu útero é lugar de potência, de criação, de amor e paz. Libero toda a dor física e inspiro a compaixão e a pureza. Libero toda a carga emocional, todas as mágoas e todas as conexões energéticas negativas, que não me servem mais... e inspiro amor e beleza para o meu ventre. Libero meu útero das dores antigas e ressentimentos. Eu me liberto de toda a culpa e dor mental e inspiro amor e alegria em meu útero. Eu me desapego de tudo que já passou, de todas as coisas de que já não preciso mais e inspiro pureza, compaixão, amor e paz em meu útero e no mundo. Meu útero não é um lugar para guardar medo ou dor. O útero é para criar e dar 'luz à vida'".

Caso queira se aprofundar nessas práticas, acesse nossas meditações exclusivas no www.naturezaintima.com.br/meditacoes, onde poderá encontrar também práticas específicas para as fases do nosso ciclo, entre outras.

Ciclos

Nós, mulheres, temos um tempo interno que, por vezes, esquecemos de respeitar. **Assim como a natureza tem quatro estações e a Lua tem quatro fases, a mulher também varia, dentro de um contínuo perfeito.**

Nosso ciclo é nosso relógio interno.

Alguns estudiosos, inclusive, apontam que uma das primeiras experiências que os seres humanos tiveram com a noção de tempo foi por meio do ciclo das mulheres. Era uma medida da passagem dos dias. A palavra grega *metra*, raiz de tantos vocábulos no sistema de medidas, originalmente significava útero.[14] Há quem diga que a palavra menstruação vem daí, mas eu ainda prefiro trabalhar com "lunação", com essa força da Lua dentro de nós.

Nosso ciclo existe também porque o útero é um órgão em permanente transformação: ele é sucessivamente preenchido e depois esvaziado. Nosso corpo, portanto, está em estado constante de mudança. Para isso acontecer fisicamente, há uma movimentação hormonal que nos leva da lunação à ovulação. Enquanto essa movimentação hormonal acontece no nosso corpo físico, no corpo emocional e energético, cada fase que vivenciamos influencia diferentes aspectos da nossa psique feminina. Por essa razão, nossas emoções e ideias variam tanto, se tornando às vezes um mistério indecifrável para outras mulheres e muitos homens.

A mais valiosa lição que aprendi na minha jornada é que a conexão com os nossos ciclos é uma força além de nossa compreensão racional. Por meio dela, ativamos nossa intuição, nossa sabedoria e a intimidade com o nosso corpo, que está constantemente falando conosco, nos mandando mensagens.

De alguma maneira, a mulher passa por uma sequência infinita de vida, morte e vida a cada ciclo. Nosso corpo, através do ciclo da lunação, é a réplica do Universo, estando em constante criação, manutenção e destruição. Toda vez que nosso sangue vai embora,

---

14 BERENDT, Joachim-Ernst. *The World is Sound: Nada Brahma*. Rochester, VT: Inner Traditions, 1991, p. 101.

temos a oportunidade de abandonar o que não cabe mais, ou seja, morrer para poder renascer. Ganhamos o presente de dar à luz nós mesmas a cada lunação. Deixar para trás o que não desejamos mais nutrir e nos esvaziar, revendo padrões e recomeçando com outra perspectiva. Poeticamente, podemos dizer que a lunação é a morte do óvulo que não virou embrião; de certa maneira, é um processo iniciático de deixar morrer a mulher que ficou para trás. Na ovulação, criamos, cuidamos do que desejamos, nutrimos. E na lunação deixamos ir para abrir espaço a uma nova criação.

Como explica Maya Tiwari, **pela menstruação, todo o organismo da mulher é limpo e rejuvenescido. Esse ciclo é fundamental para a saúde, o bem-estar e a alegria das mulheres durante seus anos férteis**. "Todos os tecidos reprodutivos e atividades hormonais são revitalizados, enquanto a matéria acumulada que cria toxicidade no corpo e leva à doença é eliminada involuntariamente."[15]

Quanto mais a mulher desenvolve intimidade com essa natureza cíclica, mais ela faz processos de cura a cada ciclo, porque o sangue ajuda a limpar o corpo físico, emocional, energético e espiritual. Considerando que nosso útero carrega emoções, medos e sabedorias, escolhemos o que manter ou não, e o que ressignificar. Costumo dizer que nos harmonizar com nosso ciclo e nos relacionar com nosso sangue é alta tecnologia de cura e autodesenvolvimento disponível e gratuita.

Isso se torna uma jornada de espiral positiva. A cada ciclo, quando deixamos morrer, renascemos em outro nível de consciência. Vamos nos tornando mais conectadas com nossa essência. De certa maneira, subimos um degrau para enfrentar um novo desafio no ciclo seguinte. Voltamos para a mesma fase inicial, com algo novo para olhar. Como disse uma das mulheres que atendi: "Tenho conseguido resolver grandes questões que me aprisionavam e parece que tudo vai fluindo. Tem horas que parece que volto às profundezas perdidas, mas de repente pego uma onda e chego lá na frente de novo".

---

15 Tiwari, Maya, op. cit., p. 103.

Energeticamente, sem essa dinâmica, não somos capazes de criar. O surgimento de algo novo, seja um filho, um sonho ou um projeto, necessita desse espaço vazio para acontecer. Primeiro deixamos ir o que não serve mais; depois, nutrimos, expandimos e aceitamos esse hiato que nos torna férteis. **O vazio é fundamental na nossa jornada.** E isso ainda é muito assustador para muitas mulheres.

A fertilidade nos tempos modernos tem sido limitada à capacidade de conceber crianças e tem deixado de revelar o poder criativo inerente às mulheres, em todos os níveis. Usando os termos da Sajeeva, a mulher traz, intrínseca em sua energia ovariana, a capacidade de criar e recriar sua realidade, oferecendo constantemente ao mundo novas sementes que darão origem a novas ideias.

Esvaziar exige recolhimento. Um momento de luto para que essa morte aconteça com integridade e que seja possível seguir em frente. E **muitas de nós não querem respeitar essa natureza cíclica porque não suportam a morte, menos ainda a vulnerabilidade que ela traz.** Só que essa rejeição dos ciclos causa desarmonias, deixando-nos estagnadas. Recebemos uma carga enorme de energia e informação e acabamos saturadas quando teimamos em segurar tudo isso. Não raro, nos sentimos entupidas, saturadas, incapazes de liberar o que não queremos. Deixamos de abrir espaço para o que de fato importa e para os projetos aos quais queremos verdadeiramente nos dedicar.

Caso a mulher não seja capaz de liberar energias, memórias e emoções estagnadas para abrir espaço, poderá adoecer ou enlouquecer. A consequência de frear a morte metafórica de cada ciclo é criar uma situação favorável para problemas como miomas e infertilidade. Se impedimos nosso ciclo de seguir seu curso, criamos bloqueios que se manifestam fisicamente. Porque o corpo é sábio: ele nos avisa, manda mensagens, mostrando onde estão as dificuldades quando não estamos em harmonia com a nossa natureza. Quando atendo a mulheres diagnosticadas com alguma doença, a reconexão com o ciclo e o sangue contribui notavelmente para a cura.

Essa reconexão passa por ter tempo para dar atenção aos sinais do nosso corpo. O que chamamos de TPM – e que eu costumo denominar Tempo Para Mim – não é algo inevitável e incontornável, apesar de termos transformado em uma doença que tratamos à base de remédios para cólica e dor de cabeça. Cerca de 80% das mulheres têm sintomas do que os médicos chamam de síndrome pré-menstrual, que representa um conjunto de sintomas físicos, emocionais e comportamentais.[16] É um número que representa as mulheres as quais atendo: enquanto escrevia este livro, notei que de oito das atendidas durante uma semana, seis sofriam com dores. Para mim, esses sintomas são um sinal do corpo dizendo que há algo em desarmonia. Você pode não estar descansando o suficiente ou não se alimentando como deveria. Talvez esteja lidando com uma questão emocional que está consumindo sua vitalidade. **O ciclo é uma bússola que vai além do nosso entendimento racional, mas que nos permite testemunhar com consciência processos internos.**

Para mim, a grande beleza dos ciclos está em estabelecer essa natureza mutável. Dar a possibilidade de cada mulher ser camaleoa. Nossa sociedade transformou isso em algo ruim pela necessidade de sermos "coerentes" e estarmos igualmente produtivas todos os dias do mês. No entanto, organicamente, isso é impossível para as mulheres – bem, é possível, mas não sem consequências. Criamos personagens como "a mãe de família perfeita", "a executiva superpoderosa", "a atleta invencível", "a militante extremamente coerente" e "a empreendedora incansável", e fazemos de tudo para sustentar essas *personae*. Afinal, não queremos que ninguém questione se somos mesmo aquilo que vendemos por aí. Mais do que isso, a própria sociedade nos pressiona a funcionar de maneira racional, linear e programada. Em um mundo feito pelos homens, o ciclo, a necessidade

---

16 Tensão pré-menstrual. *Federação Brasileira das Associações de Ginecologia e Obstetrícia*, 23 maio 2017. Disponível em: https://www.febrasgo.org.br/pt/noticias/item/44-tensao-pre-menstrual. Acesso em: 30 maio 2020.

de resguardo durante a fase da lunação e a nossa capacidade de sermos várias em uma são um problema.

A verdade, porém, é que há dias em que não estamos de acordo com os estereótipos que criamos para nós mesmas. E isso pode gerar uma grande crise. Identificar a sua origem também é parte do trabalho que realizo. O ciclo nos traz a consciência de que podemos ser muitas em uma só. Trabalho com arquétipos de deusas femininas, pois eles me ajudam a explicar quantas personalidades cabem dentro das mulheres. Como diz Jean Shinoda Bolen, psicóloga junguiana e autora de *As deusas e a mulher*, as mulheres são influenciadas por poderosas forças interiores, os arquétipos, que podem ser personificados pelas deusas gregas. As deusas são forças poderosas e invisíveis que modelam o comportamento e influenciam as emoções.

O que gosto de explicar é que ninguém é apenas Afrodite, a deusa do Amor, nem apenas Ártemis, a deusa donzela da Caça, que nunca se casou e vagava independente pelas florestas. Nem mesmo Héstia, a deusa do Fogo, o centro do lar que representa o centramento, o silencio interior e exterior. Falarei mais sobre esses arquétipos ao longo deste livro, pois entender as forças vigentes em cada momento, bem como suas luzes e sombras, contribui para conhecermos mais sobre nós mesmas, mas o que importa aqui é que eles ilustram as facetas que podemos ter – e elas não são fixas. Hoje estou Afrodite, amanhã posso estar Héstia. E não há nada de errado nisso. Em alguns casos podemos sim considerar as predominâncias, mas gosto de trabalhar com o orgânico e fluido, e não com o estereótipo. É algo que fazemos sempre, com signos, por exemplo: "Ah, você é canceriana? Então, já sei que sofre e faz drama". Quem nunca falou uma frase assim?

Morena Cardoso, psicoterapeuta corporal e fundadora da DanzaMedicina, um projeto grande no meio virtual para resgatar a natureza instintiva, o potencial intuitivo e a força visionária das mulheres, é uma companheira na minha jornada de descobrir o feminino. Segundo ela, a dificuldade das mulheres em se assumirem como multifacetadas tem a ver com elas usarem uma máscara e sempre se comportarem da mesma forma. No momento em que se percebem cíclicas, criam uma aversão ao seu ser mulher, achando que as mudanças pelas quais passam durante o ciclo são um problema. Isso leva, muitas vezes, ao uso de anticoncepcionais, de controle hormonal e até de antidepressivos. A "desidentificação" em relação a essas máscaras é um processo de despertar, e o ciclo, uma ferramenta de autoconhecimento.

Quando eu comecei a observar em mim mesma esses padrões, vi o esforço que fazia para manter as impressões. Eu e meu marido sempre adoramos receber amigos em casa, e a porta vive aberta para quem estiver passando e quiser parar para um café. No entanto, percebi que não quero receber ninguém quando estou no momento de recolhimento do meu ciclo. E era preciso falar isso para o mundo: "Hoje não tem jantar na casa da Maria e do João porque quero ficar em silêncio". As pessoas ainda resmungavam de brincadeira, alguns amigos não entendiam, e eu era vista como a chata. Depois de anos de prática, hoje é natural agir assim. Atualmente, sequer marco reuniões na semana em que estou lunando porque sei que terei dificuldade de me concentrar, não tomarei boas decisões e estarei menos eficiente nas interações.

Mas criar esses espaços para nos desconstruir é desafiador perante a sociedade.

Sustentamos esses acordos de eficiência e ninguém acha normal dizer: "Estou confusa ou até reclusa porque este é o momento do meu ciclo". Há mulheres que sequer distinguem seus humores durante as fases. Se respeitássemos isso, ganharíamos uma qualidade de energia e convivência fantástica. Eu garanto!

Reconhecer essa vulnerabilidade não significa adotar uma postura de fraqueza ou de vítima, mas, sim, honrar e respeitar o seu momento sem precisar fingir. Isso é fundamental para criarmos conexão como seres humanos. No entanto, temos medo de agir assim. De sermos imprevisíveis. Fomos ensinadas a ser fortes e nos tornamos, ao longo de muitas gerações, cada vez mais firmes e rígidas. Evitamos nos expor, com receio do julgamento alheio. Fazemos um esforço para nos conformar ao personagem que criamos.

A pesquisadora Brené Brown, mulher que admiro e com quem aprendo muito, professora da Universidade de Houston e autora de livros como *A coragem de ser imperfeito* e *O poder da vulnerabilidade*, estudou pessoas que tinham "senso de merecimento", ou seja, que acreditavam ser merecedoras de amor e de pertencimento. Ela descobriu[17] que uma das características que esse grupo tinha em comum era a capacidade de abraçar sua vulnerabilidade. Acreditavam que o que as fazia vulneráveis as tornava belas. "Elas falavam sobre a disponibilidade de dizer 'eu te amo' primeiro, a disponibilidade de fazer algo quando não havia garantias", conta.

Aprofundando suas descobertas, entendeu que a maior parte das pessoas luta contra a vulnerabilidade, anestesiando-a. **Não queremos perder o controle, então buscamos a perfeição e tornamos certo o que na verdade é incerto.** O problema é que quando anestesiamos sentimentos como dor, vergonha e medo, anestesiamos também emoções consideradas positivas, como alegria, gratidão e felicidade. Ser vulnerável faz parte e é sinal de que estamos vivos.

Acredito que as ideias de Brené estão muito conectadas com a resistência das mulheres à sua natureza cíclica. Precisamos acolhê-la e enxergar sua potência para nos conhecer melhor, amar quem somos e curar nossas desarmonias; aceitar os mistérios da natureza

---

17 Brown, Brené. *The Power of Vulnerability*. TED Talks, jun. 2020. Disponível em: https://www.ted.com/talks/brene_brown_on_vulnerability/transcript?language=pt-br#t-1188836. Acesso em: 30 maio 2020.

feminina sem tentar controlá-los; deixar de nos anestesiar para ouvir os sinais do nosso corpo, descobrir o nosso propósito e viver de acordo com o que queremos.

O que tenho aprendido é que baixar o escudo quando ele não é necessário pode nos levar a lugares magníficos e sagrados internamente. Ser vulnerável é abrir a guarda e se desfazer do que não cabe mais, e isso nos dá a chance de receber, semear e cultivar novas sementes. Tem a ver com acreditar numa força maior, que não precisa do racional para justificar-se, confiar em nosso espírito, em nossa força e na potência da natureza. E isso não nos torna menos fortes, ao contrário, nos traz mais poder. Quando falarmos sobre relações de mulheres e homens, isso também nos ajudará muito a entender alguns movimentos que nós, mulheres, temos feito ao longo da história.

Assim como o nosso ciclo tem fases que nos convidam a olhar para dentro e deixar morrer, há outras que nos fazem agir e brilhar. Depois da introspecção, vem o florescer. É tão certo quanto o inverno que dará lugar à primavera e ao verão. Depois da morte, de esvaziar-se, podemos nos preencher!

As fases do ciclo

Acredito que a sabedoria de cada mulher vem da observação de si mesma.

Como afirma Maya Tiwari, podemos aprender os segredos de cura do pulso cósmico apenas prestando atenção aos nossos ciclos e ritmos. A natureza vive dentro da gente. No entanto, para aquelas que desejam iniciar esse caminho de autoconhecimento e reconexão com sua natureza cíclica, algumas referências podem ajudar num primeiro momento. As fases do ciclo são definidas por características sentidas e estudadas pela maior parte das mulheres, mas eu não as vejo como regras. Tendo a evitar generalizações para não traçar uma linha entre o certo e o errado, pois não acredito que essa separação exista. Como diz Rumi, teólogo sufi do século XIII: "Para além das ideias de certo e errado, existe um campo. Eu me encontrarei com você lá". Neste caso, um mínimo de informações é necessário para introduzir o assunto. Apenas faço a ressalva de que o conhecimento a seguir é um ponto de partida para se observar. Se na sua jornada você sentir que as sutilezas do seu ciclo são diferentes, não duvide de suas intuições.

Note que cada fase do ciclo corresponde arquetipicamente às fases da Lua (Nova, Crescente, Cheia e Minguante). Isso não significa que as mulheres precisam ter as fases do ciclo alinhadas à Lua que está no céu. São apenas arquétipos, representações feitas a partir das semelhanças com a energia da natureza. Após ganharmos intimidade com essas Luas internas, falaremos sobre a influência da Lua externa em nosso corpo e comportamento. Cada fase do nosso ciclo (nossa Lua interna) vivenciada em cada fase da Lua (Lua externa) traz algo diferente para nós.

O uso de medicamentos como pílulas anticoncepcionais, que controlam artificialmente nossos ciclos, ou até mesmo os interrompem, torna difícil essa sintonia com o corpo. Eles mascaram nossas oscilações e nos fazem lineares. Aprendi com a ginecologista Bel Saide que o sangue que sai da mulher que toma anticoncepcional não é o descamamento do endométrio, como seria natural de acontecer. É um sangramento por privação do hormônio, quando acaba a cartela. Tudo que registro a seguir está relacionado a observações feitas com mulheres que não utilizam hormônios sintéticos.

Após começarmos a ganhar mais intimidade com todas essas fases dentro de nós, o que mais importa para seguirmos nossa jornada é tirar as camadas que nos bloqueiam – as cortinas energéticas, fisiológicas e espirituais – para compreender como se manifestam as energias dentro do nosso útero e ovários e usufruirmos desse fluxo nas nossas escolhas, ações e pausas.

Vibração cósmica, anciã, fase da lunação

É nesta fase que iniciamos nosso ciclo. Também conhecida como fase da Lua Nova, é quando chega o nosso sangue, momento em que nossa energia mergulha nas profundezas, para a Terra, num movimento interno de introspecção. Em um paralelo com as estações do ano e os momentos do dia, é o inverno e é a noite. Do ponto de vista hormonal, é quando caem drasticamente os níveis de estrogênio e progesterona. Essa queda resulta na liberação em forma de sangue da camada superficial do endométrio, que havia se formado para receber e nutrir um embrião, mas que sem isso descama.

É o momento de descansar, recolher e dar vazão à intuição. Ao mesmo tempo que seu corpo está gastando energia com essa limpeza física e energética, deixando sair aquilo de que não precisa mais, para mim é o auge da conexão feminina com as energias do Universo. Ficamos mais sensíveis, mais abertas. Algumas mulheres podem ter a sensação de que estão fracas e vulneráveis, mas isso não significa que não há potência nessa fase. Basta respeitar esse tempo. Permita-se um retiro, descanse e não faça nada por algum tempo. Esvazie-se para poder receber.

Sinto essa fase do sangramento relacionada com o arquétipo da deusa Kali, que representa a morte e o renascimento, que corta e mata tudo que é velho para abrir caminho para a primavera. É o que Sajeeva Hurtado chama de "vazio fértil".[18] "Aceitar a morte requer uma energia feminina muito importante, que represente confiança e rendição para que nosso corpo faça sua dança e libere tudo o que não é mais necessário", diz.

Outra deusa associada a esse momento é a jovem Coré, filha de Zeus e Deméter, que desce ao mundo subterrâneo ao ser raptada por Hades, deus dos infernos e dos mortos. Nessa jornada, ela entra em contato com o mundo das sombras e se empodera com isso,

---

18 Hurtado, Sajeeva, op. cit., p. 156.

tornando-se Perséfone. Ela não se faz vítima do rapto; ao contrário, torna-se mais forte e rainha de seu reino. Quando é resgatada por sua mãe, é estabelecido um acordo que a permite passar metade do ano com seus pais e metade do ano com Hades, criando esse ciclo de eterno retorno ao subterrâneo.

Uma reflexão que faço com o mito de Perséfone é que podemos considerar a nossa lunação o momento em que ela está no mundo subterrâneo com Hades. Nossa ovulação ocorre quando ela sobe novamente para encontrar sua mãe. No próprio mito, as estações do ano, regidas por sua mãe Deméter, organizam-se com essa subida e descida de Perséfone. Ao ir para o subterrâneo, ocorre o outono e o inverno; ao voltar, deixando sua mãe, deusa que rege as estações, mais alegre, há a primavera e o verão. No entanto, a descida não é vista como ruim ou dolorosa. É uma escolha que torna Perséfone mais forte. Experimentando sua energia sexual nas profundezas, torna-se mais mulher, deixando de ser somente filha e donzela – o mesmo olhar podemos ter em relação à lunação.

Por fim, temos Héstia, uma das doze divindades do Olimpo. Representada pelo elemento fogo e reconhecida pela sua forte presença espiritual, era aquela que ficava dentro de casa ou do templo. É ela que transforma a casa em um lar e templo sagrado e nos convida a visitar nosso centro interior.

É uma pena que muitas mulheres encarem esse período de forma negativa e torçam para que passe logo. Certa vez, durante um círculo, uma mulher trouxe uma frase bastante forte e significativa que ilustrava como muitas de nós se relacionam com sua lunação. "Esta porcaria não vai vir. Desce logo, esta droga", ela dizia. Quando eu era pequena, lembro-me de a mãe de uma amiga dizer: "Menina, você já ficou incomodada?". No documentário *La Luna en Ti*, a diretora Diana Fabiánová mostra que essa rejeição começa desde cedo. Ela visita uma escola para mostrar que tanto meninos quanto meninas, inclusive as que não tiveram sua menarca, associam a lunação a algo negativo, como se por um período a mulher ficasse incapaz.

Sugiro a todas as mulheres resgatarem as memórias da menarca. Que ideias ficaram marcadas? Era algo nojento ou perigoso, porque podia-se engravidar agora? Como foi virar "mocinha"? Vergonhoso? Uma perda de liberdade na relação com pai e irmãos? Todas essas memórias nos acompanham quando voltamos a acessar nosso sangue e a nos relacionar com ele. É preciso entrar em contato, tomar consciência e escolher liberá-las. Lembro-me de uma amiga contar que, quando ficou menstruada pela primeira vez, não podia mais andar de camisola na sua casa na frente do seu pai. E isso foi muito marcante para ela, pois sentia que não era livre para ser ela mesma.

Em vez de nos vitimizar no momento da lunação, deveríamos ser capazes de nos entregar a esse contato com o nosso próprio mundo subterrâneo, de vasculhar na escuridão do nosso subconsciente, de reconhecer esse lugar em nós. De morrer para logo poder renascer. "Estou muito fraca, sou frágil, não posso fazer nada" é um pensamento bem diferente de "que incrível, eu realmente preciso silenciar, para abrir espaço, para escutar minha intuição e deixar vir; escutar as mensagens de que preciso para seguir".

É verdade que a rotina pode ser cruel porque nos exige que continuemos cumprindo as mesmas tarefas nessa fase que pede recolhimento; por isso, conforme a mulher se reconecta com seu ciclo, é aconselhável que se organize para descansar mais nesse período, pedindo ajuda e modificando sua agenda. Uma sugestão àquelas que não podem se dar dias inteiros de reclusão é que tomem pequenas atitudes para permitir essa introspecção, como interagir menos com as pessoas no trabalho e ficar mais quieta. Muitas têm dificuldade de parar, pois associam sua relevância no mundo à quantidade de coisas que realizam e administram. No entanto, não fazer uma pausa durante a lunação as impede de acessar essa potência e pode levar a sintomas como dor de cabeça e cólicas. Ouso dizer, pela minha experiência, que essa ausência de resguardo quando nossos corpos físico, mental e espiritual estão precisando silenciar pode ser a origem de muitas outras patologias femininas. Seu corpo está pedindo para parar e você não o respeita, então ele vai reclamar. Se a gente não honra essa fase do nosso ciclo sem ter pelo menos alguns momentos de recolhimento, sempre teremos uma desarmonia, e ainda perdemos a chance de escutar o que o Universo tem a nos contar! Experimente: quem se resguarda nessa fase sai dela com uma leveza inédita e muita clareza sobre seus próximos passos. Eu vivo negociando comigo mesma. Recentemente, estava lunando e não consegui mudar muitos compromissos, mas depois de uma reunião fui para casa, perguntei se João poderia dar almoço para as crianças, aproveitei aquele momento e dormi por três horas. Durante esse ciclo, essas horas foram suficientes para o meu resguardo.

Maya Tiwari aconselha:

> É um período muito sagrado, mas ao mesmo tempo vulnerável para a mulher. As mulheres devem adotar um ritmo mais devagar; também são aconselhadas a reduzir suas atividades ao essencial, para que corpo, mente e espírito tenham o mínimo grau de intromissão.[19]

Suas recomendações são meditar, escrever, pintar ou fazer qualquer outra atividade introspectiva que alivie a carga emocional e contribua para a harmonia interior. A fim de minimizar a dor e o cansaço, para esse período suas dicas ayurvédicas são manter a boa nutrição, com alimentos orgânicos e frescos, fazendo refeições leves e quentes em porções pequenas; organizar uma agenda moderada de atividades; criar um ambiente com menos estresse em casa e no trabalho, evitando situações voláteis; e praticar exercícios moderados, como caminhadas e alongamento.

Alguns países, como Japão e Coreia do Sul, criaram uma espécie de licença menstrual, para que mulheres possam ficar em casa

---

19 Tiwari, Maya, op. cit., p. 79.

quando estão sentindo desconforto.[20] A iniciativa faz sentido, mas sinto que a lunação ainda é vista só como sofrimento. Como um problema, e não como potência. **A necessidade de descanso é totalmente legítima, mas não porque a mulher está com uma doença, e sim porque, quando se resguarda, acessa o poder do feminino, aguça sua intuição e pode voltar ao trabalho com muito mais força, foco e visão.**

Sugiro que as mulheres evitem tomar remédio, pois eles calam o corpo, o que é bem diferente de parar para escutá-lo. Bons alívios naturais nesse momento são bolsa de água quente, escalda-pés, uso de óleos essenciais, chá de tanchagem, camomila e calêndula. Para aliviar as cólicas, uma possibilidade é massagear os seios e dançar para soltar o quadril e mover a energia do ventre. A ativação e a circulação da nossa energia sexual também ajuda muito, pois ela traz uma nutrição ao nosso sistema, como uma máquina que precisa ser lubrificada.

Também costumo recomendar que as mulheres não utilizem absorventes feitos com produtos sintéticos, como os descartáveis. Recomendo os métodos mais orgânicos e naturais para receber o fluxo de sangue. O útero, afinal, respira pela vagina. E, se guardamos memórias em nossos ventres, um absorvente feito com químicos plásticos e algodão criado com pesticidas[21] (como é o caso da maior parte desses produtos) sujará nosso sistema reprodutor, gerando assim interferências e congestionamentos. O ideal é não abafarmos nossas vaginas e nem as deixarmos expostas a materiais sintéticos. Hoje a adesão ao copinho, o coletor menstrual, está muito mais difundida, mas a melhor opção para mim são os panos de algodão, absorventes de pano ou as calcinhas absorventes. Em um dos encontros, ouvi o

---

20 Sahd, Luiza. No Brasil seria 'mimimi'? Licença menstrual é realidade em diversos países. *UOL*, 17 abr. 2019. Disponível em: https://luizasahd.blogosfera.uol.com.br/2019/04/17/no-brasil-seria-mimimi-licenca-menstrual-e-realidade-em-diversos-paises/. Acesso em: 30 maio 2020.

21 Absorvente descartável: um risco à saúde? *Korui*, s.d. Disponível em: https://www.korui.com.br/absorvente-descartavel-um-risco-saude/. Acesso em: 30 maio 2020.

depoimento de uma mulher que usava coletor, mas tinha muita cólica. Certo dia, higienizando o acessório, ele derreteu na panela. Sinal divino ou não, bastou um ciclo sem utilizá-lo para sua cólica ficar diferente. Passou a usar somente toalhinhas de panos ou absorventes de pano e conseguiu sentir melhor seu útero nos ciclos seguintes. No entanto, cada mulher tem a sua natureza, então, se para você o copinho é uma boa ferramenta para colher seu sangue e não te traz a sensação de que algo está sendo segurado, vá firme com ele. Caso ele te incomode, recomendo tentar outros métodos.

Observe a cor do seu sangue: se está com coágulos, pois são tecidos que se desprendem do organismo e ajudam a limpar o útero, mas quando se repetem ou aparecem em quantidade é sinal de que algo precisa ser olhado. Considere como estão suas emoções, sua energia e sua alimentação. A duração de uma lunação também traz informações. Se o sangue vem por muitos dias, é sinal de muito congestionamento, de que seu corpo está precisando de uma limpeza maior; há muita emoção acumulada para ir embora. É possível fazer algumas coisas para ajudar essa limpeza a se dar de forma mais harmônica, como olhar para as questões emocionais que a estão incomodando, tomar chá de tanchagem, alimentar-se melhor. Algumas mulheres que atendi, por exemplo, chegavam com uma lunação de sete dias e depois diminuíam essa fase para cinco ou três dias. Não há certo e errado, são apenas características ou mensagens do seu corpo. Quando há repetições de sinais não tão saudáveis, porém, vale ficar mais atenta.

Algo fundamental na minha jornada é garantir tempo e qualidade de sono, o que ainda é um desafio tendo três filhos. Os sonhos nessa fase podem trazer muitas informações. É uma oportunidade para ir mais fundo, receber orientações do que fazer, e aproveitar a conexão com seu sangue para limpar. Faça perguntas para você mesma sobre suas relações, seus desejos, seu casamento, seu trabalho, a maternidade. Silencie e observe, pois as mensagens virão em diversas formas, mas é preciso estar com o canal aberto e vazio para recebê-las. Há uma possibilidade de ter um acesso privilegiado a visões, sonhos e conexões com o passado. Não rejeite o que está sendo revelado e preste atenção ao que surge nessa fase. Podem ser pistas sobre o que você precisa nutrir e o que precisa deixar para trás. Lembre-se: na fase da lunação, você pode dar à luz a uma nova versão de si mesma e colocar para fora o que estava calado.

Boas perguntas para se fazer nessa fase podem ser: "Que hábitos e pensamentos posso cultivar para ter momentos de recolhimento durante a lunação? O que sinto quando não faço o retiro que meu corpo e alma pedem? Que bênçãos recebi? O que se revelou para mim? O que aprendi? O que entrego para ser transformado pela natureza? O que quero plantar para meu próximo ciclo? Quais sementes quero nutrir?".

Busque também elaborar suas intenções para o próximo ciclo. A lunação é também o momento de sonhar o futuro, de imaginar o que queremos atrair para nossa vida, conectadas com a nossa mais pura e profunda essência. As intenções que nutrimos nessa fase são poderosas porque o Universo responde. Conectamos nossos pensamentos com a sabedoria universal. Nossa alma individual está conectada com a alma universal. O que visualizamos e sentimos pode ser, depois, expresso concretamente. É uma oportunidade de cocriar os desejos de nosso coração com o Universo.[22]

Se não honramos a fase da lunação, sem reservar alguns momentos de recolhimento e introspecção, o nosso ciclo tende a se desarmonizar, manifestando cólicas ou dor de cabeça, por exemplo. O nosso corpo seguirá dizendo que não estamos respeitando o ciclo natural da natureza do feminino. E se seguirmos não respeitando – por exemplo, assumindo as cólicas como algo normal –, as doenças chegarão simplesmente para nos lembrar do que temos que cuidar.

---

22 Disponível em: https://wombblessing.com/pt-pt/are-you-over-dominant-in-your-maiden-energies-its-time-to-bring-balance-2/

Resguardo não é uma imposição, uma obrigatoriedade. Lembre-se: estamos buscando fugir das imposições ao nosso corpo e ganhar intimidade e liberdade com ele. **Resguardo, para mim, é ter a possibilidade de fazer o que meu corpo precisa e me pede.** Descansar, experimentar sua sensualidade, sair para dançar se assim seu corpo está te pedindo não são possibilidades fora desse cardápio. O convite é para se conectar profundamente com você.

> O resguardo é poder se dar o direito de fazer o que seu corpo está pedindo.

E esses pedidos do corpo em cada fase podem variar conforme a Lua do céu e seu momento de vida.

Relato de uma paciente que já estuda seu ciclo há alguns anos:

> Pedi na minha última Lua que queria me abrir. E essa lunação, esse ciclo, foi isso. Não coloquei muitas regras para mim. Às vezes fico com a ideia fixa de que resguardo é ficar dormindo em casa. Me respeitei e me abri. Essa lunação foi diferente das outras, senti muito menos dor, somente um leve desconforto. No dia de muito fluxo do meu sangue, escolhi ir ao show do MC Racionais, o que já havia combinado de fazer. Encontrei um caso antigo. Me abri para essa relação, pois assim senti, nos amamos intensamente. E me deixei ser amada e cuidada, me senti como não me sentia havia anos.

A seguir, alguns relatos de mulheres que participam de um grupo de aprofundamento que conduzo. Lá, elas falam sobre o que sentiram quando fizeram o exercício de entrar em contato consigo e o que é esta fase da Lunação para cada uma:

Percebi que, quando minha panela de pressão está para explodir, preciso me doular. Calma, tem algo importante para acontecer agora, vou me preparar.

Tratar como algo sagrado. Percebi que estava muito no automático de ir lá e colocar meu sangue na terra. Deveria parir a minha menstruação; quero ter uma devoção e cuidado diferente com esse momento.

O útero também é uma personalidade.

Sinto um momento de renascer, vindo de um momento de muita expansão.

Para mim, hoje, a lunação é uma possibilidade de zerar, um *restart*, um momento de me limpar, deixar ir. De me conectar com o que está por vir no próximo ciclo que se inicia, ter consciência do que pedir, de onde colocar o foco. Uma chance de nascer e morrer e nascer infinitas vezes.

`Silvestre, criança, fase folicular`

Também chamada de fase da Lua Crescente, ou pré-ovulação. A energia presente é a da criança, da donzela ou silvestre; traz a jovialidade, a exploração e a criação, a curiosidade. Num paralelo com os ciclos da natureza, é primavera, ou seja, o momento de renascer, expandir e florescer. Pode ser associada também ao amanhecer. O céu e a Lua começam a clarear, nos preparamos para ir para o mundo novamente depois do recolhimento noturno. Renascer a partir do mergulho profundo no seu ser. Do ponto de vista hormonal, a glândula pituitária ou hipófise está estimulando a liberação do hormônio foliculestimulante (FSH) e do hormônio luteinizante (LH). Ambos estimulam o amadurecimento dos folículos nos ovários. Os folículos, por sua vez, começam a liberar estrogênio, o que, além de estimular a formação do endométrio, contribui para uma sensação de disposição e bem-estar e em muitos casos aumenta a libido. É o momento em que o corpo começa a se preparar para receber um novo óvulo. Aqui o muco tende a ficar um pouco mais amarelado. Se você não percebe na calcinha, recomendo se tocar com os dedos e sentir essa textura mais mucosa na entrada do seu útero. É um sinal de que entrou nesta fase.

A limpeza física e energética que foi feita durante a lunação preparou o corpo para criar vida novamente. A mulher retoma sua capacidade criativa e de regeneração. Assim, do ponto de vista energético, emergimos da superfície para colocar em prática novos projetos e aplicar novos hábitos. Diminui a nossa resistência à mudança, ficamos mais confiantes e dinâmicas, podemos dizer mais "sim" para a vida. Costuma ser um bom momento para criar uma nova realidade, lidar com demônios internos e superar crenças limitadoras. É uma fase em que estamos geralmente com ideias claras sobre o nosso propósito, portanto um momento propício para fazer um plano de ação para alcançar objetivos. Gosto de dizer que nessa fase fica mais fácil observarmos como está a nossa energia masculina, de realização e concretude, pois ela tende a ficar mais presente e a nos ajudar a ir ao encontro das realizações práticas. Acontece também com algumas mulheres, por conta do momento de vida e também da relação com a Lua que está no céu, de nessa fase a criança/a silvestre estar voltada mais para dentro. Quando esse é o caso, entendo que é um convite para cuidar e escolher sementes que darão fruto na formação do nosso ser, nutrir caminhos que trarão benefícios a você mesma, a criação da sua mulher, e não necessariamente se preocupar com projetos para realizar no mundo. Pode ser um movimento mais interno.

Se a mulher passa pelo resguardo, vivendo o luto na lunação, logo em seguida começa a se encher de energia. Já acompanhei mulheres que não sentiam essa energia de realização, mas quando começaram a, de fato, respeitar os desejos e necessidades do corpo na lunação, descobriram uma nova potência na fase donzela. Ou seja, existem mais chances de a silvestre se manifestar se respeitamos a pausa durante a lunação.

Costumo costurar o olhar da Jean Shinoda Bolen, no livro *As Deusas e a Mulher*, com as fases do nosso ciclo. Parte do que sei sobre as deusas arquetípicas aprendi também nos cursos que fiz com Patrícia Fox. Como estamos falando da energia da donzela, da Silvestre, uma das deusas que aparecem nessa fase é a guerreira Ártemis. É a mulher livre que corre com o arco e flecha e consegue mirar no alvo para obter o que deseja. Ela tem clareza de quem é e de onde quer chegar, encarna um dos nossos aspectos mais selvagens e não se importa com a opinião alheia. Essa energia mais prática e pragmática, com menos envolvimento emocional, costuma aparecer. Gosto também de associar essa fase à Eostre, a deusa germânica da fertilidade, da agricultura e da primavera, que simboliza o crescimento e o renascimento. Ela traz uma energia de desenvolvimento pessoal, de expandir-se por meio de novas experiências. O arquétipo de Atena, deusa grega da sabedoria e da justiça, também se aplica. Com sua inteligência, discernimento e assertividade, traz a tendência ao planejamento e estratégia, bem como um masculino forte.

Costumo sugerir às mulheres que observem nessa fase como estão manifestando essa energia do masculino, pois, ao mesmo tempo que traz ação e potência, pode levar à dificuldade de pedir ajuda. *Faço tudo sozinha, ninguém faz tão bem como eu* é um dos tipos de pensamento que podem emergir se essa energia não está bem resolvida. Permita-se dar legitimidade a essa mulher realizadora sem brigar com quem está fora, apenas caminhando em direção ao seu alvo e superando os obstáculos sem criar mágoas. Nessa fase é interessante resgatar as visões que vieram na fase da lunação, usando-as como diretrizes para seus próximos passos e surfar na energia da silvestre, da Lua Crescente, para colocar luz nesse objetivo.

Perguntas para se fazer nessa fase são: "O que quero realizar e como quero chegar lá? Estou abrindo espaço para meus projetos pessoais ou estou me boicotando? O que vou priorizar? Como usar/estou usando essa energia da guerreira para colocar sonhos em prática? Como está minha guerreira? Como aproveitar essa energia masculina da ação? Quando me identifico com a energia guerreira, utilizo-a de maneira saudável ou tendo a ficar no seu lado ferido, da mulher que se ressente por fazer tudo sozinha? Identifico alguma crença que me impede de manifestar minha potência? O que quero transformar? Qual novo hábito vou colocar em prática?".

Mãe Criadora, fase da ovulação

Depois da primavera, chegamos ao verão, à Lua Cheia, à fase associada ao arquétipo da Mãe Criadora. É como o meio-dia, iluminando tudo. Nossa energia tende a apontar para cima e para fora. Estamos plenas, com a visão ampliada. É como se na lunação estivéssemos no escuro; na donzela, temos um fósforo para iluminar alguns focos; na fase da mãe, temos praticamente uma fogueira que mostra tudo ao nosso redor.

O aumento da produção de estrogênio nos ovários inibe a produção do hormônio FSH e causa um pico do hormônio LH, o que estimula o folículo e resulta na liberação do óvulo. **Um óvulo a cada ciclo pode resultar numa gestação (se for fecundado) ou numa lunação (se não for fecundado).** Após o óvulo ser liberado, o folículo vazio que ficou no ovário passa a se chamar corpo lúteo e estimula a produção do hormônio progesterona, que deixa o endométrio granular e rico em vasos sanguíneos, preparando-o para receber o óvulo fecundado ou descamar na lunação. O aumento da progesterona acelera nosso metabolismo e aumenta a temperatura basal – por isso, um dos métodos de contracepção consciente é a medição da temperatura do corpo da mulher com um termômetro com alta sensibilidade às pequenas variações.

Importante: os espermatozoides sobrevivem por até 72 horas; por isso, algumas mulheres sentem que engravidaram sem estar ovulando. Se elas tiveram relação antes de ovular, se o óvulo for expelido até três dias depois, existe uma chance de ele se encontrar com os espermatozoides. E ainda há o mistério.

Quando estamos ovulando, o muco vaginal tende a ficar mais transparente e úmido, aumentando a lubrificação do nosso sistema reprodutor. Nessa fase, começamos a perceber um muco mais aquoso, como uma clara de ovo – sinal de que estamos ovulando.

Nesse momento, podemos engravidar e nutrir não apenas um bebê, mas também os nossos próprios sonhos, projetos e energias.

Um terreno fértil para germinarmos o que quisermos. A Lua Cheia também traz oportunidade de a mulher de se embelezar, exercitar sua sensualidade e colher abundância. É o momento de aproveitar e celebrar sua feminilidade,[23] quando transborda pelos poros. É muito fácil reconhecer quando uma mulher, conectada com seus ciclos, está na sua ovulação. Ela brilha diferente! Gosto muito de uma imagem de uma animação do óvulo se embelezando e ficando todo animado, esperando a visita do espermatozoide, que aparece no documentário *La Luna en Ti*.

Vejo a ovulação como algo muito potente. Como um pêndulo que vai e vem, em um extremo da energia está a lunação, em outro está a ovulação. É um momento de decisão do corpo e da alma da mulher. O óvulo à espera pode resultar na maternidade ou se tornar o processo de esvaziamento.

---

23 Tiwari, Maya, op. cit., p. 238.

Nessa fase, além de manifestarmos um potencial criativo, de presença e de prazer, estamos mais abertas para ser penetradas em todos os sentidos: não só sexualmente, mas sujeitas a receber ideias, afetos, questões e até problemas e desafios. Geralmente, é um momento mais fértil para convidar o outro a chegar mais perto, de construir a intimidade e a profundidade nos relacionamentos. "Quem quero ter junto nos meus projetos? A quem vou me unir? Quem vai me apoiar? Quem será o pai do meu filho? Quem escolho receber dentro de mim?"

Como explica Sajeeva, tudo que penetrar na mulher nessa fase passará a fazer parte de sua realidade com maior força e contundência. É fácil vincular-se aos outros e criar laços físicos. Há uma sintonia com a capacidade de rir, desfrutar, celebrar e se comunicar com os outros.

Eu geralmente deixo para ter conversas mais desafiadoras nessa fase ou na anterior. É quando, para mim, fica mais fácil escutar e acolher outros pontos de vista. Meu corpo se abre mais para as relações. Brinco, mas tenho levado isso cada vez mais a sério e observo que muitas coisas, como contatos novos que surgem para me ajudar na realização de um projeto ou as negociações de um novo espaço de trabalho, têm se apresentado, brotado na minha vida, nessa fase e na fase anterior. Sinto que quando me abro com o terreno fértil a semente mais certa consegue germinar, consigo atrair o que estou vibrando. Como diz Morena Cardoso, "um campo energético emerge como um fenômeno natural que sutilmente atrai e magnetiza as pessoas ao nosso redor, não apenas sexualmente, mas em todos os aspectos".

Para mim, as deusas associadas ao momento da ovulação são principalmente Afrodite, Hera e Deméter. A primeira – a musa, amante – representa os pequenos prazeres da vida. É livre, autêntica e criativa. Tem sua sexualidade própria e independe dos padrões vigentes. Esse arquétipo quando está fragilizado, desarmonizado busca um ideal de beleza e busca controlar suas relações através do seu corpo físico (sexo). Já Hera é a figura da esposa, a soberana, o antídoto dos relacionamentos superficiais, a poderosa expressão do vínculo. É ela quem traz essa sinceridade, intimidade, consistência e assertividade em todas as relações. Em desarmonia se torna codependente, fere sua individualidade, diluindo-se no casamento e na família. Esconde-se por medo da sua própria potência. Por fim, Deméter traz a energia materna não apenas do se tornar mãe, mas também num sentido mais amplo da capacidade de nutrir e cuidar, disponibilizar energia para o outro. Fragilizada, ela tende a controlar não deixando o outro – um filho, marido, mãe, projeto – seguir seu fluxo natural. Precisa trabalhar o desapego e deixar a vida fluir.

Da mesma forma que esses arquétipos trazem sua luz, nessa fase podem ficar mais evidente também suas sombras. Vale a pena observar, por exemplo, se está tendo comportamentos de muito apego, muitas vezes tentando parar, dominar e controlar os processos, os filhos, os companheiros, a própria mãe (filha que se torna mãe da mãe), não deixando que os seus cresçam e criando pactos e relações de dependência.

Algumas são as perguntas para se fazer nesse período, por exemplo: "Quanto tenho me permitido viver o meu próprio brilho? Tenho medo de ofuscar? Como lido com minha capacidade criativa, com meu florescimento e potência? Com a minha fertilidade? Como está a minha energia de cuidado, sustentação e nutrição? Quais frutos estão surgindo? É assustador? Estou conseguindo manifestar meu potencial e honrar as energias que a Lua Cheia, em mim, me traz? Estou disponibilizando essa energia de criação aos meus sonhos e propósitos? Tenho me permitido receber e ser penetrada? Como está a minha relação com o prazer, com o deleite?".

Nessa fase, percebemos crescerem as sementes que plantamos na lunação e que foram germinadas na fase silvestre. Se plantamos algo amargo, dificilmente colheremos uma manga doce. Essa fogueira que se acendeu, esse sol do meio-dia que está brilhando vai revelar a realidade que você criou. É um ótimo momento para se dar conta de em qual momento você está, e como está criando a sua própria realidade.

Sabedoria, bruxa, fase pré-lunação

Esta fase, que vem antes de sangrarmos, ainda é um momento muito assustador e desafiador, com muitos incômodos para muitas mulheres. É a temida TPM. Brinco com essa mesma sigla dizendo que em vez de tensão pré-menstrual posso ter Tempo Para Mim. Naturalmente, somos chamadas a diminuir a doação aos outros e cuidarmos de nós. É a fase em que entramos no arquétipo da Lua Minguante. É o outono, o entardecer. Perdemos aos poucos nosso brilho, dando lugar a um processo de morte que se consolida na lunação, no inverno. A energia que havia pouco estava em seu pico começa a declinar. Fisicamente, diminui a quantidade de estrogênio e progesterona no sangue, o que vai nos tornando mais introspectivas e até cansadas. Nosso corpo começa a sinalizar um pedido de fazermos menos.

O paralelo com o outono é perfeito porque é nesse momento que devemos fazer nossas podas. Como diz um amigo, a cura é um manejo. **Nessa fase, temos mais chances de manejar profundamente nossas escolhas.** É a oportunidade de olharmos o que precisa ir embora, libertar-nos do que não nos serve mais para nos prepararmos para o resguardo da lunação. Nossas questões começam a vir à tona e vamos aos poucos olhando as feridas que carregamos, acessando nosso inconsciente. Somos convidadas a olhar de novo para o que nos incomoda, a ir ao encontro de nosso centro para fazer as transformações de que precisamos de dentro para fora. Do que você não está abrindo mão, mas deveria, pois está te bloqueando?

Essa fase pode ser encarada como um espelho, colocado na nossa frente, no qual enxergamos comportamentos que nos incomodam e que podemos escolher não carregar mais.

É um momento fértil para a mulher acessar questões que deseja trabalhar em seu íntimo.

Se paramos para escutar e observar, tomamos consciência daquilo que não é mais necessário, e podemos liberá-lo totalmente com nosso sangue. Abrimos espaço, então, ao próximo ciclo. Se esse trabalho interno acontece, muitos dos sintomas doloridos inexistem.

Nesta fase, se estamos conscientes sobre o que está acontecendo com nosso corpo, sobre como estão nossas sensações e nossas energias, conseguimos acessar uma força que é sutil e misteriosa. Manifesta-se mais forte a energia da mulher sábia em nós. Nossa intuição fica mais aguçada. **Nesse momento do nosso ciclo, uma energia que nos chama para mergulharmos nas profundezas é manifestada. Todas as forças primitivas estão entre nós e dentro de nós; a intuição apurada e a bruxa, portanto, se manifestam. Bruxa, a mulher s**ábia, é aquela que escuta e tem relação íntima com a natureza e todas as suas formas de comunicação, conceito que me remete a Baba Yaga, Cerridwen e Sheila na Gig, antigas deusas sábias. Baba Yaga, deusa feiticeira, tem seu tempo de morte no outono e nos convida a uma conexão com o natural, o primitivo, o instintivo. Cerridwen, deusa tríplice – donzela, mãe e sabia –, anuncia os tempos de morte e renascimento. Algo está morrendo e é preciso deixar que se vá para que o novo possa nascer. Sheila Na Gig, também antiga deusa celta do nascimento e da morte, nos estimula a deixar ir e a nos abrir para novas experiências, relações, projetos, lugares.[24]

A energia dessa fase geralmente conduz a mulher a sair um pouco de cena, diminuir o ritmo e voltar-se para dentro – o que, hoje, tem sido muito desafiador para a maioria de nós, e por diversas razões: por medo, por inabilidade, pelos compromissos do dia a dia e pela forma como escolhemos viver, que não nos permitem pausas. Tem início, portanto, todo o processo da TPM. Se o trabalho e as pessoas ao redor chamam a mulher para a ação, ela se vê numa encruzilhada: quer se recolher e fazer podas, mas precisa cuidar dos outros e criar. **Quando não respeito o Tempo Para Mim sinto tensão, raiva,**

---

24 Marashinsky, Amy Sophia. *Oráculo da Deusa*. São Paulo: Pensamento, 2000.

fortes e urgentes necessidades sexuais. Melancolia, alta sensibilidade e choro fácil são sensações comuns. É preciso aprender a dizer não, a pedir um tempo para si. Isso naturalmente pode reduzir os sintomas. Se tiramos um tempo para começar o movimento de introspecção, as desarmonias são suavizadas. Há pessoas que dizem que ficamos chatas para afastar os outros de nós e nos isolarmos.

A psicoterapeuta e fractologista[25] Monika von Koss tem uma definição de que gosto sobre essa necessidade de recolhimento. Ela afirma: **"Em tempos revoltos, quando tudo à nossa volta parece mergulhar na escuridão, precisamos nos recolher, acender nossas tochas internas e vasculhar a escuridão que nos envolve, até encontrar e revelar a luz e a beleza".**[26] Essa energia de mergulho inicia-se na fase da sabedoria e nos acompanha até a lunação.

Não estou dizendo para pararmos toda a nossa vida. Podemos continuar fazendo nossas coisas nessa fase, mas a mulher consciente sabe que está num momento mais escuro e mais profundo, portanto não se assusta quando a força e toda visceralidade das profundezas se manifestam no seu corpo e em suas emoções. Saiba que é algo natural, então acolha isso.

Por ser um período em que temos de olhar para nossas sombras com bastante profundidade, todas as sombras representadas pelas deusas podem se manifestar. No caso de Ártemis, é a guerreira que no fundo quer ser cuidada e tem dificuldade de se relacionar. Afrodite tende a exagerar na vaidade e não reconhecer as consequências das suas ações. Deméter está cansada de controlar e de cuidar de todo mundo, e não aguenta mais adiar o cuidado consigo mesma. Héstia tem dificuldade de ir para o meio social, e ao mesmo tempo se percebe codependente. Atena se vê com medo da rejeição e segue numa

---
25 Fractologia é uma técnica de cura que integra os níveis físico, emocional, mental e espiritual.
26 Koss, Monika von. *A criança abandonada e a mãe-lua*. Disponível em: https://medium.com/@koss.monika/a-criança-abandonada-e-a-mãe-lua-8aa62c9fd237. Acesso em: 31 maio 2020.

busca impossível de perfeição, trabalhando demais para esconder a sua fragilidade emocional.

Essa fase também nos prepara para vivermos a menopausa, pois é quando a nossa fase de sabedoria alonga-se mais. Os ciclos vão ficando mais longos e nossos ovários se aposentam aos poucos. Se estamos conscientes desse processo, temos grandes benefícios; caso contrário, como diz Barbara Black Koltuv, sentiremos a irá e a fúria da deusa, com dolorosas consequências.[27]

Algumas perguntas para se fazer: "Quando vivencio essa fase que pensamentos, emoções e sinais físicos observo? O que vem à tona? Quais são as questões que estou com dificuldade de trabalhar? O que o espelho me mostra? O que não quer enxergar? Estou usando a dor e a fragilidade para me vitimizar ou para me conhecer melhor? Alguns padrões se repetem? É hora de fazer a poda? O que escolho podar, deixar, entregar para abrir espaço? O que quero preparar para mergulhar profundamente na minha lunação?".

UM MITO QUE PASSA POR TODAS AS FASES

O mito de Deméter e Perséfone é um dos meus favoritos e adoro fazer um paralelo dessa história com as fases do ciclo. Deméter, a Grande Deusa, é conhecida por criar a agricultura e instituir a ordem social. É a mãe nutridora, que acolhe, que concebe e faz crescer. Ela é a representação da energia da mãe, da ovulação, da criação. Sua filha, Coré, é, para mim, a representação da donzela, crescendo e explorando o mundo. Num belo dia de primavera, Coré, vai apanhar uma flor no campo, quando o chão se abre sob seus pés e ela cai no mundo subterrâneo. É capturada por Hades, deus do Inferno. Em meio à dor, Deméter

---

[27] Sobre este assunto, para quem quiser se aprofundar, sugiro a seguinte leitura: Parisi, Silvana. *Menopausa e iniciação: vivências de morte e renascimento no desenvolvimento da mulher*. Dissertação de Mestrado em Psicologia Escolar e do Desenvolvimento Humano. São Paulo: USP, 2002. Disponível em: https://bit.ly/32pDl7Z. Acesso em: 31 maio 2020.

deixa de oferecer sua energia vital da Terra e vem o inverno. Enquanto isso, a menina Coré descobre o mundo subterrâneo e torna-se Perséfone; revela-se a mulher, aceitando ser amante de Hades ao comer as sementes de romã que ele lhe oferece. Amadurece como mulher e passa a ter seus talentos psíquicos compreendidos. O movimento de ambas – Deméter se recolhendo e Perséfone explorando o mundo subterrâneo – é um paralelo com o nosso ciclo. Ao final de uma longa busca de Deméter pela filha e da intervenção de outros deuses, fica estabelecido que Perséfone passará metade do ano com a sua mãe, sobre a Terra, quando surge a primavera e verão, e a outra metade com Hades, no subterrâneo, durante o outono e o inverno da Terra. Nossos ciclos funcionam assim, como os movimentos de subida e descida de Perséfone. Aquela que desce ao mundo subterrâneo e aprende a sabedoria através da morte, no mergulho profundo em si e na sua sexualidade. E quando sobe, pode desfrutar da potência de criação da sua Mãe Terra.

Plantando sua Lua

Quando uma mulher me procura, a primeira pergunta que faço é: "Como você cuida do seu sangue?". Plantar a Lua é a "ferramenta" mais básica para (re)iniciarmos a nossa jornada como mulher, resgatarmos a nossa mulher selvagem e toda nossa sabedoria. Ao honrarmos nosso sangue e silenciarmos internamente, surgem as instruções do que precisamos fazer na nossa vida. É misterioso. Convido você a experimentar. Para mim foi e tem sido fundamental na minha jornada com mulher, silvestre, mãe, bruxa e anciã.

O ritual de plantar a Lua basicamente é devolver o nosso sangue para a Terra. É uma sabedoria ancestral cuja memória se perdeu, mas, lentamente, está voltando a ecoar entre as mulheres. Tanto é assim que no Brasil foi criado, em 2017, o Dia Mundial do Plante sua Lua.[28]

Muito tempo atrás, quando vivíamos em tribos, algumas comunidades reservavam um pedaço de terra para as mulheres habitarem durante sua lunação. Lá, compartilhavam histórias e saberes sobre suas vidas enquanto deixavam seu sangue escorrer para o chão. Derramavam essa energia de volta para a Mãe Terra para continuar o ciclo de regeneração.[29] Como uma referência mais moderna, vale a pena assistir a um especial de dois capítulos publicado na Netflix chamado *A tenda vermelha*. Baseado no livro homônimo de Anita Diamant, a minissérie conta a história de Dinah, filha de Jacó. O título faz referência a uma tenda vermelha que existe na tribo de Jacó, onde as mulheres se reúnem quando estão lunando e, juntas, adoram deusas pagãs, cultivam suas intuições e "recebem" as mensagens que precisam passar para a aldeia.

Brooke Medicine Eagle, indígena, escritora e especialista em religiões nativas norte-americanas, afirma que o sangue da mulher está entre as substâncias mais nutritivas e bioenergizantes da Terra. Durante as cerimônias de plantio e nutrição das colheitas, as nativas caminhavam entre as plantas para derramarem seu sangue. Como me ensinou Morena, há uma antiga profecia das índias Lakota que diz que as guerras começaram a partir do dia em que as mulheres pararam de devolver seu sangue à Terra, para que o derramamento de sangue suprisse a necessidade de nutrientes. Quando as mulheres voltarem a devolver seu sangue à Terra, os homens não mais precisarão derramá-lo pela violência.[30]

---

28 Informação obtida no site Saberes da Mãe Terra. Disponível em: http://saberesdamaeterra.com.br/movimento-plante-sua-lua/. Acesso em: 31 maio 2020.
29 Tiwari, Maya, op. cit., p. 80.
30 Dos paninhos ao sangue de guerra. *Sagrado humano*, 15 set. 2014. Disponível em: https://sagradohumano.webnode.com/news/conto-dos-paninhos-ao-sangue-de-guerra/. Acesso em: 31 maio 2020.

Eu costumo alimentar minha horta e meus jardins e tenho testemunhado experiências incríveis de plantas florescerem e árvores darem frutos com esse alimento e nutrição do sangue feminino. Na minha casa, temos duas jabuticabeiras que vivem dando frutos, bem docinhos, ao longo do ano. No entanto, já vi plantas murcharem e morrerem quando uma mulher plantou sua Lua durante processos de muito descongestionamento e limpeza profunda. Geralmente, isso pode acontecer quando a mulher inicia a jornada de plantar sua Lua, com uma limpeza mais profunda no primeiro momento em que faz essa prática. Se usar uma planta ou um vaso só para devolver todo o sangue de um ciclo, recomendo diluí-lo em água, pois pode ser muito forte para um vaso só.

Se relembramos histórias de quando vivíamos em aldeias, descobrimos que a prática de beber o sangue da lunação das mulheres era comum entre os homens. Era uma tentativa de alcançar o mesmo nível de conexão com a natureza que elas possuem. Um impulso instintivo, desprovido de lógica e racionalidade, para acessar essa força que está além do intelecto. Houve um tempo em que o sangue menstrual era considerado um tesouro e a fonte de poder da mulher. Na Eslováquia, por exemplo, era tradição no inverno arrastar em trenós as meninas menstruadas para que seu sangue fertilizasse os campos.[31]

Mas o que a maioria de nós faz com o sangue hoje, esse elemento tão poderoso e nutritivo? Jogamos no lixo, em absorventes descartáveis.

Plantar a Lua é uma maneira de nos reconectarmos com a Mãe Terra e de nutri-la. Como explica Atekokolli, ela nos dá vida, água e alimento, mas nós, suas filhas, temos pouco tempo para dedicar-lhe. Em nosso sangue estaria a memória de toda a humanidade e graças a ele a vida continua existindo em nosso planeta. Ainda assim, criamos uma cultura na qual esse elemento sagrado é depreciado e maltratado.

---
31 *La Luna en Ti*. Disponível em: https://vimeo.com/10923568.

Ximena Nohemí afirma que **a forma de recuperar a alegria, o sentido da existência e o amor de ser mulher requer um regresso ao enraizar do útero na Terra, pois o nosso útero está conectado a um útero ainda maior, o útero primordial, aquele que dá à luz desde o início dos tempos tudo o que é conhecido e desconhecido.** "Todo útero físico ou energético que está sem essa conexão com a Mãe Terra está suspenso no vazio e a mulher que o carrega se sentirá seca e sem vida."[32]

Quando plantamos nossa Lua, honramos e agradecemos a nossa Mãe Terra por tudo que recebemos e tudo que deixamos ir embora a cada ciclo. Quando passei a devolver meu sangue para a Terra, comecei a estudar esse mistério. Percebi que outros níveis de consciência iam se abrindo, me revelando o caminho a seguir. Sinto que, ao mergulhar profundamente nos mistérios do meu sangue – conectando-me com ele e com esse momento de devolvê-lo à Terra –, minha intuição ficou ainda mais aguçada e minhas intenções, mais poderosas. Se nos permitirmos criar essa relação mais próxima com a natureza, entramos em contato com esse lado mais misterioso, menos racional, que faz parte de ser mulher. Se hoje olhamos com ceticismo para essa possibilidade é porque passamos muito tempo nos esquecendo desse vínculo essencial com a Terra. É difícil descrever o que acontece quando plantamos nossa Lua, pois cada uma vive sua própria experiência, mas o que sei é que nesse processo uma força se revela. Não dá para fazer uma cartilha; é preciso experimentar.

Minha irmã, que torcia o nariz quando me ouvia falar sobre esse assunto, me procurou certa vez para dizer que uma planta de jasmim em sua casa parecia estar morrendo. Queria uma sugestão de como tratá-la. Sugeri que era uma ótima oportunidade para ela tentar plantar sua Lua. Seu sangue era o melhor fertilizante que eu conhecia.

---

32 Nohemí, Ximena. Mujeres árbol: Un cuento de por qué las mujeres tenemos útero. *Cantaro Sagrado*, 17 dez. 2015. Disponível em: https://www.cantarosagrado.cl/2015/12/17/un-cuento-de-por-que-las-mujeres-tenemos-utero/. Acesso em: 31 maio 2020.

Algumas semanas depois, após vivenciar vários tabus (como nojo, medo, aflição) para coletar seu sangue e se relacionar com ele, ela me contou que havia experimentado. E o jasmim, de fato, estava voltando a florescer.

Uma mulher com quem trabalhei me enviou um relato sobre sua experiência:

> A Maria me acolheu quase no início dessa jornada, mas eu ainda insegura do que estava buscando ali. Ela me mostrou que o processo deveria ser muito mais orgânico do que teórico, e assim comecei a perceber a beleza de deixar o meu corpo me contar o que ele queria e podia. [...] O poder de plantar a Lua e ver florescer daquilo que eu mesma gerei, por exemplo, me dava força em momentos de fragilidade. Assim como me recolher nos momentos de reclusão me dava a tranquilidade para refletir e seguir no ciclo. E assim como a Mãe Terra o nosso corpo é sábio, ele dá os sinais de que os ciclos estão ou não sendo vistos, vividos. E é com esse trabalho lindo que eu venho aprendendo a ler esses sinais, e me conhecer e cuidar cada vez mais dessa conexão corpo e Terra que hoje valorizo tanto.

Na prática, a mulher pode usar copinho, absorvente de pano, calcinha absorvente ou pano de algodão. Se usa o copinho, ao tirá-lo, você pode colocar o sangue direto na terra ou diluí-lo em água. Calcinhas, panos e absorventes podem ser colocados de molho, utilizando uma boa água. Uso um absorvente de pano que eu mesma fiz e sempre que vou ao banheiro tiro esse pano e coloco-o dentro de um pote de vidro (costumo utilizar aqueles com tampa). Deixo de molho, pego um novo pano e sigo a vida. Ao voltar, retiro o absorvente que estava de molho, torço e costumo lavar ele ali na pia mesmo, com um sabão neutro ou de coco. Pego, então, esse vidro e vou plantar minha Lua. Pode ser em qualquer pedaço de terra, no quintal de casa ou, para quem mora em apartamento, num vaso de qualquer tamanho. Não é preciso ter um terreno no meio do mato para incorporar o hábito. No momento de colocar o sangue, cada mulher pode criar seu próprio ritual. Sinta como faz sentido fazer essa entrega e reconstrua sua relação com a natureza a partir dela.

Lunar direto na terra é uma outra forma, e mais selvagem, experiência que nos conecta diretamente entre nossos úteros, vaginas e a Terra. Dessa forma, é mais fácil memórias se abrirem e sabedorias serem reveladas, mas um passo de cada vez.

Sempre que eu planto minha Lua, faço um agradecimento. Entrego tudo aquilo que não quero levar para o próximo ciclo, criando o vazio fértil do qual falei anteriormente. Além disso, intenciono e peço algo que quero construir no meu próximo ciclo ou clareza sobre algum assunto, ou simplesmente entrego, honro e agradeço. Concentrar-me em apenas uma intenção foi um aprendizado. Inicialmente, eu mentalizava várias questões ao mesmo tempo; hoje, escolho algo que estou sentindo mais forte. Pode ser sobre família, trabalho, dinheiro ou uma dúvida existencial. Pode ser até a vontade de materializar um imóvel. Um sítio que compramos em 2017 tenho certeza de que surgiu da intenção que coloquei dentro do meu útero e plantando minha Lua. A gente estava sonhando com um local mais conectado com a natureza, ideia que tínhamos havia vários anos, mas quando passei a pedir por isso na firmeza e força da minha intenção, dentro do meu espaço sagrado de criação de realidade, o sítio apareceu e a oportunidade de compra surgiu. Plantando nossa Lua, começamos a despertar nosso poder e potencial intuitivo. Como disse uma paciente: "Plantei a Lua pela primeira vez… Quase não plantei, fiquei com medo. Fiquei olhando aquele sangue dissolvido na água, um vermelho muito forte. Pensei: *Ai, você é muito forte, não quero mexer com estas bruxarias*.

Para mim, plantar a Lua é também uma maneira de ritualizar a lunação. A praticidade que criamos na nossa vida moderna nos dá pouco tempo para honrar os momentos de passagem, e os rituais são fundamentais para marcá-los. Assim como nossos ancestrais celebravam o começo das estações do ano, nós, mulheres cíclicas, podemos fazer uma pequena cerimônia quando sangramos.

É, por fim, uma forma de marcar esse período da limpeza da lunação e curar nossas questões. Alimentamos nosso útero desde que nascemos. Integramos coisas boas, mas também o congestionamos com emoções negativas e relações invasivas. Assim como escovamos os dentes para não ter cáries, precisamos cuidar desse centro de poder para que ele não carregue mais do que precisa. Quando plantamos nossa Lua, limpamos nosso útero fisicamente, mas também padrões, crenças e comportamentos, chegando mais perto da nossa essência.

Certa vez, atendi a uma mulher que havia tido um mioma. Ela me procurou depois de passar pela cirurgia, num momento em que também estava vivendo um processo de divórcio. Ela tinha 35 anos, sem filhos, e não sentia propósito na sua rotina, apesar de ser muito bem-sucedida na sua profissão. Estava, assim como algumas das mulheres que se separam, frustrada com o fim, sentindo ao mesmo tempo saudade e tristeza. Tinha medo da solidão e do contato com os sentimentos.

O que visualizei durante nossas conversas é que ela, após muitos anos nessa relação, acabou se tornando escrava do casamento. Passou a ocupar unicamente o papel de esposa, o que era reforçado por sua família tradicional, sem abrir espaço para sua mulher selvagem, suas outras facetas. Senti que seu mioma tinha relação com esse violentar de sua potência como mulher. Durante as massagens e o trabalho com o corpo, percebia que era difícil para ela se permitir prazer e relaxamento.

Trabalhamos o processo da separação, tanto física quanto energética, porque o ex-marido era muito presente em sua vida. Ela precisava construir suas relações de outra maneira, honrando e amando a si mesma antes de qualquer coisa. Também cuidamos de abrir espaço para o sentir e o prazer. Aos poucos, comecei a falar sobre os ciclos e a trazer essa noção para sua rotina. Às vezes, ela queria resolver tudo no momento em que estava lunando. Por que não esperar uma fase de mais criação? Ela ia experimentando o que conversávamos e construindo seu próprio aprendizado.

Depois de alguns encontros, um novo nódulo apareceu. Combinamos que ela não faria nenhuma cirurgia enquanto não tirasse o Mirena, dispositivo contraceptivo colocado no útero, e ficasse três ciclos plantando sua Lua. Minha recomendação era tirar os hormônios artificiais de seu corpo e dar mais esse passo na reconexão com seu ciclo. E chamar sua cura. Ela já usava o coletor menstrual e topou. Ao final, não precisou fazer uma nova cirurgia, casou-se de novo e está grávida.

Outra mulher que atendi foi diagnosticada com ovários policísticos.[33] A recomendação médica era tomar hormônios. Fizemos um processo de cuidado com sua alimentação, tirando glúten e leite, assim como os seus derivados. Trabalhamos para que ela se conectasse com seu útero, ovários e ciclo e resgatasse sua força e poder de cura. Uma das minhas sugestões foi que ela começasse a plantar a Lua, mesmo com o ciclo bem irregular. Depois de dois anos sem vê-la, descobri que ela estava bem, não havia feito nenhum tipo de tratamento hormonal e seguia plantando sua Lua. O problema do ovário policístico havia desaparecido.

Tive também o seguinte relato de uma mulher a que atendi:

> Estou com meu marido há um tempo, temos uma filha de dois anos. E eu não estava conseguindo me conectar com ele do lugar da sexualidade. Na minha última lunação, pedi muito para

---

33   O ovário policístico é causado por um desequilíbrio hormonal. Quando o corpo produz muito androgênio (hormônio masculino), a lunação cessa ou os ciclos ficam irregulares, porém continuam a se formar os cistos à espera do óvulo. Se a lunação não acontece, formam-se outros cistos, que não são excretados, tornando-se uma anomalia.

eu conseguir me entregar. Estava até sem desejo comigo mesma. Na semana passada, fui jantar com umas amigas. Cheguei de madrugada e o ataquei. Ele depois me disse: "Onde você estava?". A verdade é que eu estava pensando que, por estar há muito tempo com ele, não conseguiria de novo. Mas eu pedi, me abri e a manifestação aconteceu. Foi muito forte eu me permiti.

Quando a gente pede ao plantar a Lua, a força da nossa intenção é proporcional à realização dos nossos desejos.

Mulher selvagem

O contato e a ritualização do nosso sangue nos aproximam da mulher selvagem – o arquétipo da força que está por trás da natureza instintiva de cada mulher. O conceito foi mais bem definido por Clarissa Pinkola Estés, psicanalista junguiana norte-americana, que nos deixou uma extensa obra para explorar essa mulher que vive dentro de nós. No livro *Mulheres que correm com os lobos*, a autora descreve as diversas facetas da mulher selvagem e suas manifestações físicas, emocionais e espirituais por meio de histórias, contos de fadas e mitologias. Essa guia interna da psique está presente quando a mulher cria uma obra de arte, adequa-se aos seus próprios ciclos internos e toma decisões baseada em sua intuição.

Percebo a distância que colocamos entre nós e a natureza e a mulher selvagem durante os atendimentos às mulheres. Observo que seus corpos estão endurecidos, rígidos, não sentem prazer com o que está ao seu redor. Todas nascemos com esse lado instintivo e visceral, no entanto ele é bloqueado ao longo dos anos.

Esse bloqueio não acontece por acaso. Surgiu de uma necessidade, para que as mulheres pudessem sobreviver numa sociedade que as oprimia. O contexto social impediu as mulheres de sentarem-se de pernas abertas, de falarem alto, gritarem, uivarem ou expressarem-se artisticamente. Em vez de seguirem seus instintos e agirem de forma livre e natural, as mulheres tiveram que se lapidar. Com isso, a mulher selvagem também ficou sufocada.

Como explicou Clarissa em sua obra (p. 20-21):

> Quando as mulheres reafirmam seu relacionamento com a natureza selvagem, elas recebem o dom de dispor de uma observadora interna permanente, uma sábia, uma visionária, um oráculo, uma inspiradora, uma intuitiva, uma criadora, uma inventora e uma ouvinte que guia, sugere e estimula uma vida vibrante nos mundos interior e exterior.

Ao ajudar as mulheres a resgatarem a conexão com seus ciclos e com a Mãe Terra, também abrimos espaço para que acessem a mulher selvagem que habita em cada uma. É uma ferramenta de criação, expressão e intuição inerente a todas nós. Descobrir essa potência pode ser assustador, porque daí emergem muitos conhecimentos e percepções, que podem ou não ser agradáveis. É desse lugar também que redescobrimos a raiva como potência, essa visceralidade que pulsa nas nossas entranhas, de prazer e de uma intensidade indescritível.

Em *Mulheres que correm com os lobos*, uma das lendas analisadas pela autora é a de La Loba, uma velha encontrada em diferentes regiões do continente americano que tem a missão de recolher ossos, principalmente os de lobos. Quando La Loba finalmente reúne o esqueleto inteiro, ela canta para gerar vida. Assim, formam-se a carne, os pelos e a vida do animal. O lobo sai correndo e, em seguida, transforma-se numa mulher que corre livremente. Recolher os ossos e cantar, ou seja, usar a voz da alma, é um trabalho solitário que deve ser realizado na psique de cada mulher. **Essa história nos mostra que todas nós começamos como ossos perdidos, e é La Loba, uma das** facetas da mulher selvagem, quem nos indica qual caminho seguir para nos reconstruirmos.

Novamente, tornar-se mulher é um processo.

Todas as mulheres podem ser bruxas e selvagens, suas próprias medicinas e guias. Sabemos transitar entre os espaços sombrios e luminosos, integrando as experiências. Para deixar essas habilidades aflorarem, um dos caminhos é libertar nossa mulher selvagem, que nos dará instinto e intuição.

> Quando as mulheres ouvem estas palavras, mulher e selvagem, uma lembrança muito antiga é acionada, voltando a ter vida. Trata-se da lembrança do nosso parentesco absoluto, inegável e irrevogável com o feminino selvagem, um relacionamento que pode ter se tornado espectral pela negligência, que pode ter sido soterrado pelo excesso de domesticação, proscrito pela cultura que nos cerca ou simplesmente não ser mais compreendido. Podemos ter-nos esquecido do seu nome, podemos não atender quando ela chama o nosso; mas na nossa medula nós a conhecemos e sentimos sua falta. Sabemos que ela nos pertence; bem como nós a ela.[34]

Diário e observações

No meu trabalho com mulheres, seja em grupo ou individualmente, procuro trazer o conhecimento e as referências que tenho sobre

---

34 Estés, Clarissa Pínkola. *Mulheres que correm com os lobos*. Rio de Janeiro: Rocco, 2018, p. 19.

as diferentes fases. **No entanto, a verdadeira jornada começa quando cada mulher passa a observar suas particularidades.** O exercício que convido você a fazer é entender quais são as características do seu ciclo e do seu corpo. Se criamos regras rígidas e rótulos, tiramos a oportunidade de cada uma entrar em contato consigo mesma e entender qual é a energia presente em cada momento. Posso dizer, por exemplo, que o prazer (em geral, nas diversas atividades que fazem parte de sua vida) costuma estar mais latente quando a mulher está ovulando, mas pode ser que em determinado período de sua vida ela sinta seu pico de prazer durante a lunação, por exemplo. E não há mal algum nisso.

Minha intenção é que cada uma aprenda quais sinais manifesta e os entenda em profundidade. Primeiro você experimenta, depois conceitua a partir de sua própria sabedoria. Pode até ser que sua conclusão seja a mesma da descrição genérica, mas é muito mais potente quando você traça seu próprio caminho e cuida dele.

Recomendo, portanto, a criação de um diário a fim de anotar como estamos em cada ciclo, para, aos poucos, nos darmos conta do que sentimos. Ganhamos mais intimidade com nossas fases e energias femininas. Esse registro é parte da lição de casa dessa jornada de autoconhecimento, do processo de desabrochar da mulher e do descobrir-se curandeira.

A observação do nosso ciclo nos permite acessar uma sabedoria genuína de dentro para fora.

Registre pelo menos seis meses e observe detalhes como data da lunação e quanto tempo ela dura (lembrando que a contagem se dá a partir do primeiro dia em que há sangue vermelho). Observe como está o sangue (vermelho-vivo, vermelho-escuro; com ou sem coágulo) e, principalmente, como você está se sentindo. Testemunhe os aspectos físicos, emocionais, mentais e espirituais em cada fase para começar a entender seu ritmo e suas desarmonias. "Qual é a energia presente quando estou lunando? Dura quanto tempo? Senti dores? Emoções afloradas? Raiva? Como estou antes e depois da lunação? E quando estou ovulando? Quando vem o muco mais amarelo? E o muco mais transparente da ovulação, chegou que dia? Aparece muco em mais algum momento do ciclo? Como está o colo do útero? E meus seios?"

Preste atenção à energia física, mental e emocional. Para avaliar sua energia física, observe se você está mais cansada ou agitada, como se sente ao ser tocada, se está tendo vontade de algum alimento específico, se quer se exercitar ou não. No caso da energia emocional, observe se está confiante ou insegura, expansiva ou introspectiva, mais querendo ouvir ou mais querendo falar. Em relação à energia mental, considere como estão sua concentração, memória e sonhos, por exemplo.

Comece a reparar também nas fases espelhadas. As fases da lunação e da mãe, por exemplo, têm uma conexão. Se não nos resguardarmos o mínimo necessário durante a lunação, na fase da mãe podem vir à tona algumas sombras. Lembro-me de uma mulher que comentou ficar muito irritada durante o período de ovulação. Tentando entender de onde vinha essa energia, ela se deu conta de que não estava cuidando de si durante sua lunação. Como, então, poderia estar pronta para acolher os outros e o germinar de uma nova semente se não conseguia cuidar de si mesma? A irritação vinha da desarmonia com o seu ciclo, na fase exatamente oposta.

Existem já algumas agendas e mandalas prontas que podem facilitar essa observação. Eu recomendo que a leitora inicie esse diário da forma que fizer mais sentido para você, deixando fluir a sua própria criação e entendimento. O próximo passo dessa observação é desenhar o seu ciclo e, com mais consciência, conseguir navegar melhor nas suas fases e planejando os dias futuros, escolhendo as atividades que quer fazer quando está em cada energia. Por exemplo, se você começa a saber mais ou menos quantos dias tem seu ciclo, quando está ovulando e quando será sua próxima lunação, pode bloquear alguns momentos na sua agenda só para você.

Um segundo passo de aprofundamento é começar a cruzar o seu ciclo interno, sua Lua interna, com o ciclo externo, a ciclo da Lua.

A Lua externa

Todas nós somos influenciadas tanto por nossa Lua interna quanto pela que está acima de nós, orbitando a Terra. Observar essa influência é um possível segundo passo do trabalho com os ciclos. A Lua como satélite influencia não só as marés dos oceanos, mas também o biorritmo das mulheres. Nosso corpo, mente e espírito estão intrinsecamente conectados com seus ciclos[35] – Crescente, Cheia, Minguante e Nova. Quando nos damos conta de em qual fase estamos e qual Lua está no céu, conseguimos aprofundar ainda mais essa conexão com a natureza e a influência dos ciclos externos sobre nós.

Há uma história que escutei, de um homem fogo, sobre as energias da Lua. Em uma conversa com os sábios, a própria Lua conta que quando está cheia é a força do serviço, da missão sagrada ou do propósito – e que cada um deve encontrar o seu. Ela ilumina tudo para que possamos ver. Aos poucos, diminui de tamanho. Quando chega à metade, seu nome passa a ser Minguante. Traz os caminhos da nutrição, nas relações, no alimento, na água, nos abraços. Ela continua ficando menor e, quando some do céu, os sábios se perguntam: "E agora?". Eis que ela se manifesta. "Estou aqui, mas vocês não me enxergam". Seu nome agora é Lua Nova, trazendo a força da união, um convite para que as pessoas se reúnam com seus próprios corpos

---

35 Tiwari, Maya, op. cit., p. 61.

e com a natureza. Enfim, começa a crescer de novo, convidando cada um a acessar e praticar o poder de seus sentidos.

Sugiro que as mulheres observem como está a Lua externa, especialmente quando estão lunando. Sinta a sua energia. Com o que ela está te brindando? Nesse momento de recolhimento individual e introspecção, geralmente somos convidadas a usar a energia da Lua que está no céu nos nossos processos internos. A fase em que ela está pode mostrar os aspectos que precisam ser trabalhados naquele ciclo. Cada mulher vai perceber seus próprios sinais.

Um exercício simples para nos conectar com a energia da Lua é ficar em estado meditativo, olhando para ela por alguns minutos. Chamar essa força para dentro de você, trazer para o seu útero. Pedir que ela te brinde com sua vibração. Receba e observe essa conexão.

Algumas mulheres que se aprofundam nesse estudo falam em ciclo da Lua Branca e ciclo da Lua Vermelha. O da Lua Branca é quando a mulher luna na Nova e ovula na Lua Cheia. A Cheia traz tipicamente uma energia forte de criação, e o fato de a mulher estar ovulando leva a uma potência de colocar algo no mundo, de criar para fora e se resguardar no escuro na sua lunação. O da Lua Vermelha é quando a mulher luna na Cheia. Essa mesma energia de criação que a Cheia que está no céu emana é combinada com o chamado para a introspecção do momento que sangramos, podendo significar um ciclo criativo interno, criar a si mesma, ou seja, usar a potência da ovulação na Nova não para expandir, mas para evoluir internamente. Também é possível lunar nas outras fases, na Minguante ou Crescente.

Antigamente, era natural todas as mulheres lunarem na Nova, pois não havia eletricidade e interferências eletromagnéticas; sendo assim, a sua pineal funcionava cem por cento conectada com o fluxo da Natureza, sincronizando também os ciclos hormonais, o que não acontece mais conosco. Acredito, portanto, que não existe uma Lua externa boa ou ideal para lunar, mas aquela que traz a força de que a mulher está precisando para seu momento. A sacada aqui é entender como cada uma sente essas Luas e conduz sua vida e suas relações a partir dessa energia, se conhecendo e se respeitando em cada fase. Vejo algumas mulheres apegadas a lunarem na Cheia ou na Nova, porque ouviram em algum lugar que este é o certo, o mais sábio. A ansiedade para a Lua chegar, porém, também pode gerar emoções e frequências em você, podendo interferir no seu fluxo e gerar confusão.

Tive uma experiência interessante para estudar a Lua externa durante o puerpério da minha terceira filha. Eu tinha certeza de que voltaria a lunar na Lua Cheia. Quando lunei na Nova, pensei que havia algo errado comigo. Aos poucos, entendi que esse raciocínio não fazia sentido. Estava perfeito eu lunar entre a Nova e a Crescente, pois me convidava a fechar um ciclo de recolhimento e iniciar um ciclo de despertar, exatamente o que eu senti que precisava fazer. A Lua Cheia, para mim, é uma energia de muita criação e estaria totalmente desconectada daquele meu momento.

Já ouvi relatos de mulheres que estavam ovulando na Lua Nova e que, num primeiro ciclo nessa configuração Lua Nova e ovulação, se sentiam mais para dentro, sem muita vontade de interagir. No terceiro ciclo nessa configuração, conseguiram se abrir mais para as relações, inclusive fizeram algumas descobertas sobre a sua sexualidade. Escolheram ter relações sexuais mais aventureiras do que costumavam. Podemos também entrar na fase donzela no meio de uma Lua Minguante, com o sentimento de seguirmos para dentro, olhando para nós, em vez de realizarmos algo no mundo.

Mais uma vez, há um esforço para evitar criar regras. Se definimos por estereótipos o que cada fase da Lua significa, perdemos a chance de nos conectar de dentro para fora. Tomamos a liberdade de escrever mensagens totalmente fora de contexto, como uma que recebi no final do ano passado: "O réveillon será na Lua Minguante, então não faça nenhum desejo porque ele vai minguar". Mas como tornar isso uma verdade universal? Cada pessoa deve sentir o que as fases da Lua lhe trazem de energia. Pelo meu trabalho, as experiências podem ser bastante diferentes de uma mulher para outra. De acordo com nosso pulsar interno, com nossas histórias, sentimentos e culturas, podemos significar da forma que nos for mais verdadeiro. Sinto também diferenças mais sutis quando a Lua é Cheia no inverno e no verão, por exemplo.

Responsabilidade com as mais jovens

A tomada de consciência sobre nosso útero, ciclos e sangue pode começar muito cedo. Acredito que precisamos trabalhar melhor o momento da menarca, a primeira lunação de uma menina, e cuidar das adolescentes para que não abafem sua potência construindo desde cedo estereótipos negativos e se entupindo de hormônios. Precisamos conversar sobre isso, fazer esse conhecimento chegar às mais jovens.

Como diz Maya Tiwari, não devemos negligenciar esse momento de passagem na vida de nossas filhas.

> Ao honrar os primeiros momentos de menarca da vida de sua filha e usar essa oportunidade para educá-la sobre o significado e propósito de sua feminilidade você se torna sua guardiã na terra. Recuperar a educação esquecida que devemos dar a nossas meninas é uma das tarefas mais importantes de uma mãe.[36]

Recomendo também às mulheres cujos úteros foram retirados e que não tiveram oportunidade de plantar sua Lua e vivenciar sua natureza cíclica dessa forma que acompanhem uma mulher lunando e sejam uma guardiã dessa menina. Isso pode ser algo muito curador para todas as gerações.

---

36 Womens Power to Heal: Through Inner Medicine, p. 267.

Espiral acima

Quando comecei a experimentar e a trabalhar com essas sabedorias do útero, dos ovários, dos ciclos, da Lua externa e da importância do aprendizado empírico, eu não tinha ideia de até onde essa jornada me levaria. Hoje sei que ela não tem fim. O conhecimento é construído a cada ciclo e só aumenta conforme atendo a outras mulheres. É uma espiral acima, que traz continuamente novos desafios para serem trabalhados e um aperfeiçoamento constante.

Aprendi e tenho aprendido que o nosso corpo físico nos traz muitas pistas. Também por meio dele, somos capazes de liberar crenças desatualizadas e medos, abrindo espaço para um pulsar mais livre e íntegro. Aprendi que nosso útero é de uma potência incrível, que nosso sangue é sagrado e que a relação com nosso ciclo e o reconhecimento da nossa natureza cíclica é um dos caminhos mais lindos e eficientes de cura do feminino. Aprendi que consigo criar a minha realidade, principalmente, a partir do meu ventre. Que minha força e capacidade de criação são infinitas. Acima de tudo, aprendi que usar essas conexões para reorganizar a rotina pode desatar muitos nós, isto é, **respeitar nosso corpo, nossas fases, nossa natureza e nossa intuição todos os dias da nossa vida facilita que estejamos em harmonia conosco e com o resto do mundo**.

Colocar essas descobertas na minha vida prática não foi algo que aconteceu da noite para o dia. Inicialmente, plantava minha Lua e prestava atenção ao meu momento. Levei um bom tempo para entender as características do meu ciclo. Depois, fui me aproximando também da Lua no céu, um estudo mais profundo das energias que ela me trazia. Foi só quando estava mais familiarizada com meus processos que passei a organizar minha vida para que estivesse a serviço desse fluxo. Deixei de fazer reuniões para criar novos projetos durante minha lunação. Hoje, evito fazer qualquer tipo de trabalho que exija muito da mente nesse período, quando estou ovulando, especialmente durante a Lua Cheia. Uso aquela semana para sair da caverna, criar e colocar minha energia para o mundo. É maravilhoso perceber que quando estou resistente a todas as ideias que meu marido dá no meu período de pré-lunação isso talvez não tenha nada a ver com ele, e basta esperar alguns dias para que a gente consiga se conectar sem atritos.

É essa firmeza que desejo proporcionar a nós, mulheres: que, ao nos conhecer melhor, a gente se empodere e saiba viver plenamente cada fase, permitindo que as forças internas sejam uma bússola. Que possamos entender o que estamos vivendo e por que estamos vivendo isso ou aquilo daquela maneira. Que possamos criar nossa própria realidade a partir dessa consciência cíclica, dessa entrega aos mistérios do útero e do sangue.

Vale dizer que quando escolhemos chegar mais perto de nossa natureza selvagem, limpando padrões e crenças que não nos servem mais, esse processo pode afetar as pessoas ao nosso redor. Quando nos transformamos, nosso entorno sente essa nova energia – e nem sempre esse processo é simples. Pode melhorar relações ou incomodar. Por essa razão, depois do despertar, é importante ter apoio para sustentar esse novo jeito de estar. A mulher precisa ao mesmo tempo ganhar musculatura e jogo de cintura para não se enfraquecer nesse processo de vida, morte e vida.

Uma mulher a quem atendi vivenciou situações de muita submissão com seu marido e, ao longo do nosso trabalho juntas, foi relembrando sua força e se colocando de forma mais presente na relação, dando suas opiniões e fazendo mais escolhas na família. Isso foi estranho para ele, que, num primeiro momento, agiu com muita raiva. Então, começamos a trabalhar juntas as formas de ela se relacionar com o marido a partir do novo lugar que conquistou. Ela precisou de ajuda para construir novas ferramentas de relacionamento, já que sua postura mudou e as relações à sua volta não estavam dando conta desse lugar potente que passou a ocupar.

Quando a mulher renasce ao fim de um ciclo, sua âncora interna está mais firme, mas essa atualização de padrões e comportamentos pode gerar ruído com quem está de fora. As mulheres com menos autoconfiança geralmente levam mais tempo nessa segunda fase e precisam de mais escuta até que sintam legitimidade no que estão construindo. Outras vão mais rápido, tomam alguns tombos pelo trajeto, mas seguem aprendendo na prática. É importante perceber como você se sente ao caminhar por essa espiral acima e em qual momento existem travas para continuar se desenvolvendo.

Ser cíclica só é uma má notícia quando não sabemos lidar com isso. Se enxergamos a potência e permitimos que as forças da natureza atuem e mudem nossos fluxos e caminhos, se sustentamos esse despertar sem querer estar o tempo inteiro no controle, nos conectamos sempre mais com o que há de melhor em nós mesmas. Também promovemos nosso próprio bem-estar. Eu já testemunhei curas de endometriose, mioma, pólipo por meio dessa conexão com o útero, consigo mesma, com suas emoções, com as Luas interna e externa e com a Mãe Terra. Acessei esse conhecimento por intermédio de livros, formações, palestras e conversas com especialistas no sagrado feminino, e também por intuição, relembrando memórias ancestrais que se revelaram a mim nesse processo de plantar a minha Lua e vivenciar as minhas fases. No entanto, mais do que isso, acredito nessa sabedoria e conexão porque sei o quanto fez diferença para mim e testemunho a cada dia mulheres despertando ou retomando as rédeas de suas vidas por meio dessa jornada.

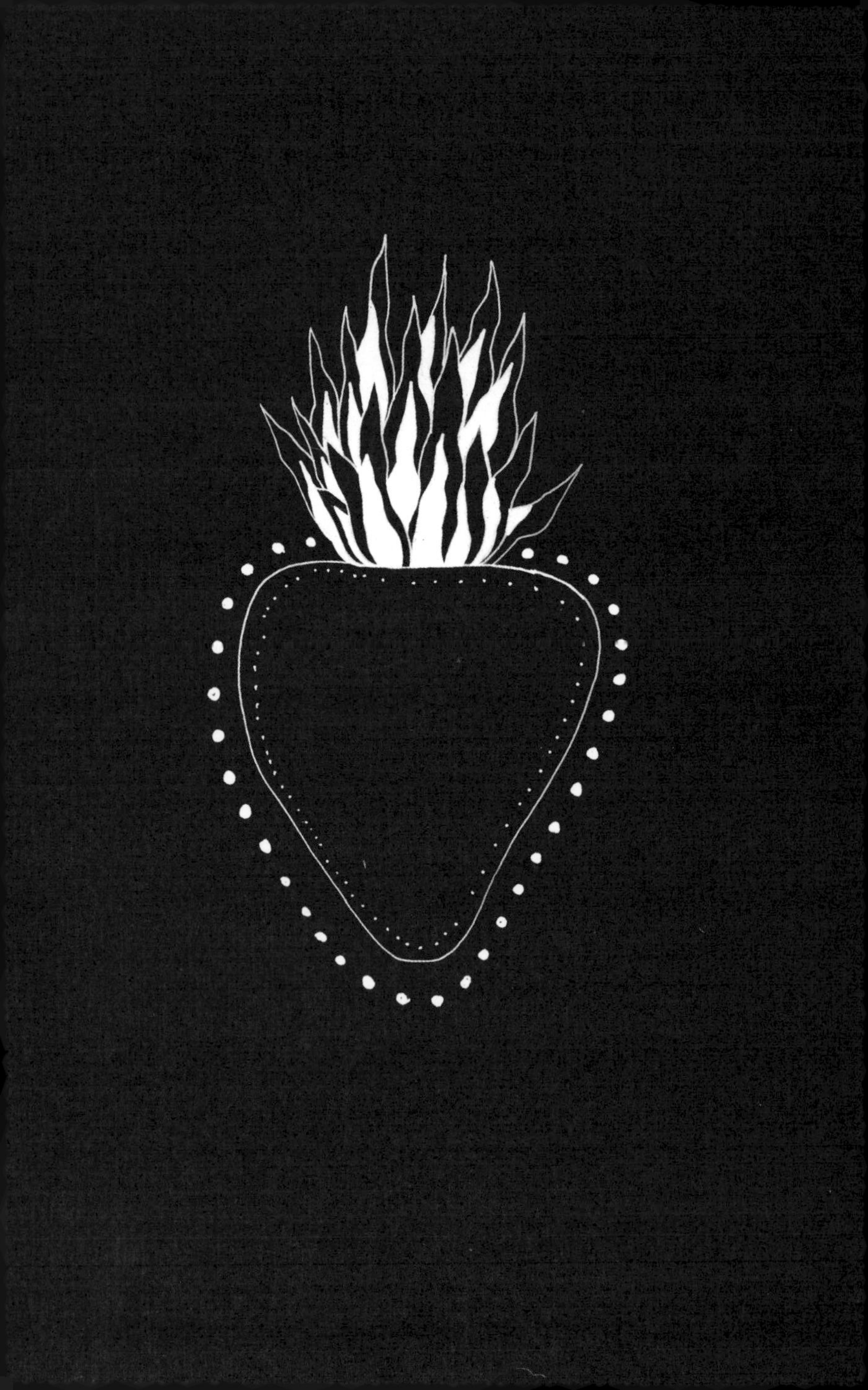

CAPÍTULO 2

CORPO

A reconexão com o corpo também é sobre resgatar a natureza das mulheres não só nas suas relações e na sua psiquê, mas diretamente na matéria.

Conhecer mais o meu corpo e trabalhar com ele tem sido uma parte importante do meu processo de autoconhecimento e do meu processo de me tornar mulher. **Meu corpo me mostra muitos sinais de como eu estou e funciono, e sinto que quando me harmonizo com seus ritmos e pulsos a minha vida flui com maior sincronia.** Por essa razão, em muitos dos atendimentos que faço, trabalho também com o corpo das mulheres. A partir da respiração ou do simples toque, muitas vezes consigo reconhecer algum ponto que necessite ser olhado e me conectar com ele. Essa prática foi sempre valiosíssima para o processo de autoconhecimento de cada uma, porque nosso corpo conta uma história. Ao fazer esse trabalho, consigo, por vezes intuitivamente, a partir da minha presença e do meu corpo, com a técnica de ThetaHealing, estudos da Anatomia Emocional e Cura do Útero, escutar onde estão os bloqueios de energia, as travas, os traumas. Se aquela mulher diante de mim está rígida ou relaxada. Acesso sentimentos individuais que ainda não se organizaram em palavras ou percebo memórias que muitas vezes relutamos a acessar, mas que estão registradas em nosso sistema. Tal qual uma arqueóloga, navego com os vestígios materiais para reconstruir trajetórias, a partir do contato com o corpo, da fala e intuição.

Com base em estudos e na minha experiência comigo mesma e como terapeuta, descobri que há uma profunda relação entre corpo, emoções e energia. Um interfere no outro e não há como separá-los. Conhecer a Anatomia Emocional significa entrar em contato com o desejo, as frustrações, os conflitos do contato, a luta pela satisfação, a intimidade e a individualidade.[1]

---

1   Keleman, Stanley. *Anatomia Emocional*. São Paulo: Summus, p. 174.

Minha principal referência nesse aprendizado de olhar e trabalhar com o corpo é Stanley Keleman, criador da Psicologia Formativa e um dos principais representantes da linha neorreichiana nos Estados Unidos. Esse conhecimento entrou na minha vida logo após o meu segundo puerpério. Comecei a fazer terapia ayurvédica, com um terapeuta, que me apresentou às ideias de Keleman integradas com as sabedorias da ayurveda, segundo a qual a forma física de cada pessoa reflete a herança emocional genética, que interage com as demandas da sociedade e com seu modo individual de auto-organização. Conheci também Regina Favre, tradutora dos livros do Keleman para o português, que me levou a experimentar isso no corpo e em grupo. Depois explorei essa prática por diversos outros caminhos, com diferentes especialistas.

Na mesma época, participei da criação de um grupo de famílias e educadores chamado Barro Molhado, para explorarmos a educação do ponto de vista das necessidades do indivíduo. Como eu já tinha experiência profissional com trabalho em grupos, assumi um papel de facilitadora, porém falar de filhos é um desafio, pois desperta fortes emoções e opiniões. Para evitar que esses conflitos corroessem nosso coletivo, pedi que Regina se tornasse nossa parceira, fazendo uma vez por mês um trabalho terapêutico conosco.

Seu processo era usar a postura corporal para identificar conflitos. Ela nos deixava conversando até que, em algum momento, mandava todos congelarem, como estátuas. Escolhia alguém e pedia para que o gesto fosse intensificado. Depois, pedia para o resto do grupo fazer o mesmo, para que a gente "cocorpasse"[2] com o outro. Por meio dessas posturas congeladas e exacerbadas, compreendíamos, no nosso corpo, os sentimentos por trás de cada ação. Entendíamos a emoção nos corpos e imitá-los ajudava a criar empatia com o outro, pois cada um

---

2 Cocorpar vem da expressão em inglês *to body*, utilizada por Keleman para mostrar que os corpos fazem juntos, a si e a seus ambientes. Para saber mais: Favre, Regina. Corpar: nosso verbo principal. *Laboratório do processo formativo*, fev. 2014. Disponível em: https://laboratoriodoprocessoformativo.com/2014/02/corpar-nosso-verbo-principal/. Acesso em: 31 maio 2020.

sentia como se fosse a outra pessoa. O resultado foi tão interessante para harmonizar as emoções no coletivo que depois desse trabalho me aprofundei em Keleman, autor que atualmente combino com conhecimentos da ayurveda e técnicas de Comunicação Não Violenta (CNV) para trabalhar o corpo nos atendimentos.

Nossa forma física, além de ser moldada pelas experiências, é a base que nos dá a noção de quem somos. Nossa autoimagem está relacionada aos padrões de sensação que vêm de dentro; nós nos conhecemos de dentro para fora. O que sentimos está relacionado à nossa forma.

Não há como falar sobre a jornada de autoconhecimento e cura das mulheres sem passar pelo corpo e suas formações.

Os corpos das mulheres, especialmente, têm sido tolhidos durante o patriarcado. Ao perderem a possibilidade de se reunirem entre iguais quando estão sangrando, ao serem submetidas a uma exigência de produção constante, que silencia sua natureza cíclica, as mulheres e seus corpos tiveram sua potência negada, desacreditada e ameaçada. **Por essa razão, acredito que é tão urgente a necessidade de resgatar a intimidade com nosso corpo e ciclo.** Precisamos resgatar o tempo para nós mesmas, silenciar e nos conectar com os mistérios do feminino – e não apenas estar a todo momento querendo dar conta de tudo. Para resgatar o feminino, precisamos de intimidade com as fases do nosso ciclo e nosso sangue. Resgatar nossa potência de maneira integral e fazer nossa energia vital pulsar novamente requer derreter a barreira que construímos para nós mesmas e dentro da qual nos mantemos aprisionadas. E, ainda, essa capacidade em respeitar o nosso corpo de mulher tem relação direta com a nossa capacidade de respeitar a Terra, sobre o que falaremos mais adiante.

Para entender a dinâmica do nosso corpo, pense no movimento de uma água-viva. Ao locomover-se pela água, ela faz um movimento de pulso. Contrai e expande para se deslocar. Na verdade, esse padrão pulsátil é comum a todos os organismos vivos, ainda que nem todos exibam essa característica de maneira tão perceptível quanto uma água-viva. Nosso corpo todo é capaz de se expandir e contrair, de se alongar e encurtar, de inchar e encolher. Até a mínima parte de nós, uma célula, apresenta todos os elementos de expansão e contração. Como seres humanos, estamos sempre pulsando. Estendemos e depois encolhemos. Vamos em direção ao mundo e voltamos. Nosso útero também nos mostra isso nitidamente a cada ciclo e na própria gestação, se enchendo e depois esvaziando.

Faça um exercício agora: sente-se confortavelmente e respire, sem forçar a entrada e a saída do ar. Simplesmente respire e vá sentindo como o seu corpo pulsa. Só se dando conta desse movimento natural de contração e expansão, percebendo sua pele, suas células se movimentando, a vibração que começa a permear seu corpo todo.

Um corpo saudável é capaz de executar essa diversidade de movimentos. São eles que permitem o bombeamento da nossa energia vital e fazem a organização básica de nossa vida afetiva, gerando excitação, desejo sexual, generosidade e amor. Em condições normais, a onda pulsátil permite que o organismo dê e receba, contenha e retenha, se afaste e se aproxime.[3] Enquanto a excitação move o corpo, a contração traz a sensação de mais recolhimento. São direções opostas que se alternam de maneira contínua.

Em momentos de tensão, quando identificamos um perigo, reagimos para nos proteger. Esse impulso muda nossa forma temporariamente. Ficamos mais rígidos, mais fechados ou mais avessos ao contato, por exemplo. Uma reação pode durar mais tempo, tornando-se parte da nossa estrutura, tornando-se uma memória, e resultando em tensões que suprimem a mais longo prazo nossa pulsação interna.

---

3 Keleman, Stanley, op. cit., p. 75.

Uma mulher que sofreu um abuso, por exemplo, pode fechar seu corpo, tensionando seus quadris e coxas, buscando se defender daquela experiência que gerou um trauma. Uma mulher que apanhava quando era pequena, ao se relacionar, pode desenvolver um rosto virado mais para um lado do que para outro, afirmando assim essa memória em seu corpo, que, desde a infância, se virava para se proteger.

A sociedade em que vivemos tende a estimular mais a contenção. Pense em uma criança. Temos a tendência de pedir que ela "se comporte", o que na prática significa sentar direito, ficar de perna fechada, não pular pela casa, mastigar os alimentos sem babar, ficar quietinha e prestar atenção. É uma supressão de sua espontaneidade. Sim, há momentos em que ela precisa ser controlada, mas, nessa ânsia de conter o tempo inteiro, reprimimos o fluxo de seu pulso vital.

Castramos o próprio corpo por um excesso de acordos morais e sociais.

A maior parte dos adultos, conforme amadurece, regula com tanta intensidade sua excitação que acaba sufocando o pulso. O esforço para nos conformar às demandas de uma sociedade que valoriza comportamentos padronizados nos torna rígidos demais. No entanto, não precisa ser assim. O amadurecimento saudável deveria manter essas polaridades da contração e expansão ativas.

Claro que necessitamos de limites e bordas, mas precisamos também ser mais permissivas com nossas sensações e emoções. Dar espaço para o nosso sistema límbico[4] operar na sua potência, em harmonia com o neocórtex.

---

4 Sistema límbico é a parte do cérebro que cuida da nossa sobrevivência, respondendo pelos comportamentos instintivos, pelas emoções, sensações e pelos impulsos básicos. Está diretamente relacionado à nossa capacidade de sentir prazer.

Criando e desfazendo couraças

Da próxima vez que estiver perto de um bebê, preste atenção em como ele experimenta o mundo. É muito fácil observar o pulso em crianças pequenas. Elas costumam ser mais instintivas, sem travas consequentes de convenções sociais. São espontâneas, como se o outro não existisse. Não há acordo moral ou pressão social. Experimentam o mundo por meio de seus sentidos – tato, paladar, visão, olfato e audição. Estão sempre nesse contínuo conter e soltar. Elas gozam a vida. Fazem esforço e depois relaxam. Sugam o peito e depois entram em transe. Retraem-se completamente para fazer movimentos como sustentar o tronco e depois se soltam. Os bebês naturalmente regulam e equilibram esse pulso.

Conforme crescemos, esse impulso visceral vai minguando. É uma mudança natural de postura. Para sobreviver aos novos desafios do desenvolvimento humano, ganhamos firmeza. Vamos fazendo esforço para ficar eretos e, nesse processo, o corpo ganha uma nova força. Dependendo de como esse processo acontece, o tônus pode se transformar em couraça. Por exemplo, quando uma criança aprende a andar, ela pode fazer isso no seu tempo, sem ajuda ou pressão, descobrindo seus movimentos e objetos nos quais se apoiar. Seu tempo é respeitado e ela vai ganhando confiança. Se os pais fazem muitas intervenções ou criam muita expectativa, essa criança pode ser atropelada pela ansiedade dos adultos, criando uma rigidez antes da hora, ou ficar superprotegida pelo medo da queda, dando origem a sentimentos mal resolvidos, que, por sua vez, podem dar origem às couraças e restringir a potência, sufocando a pulsão vital. Quando a criança começa a ficar em pé e alguém fala "cuidado, você vai cair!", "não faz isso!", "dá a mão!", seu corpo emocional pode ficar fragilizado, porque ela não é empoderada a explorar o mundo e descobrir as novidades no seu próprio ritmo. Assim, pode se instalar uma memória de "não dou conta sozinha". É uma intervenção em seu processo natural.

A criação de couraças é inevitável e elas não devem ser completamente descartadas. Têm uma função e um motivo de existir. São um mecanismo de proteção contra a fragilidade em situações que exigem bloqueio ou maior capacidade de sustentação. O problema é quando se tornam impermeáveis, rígidas e constantes. Pouco a pouco, nos impedem de nos relacionar e interagir com o mundo, com o outro, de nos abrir para receber o que vem de fora e expressar, transmitindo o que está dentro. Para voltar a pulsar, é preciso derreter e alquimizar essas couraças. É como um braço quebrado que precisa ser engessado. Enquanto o osso se recupera, a proteção é necessária para resguardá-lo. No entanto, se aquela capa dura não for retirada no tempo certo, o braço ficará fraco e incapaz de executar suas funções normalmente. O pericárdio, por exemplo, é uma membrana que envolve o coração e uma camada que, num nível saudável, protege o coração, mas ele pode se tornar uma couraça quando passa a ser rígido demais, a ponto de nos fazer parar de sentir: é duro, ressecado. Nestes casos, observamos corpos onde pode até existir uma sobressalência enrijecida na região do coração.

No caso das mulheres, por conta da repressão histórica em um mundo que foi predominantemente machista nas últimas décadas, essas couraças podem ser ainda mais evidentes. Para se proteger de agressões e sobreviver no universo de características masculinas, muitas de nós reprimimos nossa pulsão vital e nossa visceralidade, sensualidade e sexualidade – e é tão comum que por diversas vezes não nos damos conta do que é isso na prática.

Para garantir que esse processo de defesa não deprima nossa energia cada vez mais, precisamos problematizar nossos corpos. Isso significa entrar em contato com eles e observar quais são as nossas reações e bloqueios. Como são nossas expressões faciais mais recorrentes? Quando ficamos em posição de confronto e quando nos encolhemos? Como nos fechamos e nos protegemos? Gosto de dizer que a auto-observação já é meio caminho andado para a cura.

Eu já havia parido nossa terceira filha quando, durante os estudos em um grupo de aprofundamento terapêutico com base na Anatomia Emocional, comecei a observar a forma da minha boca e como eu a pressionava e puxava para dentro. Fui uma menina tímida boa parte da vida. Juntei muitas fotos da minha infância e passei a observar que em todas as imagens, desde pequena, o formato do meu sorriso – contido e repuxado – refletia justamente essa timidez. Essa configuração de trava na minha boca se manteve ao longo da minha vida e certamente não sumirá. Quando me dei conta, porém, passei a me relacionar com isso, revisitar minha história e entender que outros bloqueios construí a partir dessa identidade de menina tímida, que não gostava de ser observada e que ainda se fecha para as relações de mais intimidade ao se sentir ameaçada. Fui aprendendo que o caminho não está em excluir essa memória do meu corpo, mas, sim, me interessar por ela, criar intimidade com esse movimento que faço muitas vezes inconscientemente. **E quando me dou conta dele, pelo meu corpo, entendo melhor o que está se passando dentro de mim, como as minhas emoções.** Ao longo da vida, nós podemos criar e desfazer couraças indefinidamente. O João gosta de dizer que quando começamos a namorar ele me ensinou a gritar. Eu realmente era muito mais contida e tinha certa vergonha quando me relacionava intimamente com o outro.

Porque os nossos corpos podem se transformar e passar por uma reconfiguração. Vivemos em transformação constante. Assim como acontece no ciclo lunar interno de uma mulher, nossas couraças podem ter vida, morte e renascimento. Cada uma de nós, tal qual o mundo em que vivemos, existe em um contínuo infinito de esvaziamento, criação, manutenção e destruição. Apesar de o nosso modelo social valorizar muito mais a ascensão, a decadência faz parte do sistema. Somos vazio e cheio, luz e sombra, feminino e masculino.

Para criar vitalidade é preciso deixar morrer.

Para reorganizar um corpo, é necessário desconstruí-lo e abandonar padrões, abrindo espaço para o novo. Muitas mulheres que me procuram por não conseguir engravidar estão simplesmente precisando deixar morrer, liberar, abrir espaço interno, para que algo novo possa nascer. A quebra e a abertura podem acontecer por diversos estímulos, entre eles: uma intervenção externa, como uma massagem, um toque, uma respiração mais forte, um trabalho de autoconhecimento, um olhar para os padrões que criamos em nosso corpo ou até a ruptura por um momento de crise.

Trabalhando com o corpo

O grande desafio quando pensamos em corpo é a volta à visceralidade. Conforme nos tornamos adultos, assumimos responsabilidades e criamos mecanismos de defesa; podemos perder a flexibilidade e a capacidade de sentir prazer. Ficamos ressecados e esquecemos da nossa capacidade de sentir, de degustar a vida, de nos deleitarmos com as pequenas e grandes experiências, que são nossos lubrificantes. Voltemos ao exemplo dos bebês, que se deleitam, entregam-se totalmente ao prazer. Não se controlam: esticam-se, babam ou bocejam. Simplesmente pulsam e sentem cada milímetro da experiência que estão vivenciando, se inundando de sensações e prazer.

Muitas mulheres que me procuram não estão mais encontrando seu pulso, algo que se pode perceber ao simplesmente observar a viço da sua pele (ressecada, sem brilho), ou tocar em seus corpos, percebendo lugares afundados e secos. Fazendo uma conexão com o capítulo dos ciclos, um ambiente fértil e pulsante de criação é úmido (ovulação, com muco), enquanto o ambiente infértil é seco (sem ovulação, sem muco). No geral, essas mulheres não conseguiam mais se deleitar diante da existência e das experiências. Algumas sequer se deixavam ser tocadas por outra pessoa. Em certas situações, essa era a origem de doenças que manifestavam em seu útero, como miomas. Afinal, quando paramos de pulsar, ficamos ressecadas. Literalmente. Uma das explicações para a formação de um mioma é a energia que se reprime diante do menor sinal de prazer. A repressão da sexualidade e do orgasmo feminino produz um estancamento energético, que se solidifica.[5] **O prazer é para o nosso corpo como o óleo é para as dobradiças das portas. Ele nos lubrifica, nos faz fluir e gera saúde.** Testemunho que muitas mulheres que costumam sentir dores durante a lunação, como cólicas, melhoram notavelmente quando se abrem para sentir prazer. Isso azeita o sistema, umidifica, e possibilita um sangramento mais fluido e leve.

Quando estamos travadas, paramos de sentir prazer e a tendência é ficarmos chatas e rabugentas. Secas, ressecadas. Se estamos endurecidas da pele para dentro, fica difícil ter leveza e jogo de cintura para aproveitar a vida. Ficamos, literalmente, carrancudas. Exemplos de bloqueios que aparecem mais explicitamente no corpo físico são os quadris duros e imóveis, e as mandíbulas tensas e travadas, que podem gerar muita dor. Eu percebo em mim mesma. Quando me sinto muito irritada, observo meu quadril. Geralmente está bloqueado. É natural. Temos muita coisa para dar conta, para cumprir. A rigidez garante a estrutura para sustentar a pressão. No entanto, quando ela passar a nos controlar, fica difícil achar graça na rotina, porque tudo parece difícil e pesado. De fato, se estamos rígidas demais, aquele pulso que nos leva em direção ao mundo fica inviável. Pobre e chato.

Quando nos deixamos levar por um estilo de vida contemporâneo, ao existir somente como gestoras de tempo e de atividades, nós nos esquecemos de entrar em contato com as nossas sensações. As

---

5   Hurtado, Sajeeva, op. cit., p. 60.

emoções que estão dentro e as experiências que vêm de fora. Tornamo-nos robóticas e bloqueamos as sensações e nosso prazer. Aqueles pequenos momentos de presença – comer uma manga nos lambuzando, nos relacionar olhando no olho, nos tocar – são deletados da rotina porque há sempre alguma tarefa mecânica e objetiva para riscar da lista ou porque simplesmente acreditamos que não podemos.

Assim como é difícil ter um orgasmo na cama quando estamos pensando no supermercado, é difícil gozar da vida se passamos o tempo todo focadas no que temos para resolver. Acontece que a cultura do fazer e da eficiência a qualquer custo ainda permeia nosso modo de vida. **A mulher, para se libertar, precisa romper com essa crença de que o fazer é somente realizar tarefas materiais, que isso é o que mais importa e tem valor.** Na verdade, um dos grandes potenciais do feminino é nutrir e acolher, o que muitas vezes não resulta logo de cara em algo materializado. Por exemplo: uma grávida trabalha muito quando está gestando seu bebê, mas geralmente esse trabalho não é reconhecido nem honrado, pois não podemos vê-lo nem tocá-lo, ou colocá-lo na prateleira como um produto. A energia do feminino tem um fazer que muitas vezes não se manifesta no plano material, e talvez por isso não seja tão valorizado na sociedade que criamos hoje.

Exercitamos demais nosso intelecto e criamos um desequilíbrio entre o físico e o mental. É o nosso neocórtex (o local do cérebro que nos permite ter habilidades complexas como falar, criar e tomar decisões) ocupando um papel interno maior do que o natural, avançando no espaço do nosso sistema límbico (a parte relacionada ao instinto, a emoções e à capacidade de sentir prazer). O grande desafio de resgatar o pulso é a reconciliação com o límbico.

Comecei a trabalhar com o corpo, na intenção de ajudar as mulheres a desfazer essas travas. O resultado é que testemunhava cada uma se abrindo e se preenchendo novamente de si. Fisicamente, a mudança era nítida. A postura mudava. Abriam o peito, soltavam o quadril, algumas até começavam a rebolar mais. As feições se alteravam, parecia que se abria um espaço aos olhares, a forma de caminhar suavizava. Logo em seguida, o prazer que conseguiam sentir ao se habitarem, ao se fazerem presentes dentro de si, ao se reencontrarem consigo, começava, por meio das suas águas internas, a inundar também outras áreas do seu corpo. Tinham mais prazer no trabalho ou comendo uma refeição gostosa. Sentiam-se bem entregando-se para uma relação a dois. O sistema estava já mais um pouco liberado para voltar a sentir, a entrar em contato visceral com suas sensações. A harmonia entre corpo e mente se tornava mais fácil – cada um ocupando seu espaço, sem que a racionalidade e a objetividade precisassem estar o tempo inteiro no comando.

No entanto, isso não acontece por um milagre. É um processo de derretimento das couraças, de alquimia das substâncias presentes nas células, de reencontro com o prazer, de permissão para se deleitar com a vida, de reconexão com as sensações. Leva um tempo e requer observação e um trabalho interno de consciência dos padrões limitantes. É como no ThetaHealing. Quando tiramos algo, precisamos colocar outra coisa no lugar, senão o corpo volta àquele padrão, à forma anterior. Então, quando abrimos esse espaço, alquimizando as couraças das nossas células, o caminho é investirmos em momentos de prazer e fluidez para que o corpo relembre e se aproprie novamente dessa forma de ser e estar.

A reconexão com o corpo também é sobre resgatar a natureza das mulheres não só nas suas relações e na sua psiquê, mas diretamente na matéria.

Apesar de o ser humano se colocar muitas vezes como uma parte superior da vida na Terra, ele é feito de natureza e é parte dela. O trabalho com o corpo relembra que somos matéria, feitos dos mesmos elementos que os rios e as florestas. A natureza está em nós e precisamos resgatar nossa natureza íntima. Plantar a Lua é uma maneira de fazer essa conexão, pois lembra às mulheres que elas têm a capacidade de fertilizar a terra, de liberar, de deixar ir. Prestar atenção às variações de energia da lunação à ovulação também contribui para a compreensão desse tempo cíclico como a natureza. Somos um microcosmo do que acontece no planeta.

O processo de soltar o que está rígido e abrir espaço para o pulso vir à tona novamente muitas vezes envolve o tato, o autotoque, o toque. Pesquisas médicas já mostraram que a massagem ajuda a reduzir o estresse, a dor e a tensão muscular, além de produzir na pessoa que a recebe as sensações de cuidado, conforto e conexão.[6] O toque está relacionado a um aumento das funções imunológicas e a um impacto em regiões do cérebro envolvidas com a regulação de emoções.[7]

No meu trabalho, vejo o toque e a respiração mais intensa como maneiras de acessar intimidade e de quebrar barreiras do corpo emocional para entrar em contato com uma potência que reprimimos. Afinal, se queremos problematizar o corpo emocional, para compreendê-lo não podemos trabalhar só a mente. Precisamos sentir como está nossa face, nosso pescoço, ventre, seios, virilha, quadril.

Mexendo no físico, mexendo em nossas águas internas, mexemos nas emoções.

---

6   Mayo Clinic Staff. Massage: Get in touch with its many benefits. *Mayo Clinic*, 6 out. 2018. Disponível em: https://www.mayoclinic.org/healthy-lifestyle/stress-management/in-depth/massage/art-20045743. Acesso em: 31 maio 2020.
7   Field, Tiffany. *Massage Therapy*. US National Library of Medicine. National Institutes of Health, 1º ago. 2014. Disponível em: https://www.ncbi.nlm.nih.gov/pmc/articles/PMC5467308/. Acesso em: 31 maio 2020.

O toque e a respiração provocam sensações que, por sua vez, ativam o sistema límbico. Ele pode gerar dor e prazer – em ambos os casos, o corpo está sendo conduzido ao sentir.

A água é um elemento importante nessa jornada. Boa parte do nosso corpo físico é composto de água, que chega a representar 60% do peso de um adulto.[8] Além das funções metabólicas, é ela que faz a ponte entre um corpo e o espírito. No ThetaHealing é a água que permeia e conecta os sete planos. O caminho de cura passa por trabalhar as águas do corpo, abrindo espaço para ela jorrar. Quando isso acontece, as emoções vêm à tona. Ao trabalharmos o toque ou a respiração, permitimos que as águas se movam plenas, regidas pela natureza, assim como a Lua rege as marés. Umedecemos e fertilizamos o sistema. O aprendizado é saber conduzir esse líquido no nosso corpo e observar sempre o caminho que ele percorre. Quando conseguimos sentir prazer, geralmente nossas águas transbordam: ficamos com água na boca, babamos, choramos de emoção, gozamos, expelimos muco durante o orgasmo.

Mobilizar o corpo emocional permite muitas vezes chegar a lugares em que a fala não alcança. Hoje percebo a potência e profundidade de um processo terapêutico com contato, vínculo, toque e observação de um corpo, o quanto ele vai além dos processos que envolvem somente conversas. Somos capazes de enterrar as nossas emoções a ponto de não mais as verbalizar. No entanto, elas estão registradas fisiologicamente. Para acessá-las e trazê-las à tona, é preciso primeiro entender as couraças e torná-las mais penetráveis.

Na prática, é como se cada pessoa fosse envolvida por uma membrana que é o seu capataz, a proteção construída para diminuir sua vulnerabilidade. Liberar o pulso requer abrir a guarda desse capataz, com amor, cuidado e muito respeito à história de cada uma.

---

8 Varella, Mariana. *Quanta água precisamos beber por dia?* Portal Drauzio Varella. Disponível em: https://drauziovarella.uol.com.br/alimentacao/quanta-agua-precisamos-beber-por-dia/. Acesso em: 31 maio 2020.

O processo pode ser dolorido. Quando quebramos estruturas que foram consolidadas por muitos anos, há um processo de perda e desconstrução, assim como uma adaptação às novas sensações. Da mesma maneira que é dolorido voltar à academia depois de meses sem exercício físico, o corpo sente quando tocamos nas couraças, cria-se uma nova força e volta-se a acessar essa potência. Algumas mulheres resistem, outras se entregam mais rapidamente, outras sequer suportam o contato físico – é preciso um trabalho prévio antes de mexer no corpo com esta profundidade.

É necessário muito cuidado e afeto, criar vínculo e confiança entre terapeuta e paciente. É um trabalho, na mesma proporção, profundo e sutil. Tão preciso quanto perigoso. Sinto como quando alguém vira os olhos deixando visível só a parte branca, escondendo as pupilas, dizendo que se alguém assoprar naquele exato momento ela pode ficar cega. Trabalhar com o nosso corpo, abrir espaços e negociarmos com nossos capatazes têm a ver com essa precisão de momento e movimento.

A pessoa vai até onde ela está preparada para ir naquele momento, e isso já é maravilhoso. Meu papel como terapeuta é apenas o estímulo inicial e o contorno amoroso para que as emoções aflorem e os bloqueios fiquem evidentes para serem trabalhados. Ajudo a criar o espaço, mas cada pessoa e cada corpo saberão em qual tempo e em qual profundidade se abrirão. Se forço uma abertura ou um acesso repentino ao pulso reprimido, cometo uma violência, porque de nada adianta acessar uma potência se não é a hora dela e se não estamos preparados para sustentá-la. Na verdade, sustentar nossa potência é um dos nossos grandes desafios. Com escreveu Nelson Mandela, "Nosso medo mais profundo/ é que Somos poderosos/ além de qualquer medida./ É a nossa luz, não as nossas trevas/ O que mais nos apavora".

No momento do trabalho, algumas mulheres acessarão um pulso mais relacionado ao selvagem ou ao visceral; outras um mais silencioso, capaz de trazer harmonia. Então, preciso reconstituir aos poucos essa forma e criar os caminhos para reconstruir o fluxo. É como um rio represado. Se o bloqueio for retirado de uma só vez, a força da enxurrada será devastadora. Em alguns casos, precisamos dessa energia de devastação, mas em muitos outros não.

O toque pode ser potencializado pela massagem com substâncias como água, óleo quente, aromas e ervas, e também pela respiração, com me ensinou Sajeeva Hurtado. E ainda, em alguns casos, utilizo junto ao toque o ThetaHealing, que me possibilita, com a permissão do paciente, comandar mudanças de crenças e desbloqueios nos corpos e vidas daquela pessoa. Tudo isso contribui para resgatar memórias de prazer ou para fazer uma limpeza – esfregar uma erva adstringente ou uma respiração ativa para desbloquear uma couraça ou memória, por exemplo. Por mais couraças que a pessoa tenha criado, um dia ela esteve imersa em um líquido amniótico, registrou cheiros, saciou-se com o leite de sua mãe. Os líquidos, as essências e o calor ajudam a evocar sensações registradas, que, por sua vez, contribuem para o desbloqueio.

O toque não precisa vir apenas de um especialista em massagem ou terapias corporais. O contato físico é uma necessidade da maior parte dos mamíferos e uma forma de demonstrar afeto e acolher. Um simples abraço pode derreter barreiras emocionais que criamos. Quem passa tempo demais sem contato físico pode demorar a aceitá-lo novamente, mas a falta de toque para um adulto pode diminuir sua energia e alegria.[9]

A observação do pulso do outro também é uma maneira poderosa de criar vínculo. Os bebês, por exemplo, conectam-se com suas mães por meio de seu rosto e reagem ao que nele está sendo expresso. O pulso da face é sutil, mas uma mulher com um olhar calmo

---

[9] Gomes, Anita. *O toque*, 10 ago. 2016. Facebook. Disponível em: https://www.facebook.com/anitagomesterapeuta/photos/a.519371241554236/673457139478978/?type=3. Acesso em: 31 maio 2020.

colocando seu filho pequeno para dormir terá muito mais facilidade do que uma com a expressão tensa ou preocupada.

A prática de cocorpar, explicada anteriormente, nos ajuda a sentir o corpo do outro. É a compreensão da emoção a partir da expressão, sem passar por uma interpretação intelectual. Faço isso nos atendimentos e de vez em quando com as crianças para tentar acessar o que estão sentindo. Quando suas falas e minhas perguntas não são suficientes para desvendar o desconforto, meu próximo recurso é cocorpar para me colocar mais próxima de suas sensações. É uma maneira de empatizar com o corpo. A nossa mais velha muitas vezes não acha muita graça e diz: "Mãe, para com isso, para de me imitar". Eu a escuto, mas na maioria das vezes sigo, pois me ajuda a criar um vínculo naquele momento. Percebendo no corpo dela onde está a tensão ou a desarmonia, muitas vezes somente de observar, a liberação já começa a acontecer. Antes mesmo de qualquer toque. A qualidade da observação muda a frequência da membrana, coloca as águas para fluir suavemente. É física quântica. Sempre me lembro daquele experimento com partículas de água feito pelo japonês Masaru Emoto,[10] que submeteu amostras de água a palavras negativas e positivas, ou seja, estímulos energéticos diferentes. Depois, ele congelou as amostras e fotografou os cristais formados para observar como as formas eram afetadas pelas palavras. Os cristais das águas que "receberam" gratidão, amor ou escutaram Mozart foram considerados mais saudáveis e mais bonitos do que os outros que "receberam" mensagens negativas como "você me enoja".

---

10 Radin, Dean et al. Effects of Distant Intention on Water Crystal Formation: A Triple-Blind Replication. *Journal of Scientific Exploration*, v. 22, n. 4 (2008) p. 481-493. Disponível em: http://www.scientificexploration.org/docs/22/jse_22_4_radin.pdf. Acesso em: 31 maio 2020.

Águas e ventos

A respiração é uma das técnicas mais poderosas que conheço no trabalho com o corpo. Pode ser a chave para acessar bloqueios. O contínuo de inspirar e expirar nada mais é do que uma das expressões do pulsar. Contemos, depois soltamos e assim sucessivamente. A respiração é uma ação contínua que replica os grandes ciclos de expansão e contração da Terra e que ajuda a nos manter ligados ao planeta.[11] É um processo que nos alimenta: ao inspirarmos, trazemos oxigênio, que gerará energia e força para o que formos realizar.

Prestar atenção a esse movimento contribui para ativar fluxos de energia interrompidos e nos tornar mais conscientes de nossos corpos e sensações. Quando estamos tensos, nervosos ou eufóricos, é possível notar a mudança na velocidade e duração da respiração. Inspiramos e expiramos com menos vigor, com mais interrupções. A falta de oxigenação gera mais tensão e torna nossas ações limitadas. Temos a sensação de estarmos sufocados e impotentes. A mudança na respiração altera nossa fisiologia. Esse ciclo só piora se não o interrompemos intencionalmente. Precisamos suspender a trava, respirar fundo, desbloquear e voltar a respirar para alterar nosso estado de espírito.

A respiração é um aspecto intrínseco do *prana*, a força primordial de vida que controla a qualidade da nossa vida e também nossa longevidade. O *prana* é a respiração da alma e uma ponte entre o corpo e a mente.[12] A maioria das pessoas tem respirações rápidas e superficiais, que começam e terminam no peito. No entanto, esse padrão não permite suficiente absorção de oxigênio, o que as deixa em um estado energético empobrecido.[13] A respiração abdominal profunda – aquela em que sentimos nossa barriga se elevar, dando espaço

---

11   Keleman, Stanley, op. cit., p. 57.
12   Tiwari, Maya. *O caminho da prática*. Rio de Janeiro: Rocco, 2004, p. 127.
13   Idem, p. 129.

ao diafragma que se move para baixo – é que permite uma maior vitalidade.

> **Sugestão de exercício:** Faça uma experiência com você mesma. Feche os olhos e inspire. Visualize esse ar que está entrando e leve-o até o seu abdômen, preenchendo-o. Imagine como se fosse uma bexiga sendo enchida. O biquinho dela são suas narinas. O ar desce pelo tubo passando pela sua garganta e coração até preencher todo seu baixo-ventre. Você pode sustentar contando até quatro. Expire e solte fazendo o movimento contrário, como se seu tronco fosse uma bexiga esvaziando, do abdômen, baixo-ventre, subindo pelo tubo respiratório, pulmões, coração, garganta, até sair pela boca. Comece a liberar de baixo para cima até esvaziar tudo. Depois, repita o movimento. Inspire, preencha o abdômen, expire e esvazie. Perceba o estado energético e físico em que você se encontra depois dessa respiração. Repita quantas vezes quiser.

Há alguns tipos de meditações ativas que vão ainda mais fundo para desfazer couraças. O ritmo de respiração que elas propõem, diminuindo o espaço entre inalação e exalação, aquece o corpo e promove uma transformação interna. É como se as couraças fossem um metal que pode ser derretido quando aquecido e, portanto, moldado. Podemos transformar a posição e a energia do capataz. A respiração intensa e intencional alquimiza o sistema. Quando uso essas técnicas em Círculos de Mulheres, por exemplo, é comum que algumas tenham dores no momento da prática, ou se sintam doloridas nos dias seguintes ou até manifestem tetania, uma contração muscular involuntária que pode ser resultado da hiperventilação causada pelos exercícios de respiração mais intensos.

O líder espiritual indiano Osho, por exemplo, criou meditações dinâmicas[14] como uma maneira rápida, intensa e profunda de quebrar velhos padrões enraizados no corpo-mente. Essa ruptura permite experimentar expansão, liberdade, o testemunhar, o silêncio e a paz que estavam escondidos por trás deles. Suas técnicas envolvem estágios para gritar, chorar e manter o corpo em movimento, e depois o repouso, como a Kundalini, uma meditação que utilizo com frequência nos Círculos de Mulheres na intenção de liberar bloqueios e abrir caminho para a energia sexual subir.

O suspiro, o gemido e a voz ajudam as mulheres a se soltarem, pois boca, mandíbula, garganta, quadril, virilha e vagina são estruturas relacionadas, como partes de um único tubo interno de energia. Ou seja, quando a mandíbula está fechada, por exemplo, a vagina também está. Por isso que, durante o parto, soltar o maxilar, deixar a boca abrir e respirar facilita o processo de expulsão do bebê. Simplificando, no trabalho de parto, se em cima estiver relaxado, embaixo pode estar menos contraído e, com isso, doer menos. No caso do quadril, o fato de acharmos bonito uma mulher rebolando, se movimentando integrada com seu quadril, não tem a ver apenas com a sensualidade, mas também porque essa dança revela um pulso saudável, uma mulher bombeando sua energia internamente. Com esse soltar do quadril, muitas vezes a visceralidade começa a aflorar e passear por esse corpo, deixando a mulher mais bonita, mais azeitada, mais sensual.

A movimentação simultânea de todas essas partes contribui para harmonizar esse fluxo boca-vagina, como uma onda de energia que preenche a dá mobilidade a tudo que está pelo caminho. Entre as mulheres que fazem a meditação Kundalini em encontros que conduzo, algumas relatam sentir prazer enquanto outras sentem desconforto pela dificuldade de consegui abrir mão do controle – a mente

---

14 As meditações de Osho podem ser encontradas em: https://www.osho.com/pt/meditate/active-meditations/dynamic-meditation. Acesso em: 31 maio 2020.

fica tentando criar sentido e analisar as sensações durante uma experiência que deveria ser física e límbica, e não racional.

A Respiração Ovariana Alquimia Feminina, de Sajeeva Hurtado, também envolve a respiração ativa. Criada a partir de influências como a medicina tradicional chinesa, o Taoísmo, a psicologia Gestalt, o Tantra e a meditação, a técnica permite manter o fluxo energético do corpo livre. Seu objetivo é não apenas prevenir e tratar doenças, mas contribuir para uma vida mais plena e fértil. A Respiração Ovariana é composta de exercícios que alquimizam e depuram as capas mentais, emocionais e físicas das nossas células, liberando assim mais e mais espaço no nosso corpo, no nosso pulsar.

Uma experiência enriquecedora que fiz durante um trabalho mais longo com um grupo de mulheres foi usar técnicas sensoriais, considerando que as memórias do pulso e do prazer também poderiam ser resgatadas com elementos externos. Montei uma sala, com estações sensoriais diversas, com objetos de diferentes texturas, tamanhos e cheiros. De olhos vendados, usando a boca e toques suaves com as mãos, elas iam experimentando cada elemento: areia, tinta, águas com cheiros, sementes de mamão, gosmas com maisena e água, frutas, chocolate, pincéis e penas. Ao possibilitar o contato com materiais que lhes despertassem sensações e memórias, que convidavam seu límbico a assumir o controle daquele momento e, ao mesmo tempo, proporcionar uma experiência misteriosa – além dos olhos vendados, nenhuma sabia o que aconteceria naquele dia e o que, de fato, estavam pegando, lambendo, chupando –, muitas delas se entregaram, descansaram seus pensamentos e se deleitaram com aquela experiência. **Sua curiosidade, confiança e a entrega à atividade despertou uma nova relação com o sentir.** Ou seja, sentir sem precisar justificar a sensação no seu racional, com o prazer e suas sensações. Ao trabalhar com o corpo e com os sentidos, elas permitiram-se ficar mais vulneráveis, se desarmaram, o que criou um momento de abertura e possibilidade de um fluxo mais gelatinoso. Com isso nós, mulheres, vamos nos tornando mais penetráveis. Mais mulheres.

O toque ou os exercícios em grupo nem sempre são necessários para construir uma nova relação com o corpo. Ganhar intimidade com esse assunto e construir uma autoconsciência já pode fazer a diferença. Dar-se conta do seu corpo, sem julgar ou fazer esforço para entender, como aconteceu no meu processo de descobrir a timidez na minha boca, permite que as travas se apresentem. Quando alguém consegue enxergar os bloqueios que possui, imediatamente começa a mudar de postura.

Há iniciativas simples que podem ser feitas no dia a dia para restabelecer a relação com o próprio corpo, com o próprio prazer. Por exemplo, reservar cinco minutos ao final do banho para passar um óleo pelo corpo (gosto de recomendar um bom óleo de amêndoas com gotinhas de óleo essencial de lavanda e gerânio), sentir sua pele, sentir este afeto e carinho por si mesma, em vez de se secar e colocar a roupa correndo. É uma pausa para conviver com o próprio corpo, se tocar e perceber como está cada parte, prestando atenção aos detalhes e aos sentidos. Observe seu rosto, faça movimentos com a boca para sentir como está seu maxilar. Somos mal-acostumados desde pequenos a ignorar esse contato individual. Quem tem filho sabe como é. Na pressa da rotina, a ordem é para que tomem banho, troquem de roupa e já para cama. Muitas vezes, porém, a criança quer passar mais tempo do que o estimado nessa arrumação, num processo de experimentação que teimamos em interromper. E assim vamos nos esquecendo da delícia da água quentinha que bate em nossa pele ou do toque do tecido do pijama na nossa nuca, ao nos vestirmos.

A alimentação também é fundamental para criar um corpo que seja permeável, ou seja, que consiga se expressar e se relacionar com os estímulos externos. Afinal, somos formados por aquilo que ingerimos. Atendi a uma mulher certa vez que tinha uma energia realizadora dentro de si, que ficava escondida sob uma espessa camada de toxinas.

Seu corpo era muito rígido no começo. Eu via sua luz, mas era como se atravessasse poros minúsculos e chegasse quase sem força para o mundo. Ela fumava bastante, usava drogas e álcool, tomava vários medicamentos – da pílula anticoncepcional a outros para depressão, ansiedade e para dormir. Tinha pouco cuidado com sua alimentação. Enquanto cuidávamos de outros temas, sugeri que ela tivesse uma conversa com uma terapeuta ayurvédica parceira, especializada no tema, para iniciar uma nova rotina com os alimentos e um processo de desintoxicação. Uma dieta que pudesse contribuir com o derretimento de algumas toxinas que estavam em seu sistema por muito tempo, abrindo espaço para que a energia mais densa fluísse.

Uma imagem que me vem à mente é quando estamos com o peito cheio de catarro, que fica endurecido dentro da gente e precisamos fazer inalação para amolecê-lo, para que saia do nosso corpo e pare de obstruir nossas funções vitais, como a respiração. Ressecado, só conseguimos fazê-lo sair cavoucando, o que acaba machucando; por isso, a lubrificação é tão importante para o nosso sistema. Neste caso, com o sistema mais lubrificado, a partir de combinações de alimentos adstringentes e nutridores, essa mulher ganhou mais possibilidade de navegar nas emoções e sentimentos, abrindo espaço para trabalharmos no seu corpo as suas emoções e prazer.

O riso e o humor são outros dois potentes aliados para desfazer couraças e acessar o corpo emocional. Eles proporcionam leveza e menor rigidez. Durante um Círculo, testemunhei um trabalho com uma mulher que havia sofrido abuso sexual. Quando ela acessou essa memória e começou a contar sua experiência, observei que sua mão ficou um bom tempo repousada em seu ventre, onde certamente estava registrado fisicamente seu trauma. Quando a dor da lembrança ficou insustentável, ela enrijeceu e reorganizou seu corpo para continuar falando. Deixou a coluna mais ereta, o peito e a cabeça erguidos. Agora, era como se a história saísse mais da cabeça e menos de seu coração, mais da superfície e menos das profundezas.

Isso durou alguns minutos, até que por um detalhe da sua narrativa caímos na risada. De repente, ela estava novamente solta e mais aberta, voltando a narrar sua experiência com a voz do seu coração.

Gosto de associar esse poder do riso à Baubo, uma antiga deusa grega que Clarissa Pinkola Estés classificou como parte de um grupo "obsceno sagrado". Através do riso, nós podemos começar a respirar de verdade e ter alívios e curas para sentimentos – como a liberação de lágrimas contidas ou lembranças esquecidas.[15] O riso lubrifica, muitas vezes até liberando águas pelos nossos olhos ou pela vagina/uretra, quando fazemos até xixi na calça. A importância dessas deusas da obscenidade era sua capacidade de soltar o que estava preso, de dissipar a melancolia e trazer um humor pertencente não ao intelecto, mas ao próprio corpo, de manter as passagens desobstruídas. Baubo é representada com o seu grande ventre desnudado, o símbolo da fertilidade; seus olhos são seus seios e sua boca a sua vulva. A gargalhada é um dos melhores remédios que podemos ter.

Baubo aparece na história de Deméter e Perséfone logo após o desaparecimento da jovem. Deméter se desespera e sai em busca de sua filha. Esbraveja, chora, faz perguntas, procura por todos os acidentes geográficos e implora pela morte, mas nada traz sua menina de volta. A deusa da Terra, que havia gerado o crescimento perpétuo, amaldiçoa os campos férteis, impedindo toda vida de nascer. Já sem forças, desiste de procurar e repousa ao lado de um poço numa aldeia desconhecida. É quando aparece ali uma mulher dançando, balançando os quadris e os seios. Não tinha cabeça. Seus mamilos eram seus olhos e sua vulva era sua boca. Soltava piadas picantes e engraçadas, que fizeram Deméter começar a sorrir. A graça era tanta que resultou em uma boa gargalhada. Juntas, Baubo e a poderosa Deméter passaram a se divertir. E, por meio dessa incrível comunhão, Deméter enfim ganhou uma nova energia para voltar a buscar sua filha. O efeito de Baubo nos lembra que, quando tudo parece

---

15   Estés, Clarissa Pínkola, op. cit.

estar perdido, nada como o humor para restaurar as energias, nos lubrificar, nos ajudar a deleitar-nos com a vida.

O corpo também pode ser descontruído e ganhar novos contornos a partir de crises em nossas vidas. Considerando a dinâmica de criar, manter e destruir, vivemos em ciclos, alternando momentos de estabilidade e turbulência. A entrada na menopausa, por exemplo, é uma crise, assim como o pós-parto ou o término de um relacionamento. O corpo funcionava e sentia de uma forma, mas terá que se reestruturar. As peças do quebra-cabeça que davam forma ao indivíduo espalham-se pelo chão e os encaixes deixam de funcionar. É um bom momento para desfazer couraças e encontrar novas maneiras de existir: de sentir, de se relacionar com o que está dentro e com o que está fora, de se adaptar a um novo ritmo.

A crise traz a possibilidade de reorganização, de começar uma nova jornada, mas o choque não é nada suave.

Isso, claro, é um desafio. A abertura acontece de maneira abrupta e é preciso ganhar novos contornos para não deixar as energias soltas demais.

Uma mulher a que atendi decidiu abrir seu casamento depois de mais de uma década de relacionamento. Eles tinham filhos juntos e seu marido ocupou tanto a posição de pai e ela a de mãe, que eles acabaram perdendo a intimidade como homem e mulher. Isso acontece com frequência quando o casamento vira apenas uma função e não há espaço para leveza, sedução e prazeres a dois. Nesse caso, ambos decidiram redescobrir sua sexualidade fora de casa. Tudo foi conversado, mas no momento em que ela desfez pactos antigos e passou a se relacionar com outra pessoa, ganhou um novo pulso de vida e seu corpo emocional começou a se arranjar de maneira diferente. As couraças e os pactos do casamento quebraram-se com o distanciamento da figura do marido/pai e da esposa/mãe e com uma nova relação sexual. Enfim o casamento terminou, com muito sofrimento.

No entanto, como disse anteriormente, as couraças têm função. Quando abrimos e tiramos a casca, podemos perder a referência e nos desorganizar por completo. Isso muitas vezes se faz necessário para que haja a ruptura com o pacto tão enraizado, **mas precisamos saber como trazer um novo contorno para a nova situação**, caso não queiramos enlouquecer. Gosto de dizer que se tivéssemos maturidade emocional para nos misturar tanto não teríamos pele, este órgão com função organizadora e limitadora dos nossos corpos. Neste caso, essa mulher realmente descobriu maravilhas sobre si mesma e passou a se sentir absolutamente viva por um tempo, mas se deu conta de que essa sensação de puro prazer, de descoberta e liberdade não duraria para sempre, da mesma maneira que nossa adolescência ou a nossa ovulação não duram para sempre. Nossa vida é composta de ciclos – não vivemos sempre no verão, um dia chega o inverno e ele tem sua função de recolhimento.

Quando a euforia das descobertas diminuiu, ela conseguiu olhar para tudo aquilo de um lugar mais esvaziado e se encontrou perdida por ausência de borda. Com essa consciência conquistada, seguiu suas investigações sobre si mesma, sua sexualidade e relações de afeto com ambos os homens. Segue na busca desse lugar "ideal" para a mulher, para a mãe, para a amante, para a esposa, para profissional, mas já com clareza de que é preciso o contorno para se aprofundar.

Quando acesso casos como esse, gosto muito de olhar para a natureza e ouvir o que ela tem a nos ensinar, a relação entre liberdade e enraizamento. Se observarmos uma árvore que se movimenta muito, que se permite ser levada pelos ventos sem se quebrar ou se machucar, vamos descobrir que ela tem raízes bem firmes e/ou profundas.

O que lhe permite dançar ao sol, ao vento e tempestades sem se quebrar, pois em algum lugar existe um ponto de ancoragem, que vai permitindo que, sim, se movimente, flua com os ventos, mas não se perca da sua origem, debaixo da terra.

Quando expandimos em direção ao mundo em alguma mudança de padrão, é necessário criar uma nova membrana, novos pactos e integrar esse novo sistema. Aprimorar a nossa possibilidade de eixo e ancoramento. Essa é uma das partes principais do meu trabalho. Quando ajudo a mulher a se acessar mais profundamente, descobrir suas potências e colocá-las no mundo, depois de um tempo é preciso trabalhar nesses novos acordos e pactos nas relações, que muitas vezes ainda não compreendem o movimento dela. Enquanto isso, para cuidar das relações, a alternativa ao rompimento é, no momento em que a mudança se torna consciente, avisar o outro sobre o que está acontecendo. Colocar-se honestamente sobre sua necessidade e pedir respeito cria uma possibilidade de adaptação mais saudável.

Lembro-me ainda de uma mulher que me procurou com uma coceira na vagina. Ela estava às vésperas de fazer a primeira viagem a dois depois do nascimento de sua filha. A pressão era clara: sem bebê por perto, não haveria mais desculpas para um retorno da relação sexual. Logo entendemos que seu dilema era não ter ressignificado a sua sexualidade e se reconstruído como mulher ainda depois da passagem pela maternidade. Onde estava a mulher? Como poderia se entregar como mulher quando sequer sabia quem era? Seu marido a queria de volta, mas ela não era mais a mesma desde a última vez que se encontraram intimamente como casal. Ela resistia a fazer o movimento de se abrir e recebê-lo no seu íntimo, pois ainda estava num esforço de fechar e reconstruir suas membranas no puerpério. Seu corpo emocional ainda não havia se adaptado à sua nova realidade emocional, hormonal, e seu corpo físico manifestava sua ansiedade por meio dessa coceira. Durante o trabalho fomos desmistificando essa pressão social e o processo de descobrir que mulher estava se apresentando a ela. Que medos ela trazia sobre sua feminilidade? Não havia nada de errado em querer se preservar um pouco mais e ser honesta sobre isso.

Eu mesma passei por uma situação de criação, após uma jornada de acesso e expansão da minha energia sexual, em que tentei expandir minhas energias além do meu limite e não dei a mim mesma o tempo suficiente para me fechar e integrar a experiência e colocar toda essa potência da sexualidade nos seus lugares. Tudo isso após uns dois anos do nascimento do meu segundo filho, quando resgatei minha sexualidade, minha força criativa e me envolvi em um coletivo cujo propósito era criar uma escola alinhada aos nossos valores e nossa visão sobre educação. Eram muitos conhecimentos novos, além de um desfio de comunicação dentro desse grupo e famílias, em que cada um por algum momento escutava o que queria e tinha dificuldade em empatizar com desejos diferentes. Vendo que não evoluía no ritmo que eu desejava, passei a atropelar o andamento do projeto e tentar dar conta de mais do que eu podia. Queria ganhar um ritmo, pessoal e profissional, que meu corpo emocional não era capaz de sustentar. De nada adiantou eu tentar elevar minha energia e desfazer minhas couraças sem construir uma firmeza que me desse chão. Abri demais e fiquei "voando" sem base, muito no sonho e na excitação. Não sem consequências: um dia, saindo da sede do que viria a ser esse espaço de aprendizado, tive um acidente, causado por mim mesma, que decepou parte do meu pé. Passei dois meses no hospital para, além de cuidar do meu pé, dar conta de toda essa energia que eu tinha movimentado em mim e no meu campo. Naquela época compreendi que não deveria fazer nada além de habitar meu próprio corpo. E assim fiz. Passada a destruição, era hora de criar um novo contorno, restabelecer o caminho das minhas águas internas e aprender a navegar com ele. No capítulo sobre processos iniciáticos contarei mais sobre esta experiência.

Sexualidade: uma interpretação do pulso

O resgate do pulso está relacionado à capacidade de sentir, prazer e dor, e à possibilidade de acessar o sistema límbico. Nesse sentido, o pulso também está relacionado com a energia da sexualidade.

Sexualidade é diferente de sexo. Este último é carnal, genital, tem a ver com o prazer físico e com o gozo imediato; é capaz de lubrificar o corpo. A sexualidade é energia vital, uma força regenerativa que, ao ser irradiada pelo nosso corpo, pode lubrificar mais profundamente nosso sistema e ser a ponte para níveis mais elevados de consciência. É algo que conecta nosso corpo emocional à espiritualidade. Também tem a ver com potência e criação. "O prazer da minha mãe é o começo de mim", disse certa vez o irmão de uma mulher que frequentava os círculos. Sua frase fez muito sentido para mim.

> O prazer não precisa ser somente algo mecânico e efêmero. É o que orienta o pulso da vida.

No entanto, tende a ser reprimido pela nossa sociedade. Da mesma maneira que transformamos o sexo em tabu, bloqueamos a nossa sexualidade.

A energia sexual é inerente ao ser humano, a origem de todos nós.[16] Trata-se da energia dos processos criativos de todo ser humano; é a explosão de energia sexual que ativa e inspira a mente para posterior materialização de um propósito; é o sol que produz calor, segue gerando a vida e nos mantendo ativos.

Existem duas forças do Universo quase sempre confundidas,[17] que na minha interpretação estão relacionadas a essa confusão entre

---

16 Hurtado, Sajeeva, op. cit., p. 61.
17 Pierrakos, Eva; Saly, Judith. *Criando união*. São Paulo: Cultrix, 1996.

sexo e sexualidade: a força erótica e a força sexual. A força sexual é a força criadora em qualquer plano da existência. Já a força erótica é propulsora, que permite a alguém ansiar pela união com o outro. No entanto, ela é capaz de fazer a ponte entre o sexo e o amor, transportando a experiência erótica de curta duração para um estado permanente de amor puro.[18]

> Sexo não é somente algo que você faz. É um lugar para onde podemos ir, um espaço que podemos habitar dentro de nós, sozinhas ou com o outro.

É uma maneira de transcender essa dimensão, os corpos físicos. Um terreno fértil que nos conecta e dá à mulher a possibilidade de exercitar a potência do feminino: a força curativa da natureza, a força doadora da vida da terra, bem como a força da destruição que reabsorve aquilo a quem deu à luz. O grande barato de ser mulher é que, à medida que crescemos espiritualmente, a relação com a sexualidade e comunhão íntima com o parceiro ou parceira que escolhemos passa a ser uma ferramenta de cura. O sexo nos possibilita entrar num lugar de consciência e conexão para expandirmos amor. Falarei aqui da relação heterossexual, porque é a experiência que tenho, mas sinto que tudo isso pode ser olhado também pelas mulheres homossexuais.

Como diz David Deida, autor norte-americano de livros sobre a relação sexual e espiritual entre homens e mulheres, quando uma mulher está ofertando seu amor, ela pode navegar em três qualidades diferentes da energia feminina: oferecer ao seu amante a energia da mãe, o corpo transmitindo o amor que acalenta e consola; a

---

18   Idem.

energia da donzela, mais selvagem, o corpo transmitindo amor por uma força indomada, perigosa e bestial; ou a energia da prostituta, da bruxa, o corpo transmitindo o amor numa energia devassa, vigorosa e obscura. Quanto mais praticamos esses diferentes estados e navegamos no sexo como estado puro de consciência e cura, ganhamos intimidade com essas energias em nós, colocando-as a serviço do que for necessário. Este é mais um segredo de como nós, mulheres, navegamos os diferentes arquétipos/forças nas nossas relações – o que não acontece somente nos nossos ciclos menstruais.

Para explicar a energia da sexualidade, uma de minhas principais referências é Kundalini. A palavra em sânscrito significa algo como "enrolada como uma cobra" e é considerada pelas religiões orientais uma energia divina que repousa na base da coluna vertebral. Mais precisamente, no primeiro chacra, muladhara chacra, localizado na base da coluna – entre o períneo e esfíncteres –, que é responsável por estimular a energia no corpo como um todo, entre outras questões relacionadas a nossa sobrevivência e crenças. Essa cobra representa a energia sexual e, quando despertada, pode subir, esticando-se pela coluna vertebral e pelos outros seis chacras, abrindo caminho para a expansão de nossa consciência, lubrificando todo nosso sistema. A Kundalini está relacionada à criatividade e à potência de realização e tem a ver com as relações a dois, porque muitas vezes é o contato com o outro que nos permite entrarmos em contato mais profundo com nós mesmas, que desperta essa energia em nós – por isso, o sexo pode ser muito mais do que o prazer imediato.

Para se desenrolar, porém, a Kundalini precisa de espaço, de um canal aberto para ganhar nova forma. Se o corpo emocional está bloqueado por medos, memórias, couraças e amarras socioculturais, a energia não encontra passagem para fluir em sua integridade. A maior parte das pessoas a retém, mesmo sem se dar conta. Há um controle, imposto tanto interna quanto externamente, para não manifestar essa força. **É a rigidez que freia o pulso.** O desafio de cada indivíduo que pretende sair desse estado de dureza é identificar em seu corpo esses bloqueios e suas origens. Foi um trauma? Uma maneira de criação? Uma crença limitante que não permite o prazer aflorar? Um receio da potência? Crenças limitadoras sobre merecimento? Uma timidez ou outro traço de personalidade? Tudo isso junto? Pela minha experiência, é por meio dessa investigação – e do uso das técnicas que ajudam a desbloquear, como ThetaHealing, respiração, toque, ervas – que se torna possível abrir o corpo para a sexualidade pulsar.

Importante pontuar que a subida dessa cobra não é simplesmente linear. Ela vai ascendendo chacra por chacra, mas sua intensidade e o espaço que ela ocupa vai sendo calibrado pelas nossas possibilidades.

Uma vez que a Kundalini começa a ser intencionalmente trabalhada por meio da sua intenção e técnicas, é preciso cuidar que ela tenha como passar para níveis superiores, elevar sua potência para ventre, coração e mente. Porque despertá-la sem isso gera uma desarmonia, uma energia que fica de fato apenas na manifestação carnal. Nesse ponto é que a sexualidade pode se tornar pura e simplesmente sexo. Claro que um orgasmo pode acontecer no nível mais básico, no corpo físico – e é aí que, de fato, acontece com mais frequência. E é muito bom. No entanto, também pode ser um deleite que se espalha pelo corpo inteiro e contribui para estados mais elevados de contemplação e consciência. O desafio em relação a esse tema começa na discussão aberta sobre ele, em um país em que apenas 36% das mulheres têm orgasmos frequentes nas relações sexuais,[19] ou seja, sequer acessam essa energia em sua forma menos complexa.

A sexualidade é um mergulho nas profundezas que pode nos impulsionar para a subida. Aqui, lembro-me novamente do

---

19 Cortêz, Natacha. Apenas 36% das mulheres têm orgasmo durante o sexo, mostra pesquisa inédita. *Marie Claire*, 6 set. 2018. Disponível em: https://revistamarieclaire.globo.com/Amor-e-Sexo/noticia/2018/09/apenas-36-das-mulheres-tem-orgasmo-durante-o-sexo-mostra-pesquisa-inedita.html. Acesso em: 31 maio 2020.

mito de Perséfone. O momento em que é raptada por Hades, deus do Mundo dos Mortos, é quando se abaixa para colher uma pequena flor, um narciso que ele mesmo colocou lá como isca para ela. Abre-se uma fenda, um buraco na terra que a arrasta para as profundezas. Esse é o primeiro movimento do encontro com a sexualidade. Vamos tão para baixo que muitas vezes nossa mente racional não dá conta de explicar o fenômeno. Quase nunca é um caminho conhecido, mas, em algum momento, assim como aconteceu com Perséfone, é preciso subir, voltar à superfície, levar essa força descoberta nas profundezas de volta para o mundo. Eis o segundo e mais desafiador movimento da sexualidade. O caminho acima é difícil de sustentar porque facilmente nos perdemos nos caminhos da moral, da mente, das paixões e do apego. Fica difícil, assim, sustentar essa energia em sua plenitude.

Meditações como as de Osho e da Sajeeva despertam ao mesmo tempo que liberam couraças. **Abre-se espaço no corpo para que a energia suba e, nesse caminho, cada uma precisará lidar com suas travas. É uma jornada de vida.** Não é simplesmente apertar um ponto, ligar um botão, dar play na sexualidade e mandá-la fluir. Será preciso mergulhar dentro de si e ressignificar sensações, emoções, conceitos e crenças.

O Tantra é outra referência sobre sexualidade que tem tudo a ver com essa relação entre corpo e desenvolvimento espiritual, mas costuma ser muito distorcido de seu propósito original. Essa sabedoria não é uma doutrina ou um manual para ser um bom amante.[20] Também não nega ou estimula o sexo, somente investiga a natureza humana sem julgamento moral. O caminho para a consciência e a felicidade de um tântrico é compreensão, aceitação e sensibilização de seu corpo, mente, coração e espírito.

---

20   Segundo a especialista tântrica, a espanhola Astiko Lopez, que tem todo seu trabalho divulgado no https://tantrawithastiko.com.

> Aprendemos a liberar nosso corpo de julgamentos e tensões acumuladas por experiências e crenças passadas. Aprendemos a liberar feridas emocionais geradas na infância e em contatos íntimos, assentando a base para que o amor flua, para que possamos confiar e ser confiáveis. Aprendemos a observar a mente para que se renda a viver o agora e a ser criativa deixando de repetir assuntos e sistemas de crença obsoletos e danosos. Dessa maneira criamos espaço para que a energia flua com liberdade e naturalidade.[21]

O caminho do Tantra é ir além da sexualidade de entretenimento. Nele, a união dos corpos e a junção das polaridades (como masculino e feminino) é um caminho para a elevação energética e espiritual e uma forma de acessar a cura de corpo e alma. Da maneira que vejo, é um erro usar esse conhecimento apenas para melhorar a performance no ato sexual. O Tantra é sobre relações que envolvem uma conexão além do físico, as quais, por sua vez, criam uma vibração mais poderosa do que somente o prazer corporal. **É sobre experimentar a sexualidade através da intimidade, do vínculo com o outro. É pulsar junto com alguém e descobrir-se nessa comunhão. É também sobre estar conectada com si mesma na presença de outra pessoa.**

O contato com o outro gera um despertar.

Partilho aqui um relato escrito por um amigo, após uma experiência em grupo onde vivenciamos este tipo de trabalho,

---

[21] Que és el tantra? Disponível em: https://tantrawithastiko.com/tantra/. Acesso em: 31 maio 2020.

pois sinto que descreve, poeticamente, um pouco mais o que estou querendo dizer:

> Despertar.
> A relva do campo é tocada pela suave brisa que acaricia suas flores delicadas e rústicas
> Caminho sobre essa fina camada de chão
> Pele viva tocada em cada passo
> Pés descalços não se intimidam de se misturar com a terra
> Meu toque desperta sua presença
> Seus olhos internos arregalam revelando memórias de dor e prazer
> Potência profunda
> Seus músculos são irrigados de sangue vivo.
> Sinto seu semblante selvagem e penetrante.
> Talvez eu seja atacado e engolido ou conduzido na excelsa dança do vento e gozo oceânico.
> O campo se torna pequeno diante do seu galopar incessante.
> Apenas a Lua permanece serena e eterna
> Confundo os sentidos diante de tamanha força e grandeza, me esqueço da minha pele e mergulho em uma dor desconhecida.
> O âmago aperta, mas diante de estranha cumplicidade algo dissolve e liberta.
> Me deito na vegetação do campo.
> O animal selvagem se deita ao meu lado
> Me recolho em sua natureza.

A mulher, a partir da sua presença, da relação com o seu corpo, do contato com seu pulso, da sensibilidade dos seus seios, do movimento de seus quadris e do seu toque, pode ajudar o homem a se desconectar da mente e se conectar com o seu corpo, por meio das sensações. Então, ele passa a sentir e a se conectar com o seu coração e ambos vão chegando mais profundamente no sentir, acessando o vínculo e afeto, abrindo seus corações. Claro que o homem também pode e deve ser protagonista nesta relação, encontrar potência quando conectado com seu corpo, mas quero registrar aqui **a potência da mulher conectada com seu corpo**. Com sua vagina, ela pode trazer o homem mais e mais para junto do seu corpo e do seu coração. A mulher vai abrindo seu corpo para receber, suavizando seu peito, seu abdômen, ativando quadris e alquimizando os poderes do seu útero, e usando seus poderes misteriosos para vibrar em amor, levar amor para o parceiro e para quem quiser. A potência da mulher está também em ser a sacerdotisa nesse processo de contato com a intimidade e o sentir.

Pela minha experiência, nas relações heterossexuais, a qualidade de abertura de uma mulher para o seu parceiro está relacionada à presença dele também. Quando o parceiro está inteiro, radiante e confiante, fica mais fácil para a mulher se entregar para a relação íntima. Quando uma mulher não sente a presença de seu parceiro, não consegue mergulhar junto com ele nessa fenda, nesse universo límbico. Fica racionalizando, pensando sobre seu corpo e seu relacionamento. Fecha-se no amor, que fica mecânico, e a energia da sexualidade não desperta. Faça um exercício com seus relacionamentos: como seu pulso se comporta no contato íntimo? Isso pode dizer muito sobre como você funciona e contribuir para todas as suas outras relações.

Uma prática simples e potente é se colocar presente na frente do parceiro ou da parceira. Num campo de intimidade, nu ou com roupas. Aqui o importante é a qualidade do encontro, o lugar interno no qual vocês se conectam. Respire, inspirando pelo nariz e exalando tranquilamente pela boca. Procure relaxar a boca. Respirem juntos. Busque sentir e feche os olhos se isso te ajudar. Respire. Em algum momento se olhem. Busque se tocar, se reconhecer. Conecte o olhar, se perceba na visão do outro. Esteja presente, sem pensamentos ou julgamentos. Busque pulsar junto, respire, conecte. Perceba-se nesse campo de intimidade. Conecte a boca, respirando junto. Perceba como você recebe o outro. Deixe o contato te despertar. Sinta o corpo do outro. O toque não precisa ser sexualizado. Toque para sentir, não para excitar. Sinta, com as pontas dos seus dedos, o outro que está com você. Perceba a temperatura, a textura. Ganhe intimidade sensorial. As sensações são o mais importante. Sem expectativas e sem julgamento, respire, toque, sinta mais profundamente. Entregue-se mais e mais a esse encontro. Siga respirando, afrouxe os lábios, pulse junto, deixe o corpo se movimentar e vá percebendo o campo que surge, os seus movimentos, a sua respiração. Reconhecendo a potência e o amor que existe entre vocês e em vocês.

Se quiserem seguir um pouco mais nesta prática, sugiro uma série de respirações pelos nossos pontos energéticos: primeiro e quinto chacra, que aprendi que com a Homa e o Mukto numa formação de Consciência Tântrica.[22]

Novamente respire, inspirando e exalando pela boca. Sentem-se um na frente do outro. Se precisar, encaixem suas pernas para que tenham acesso ao primeiro chacra, muladhara chacra, que fica na base da coluna.

Primeiro, o homem exala pela boca, do seu primeiro chacra, entregando sua energia. A mulher inspira, pela boca, no seu primeiro chacra, recebendo a energia que vem do homem. Depois, a mulher exala pela boca, entregando a energia do coração, chacra cardíaco, e o homem inspira pelo coração recebendo da mulher essa energia. E assim seguem. Cria-se um circuito. Sigam praticando esse fluir da respiração nessas regiões que ativam o feminino e o masculino e concentrem-se em sentir a qualidade de conexão e presença entre vocês. Sigam nesta dança e movimento pelo tempo que sentirem vontade. Procurem perceber como a energia sexual feminina e a masculina se manifestam. Aproveite para se conectar mais profundamente com seu coração e com a sua própria energia sexual, e se quiser com seu

---

22 Para saber mais sobre Tantra, Homa e Mukto, acesse: http://homaandmukto.com/pt/.

parceiro(a). Sinta o amor. O amor é o tecido de conexão com o Universo. O desafio não é sair do corpo, mas perceber que o corpo é esse espaço sagrado.

Enquanto a união dos opostos só for completada fisicamente, o estado de consciência (orgasmo) estará limitado pelo tempo – afinal, o âmbito físico está sujeito às leis do tempo.[23] O tempo só deixa de limitar quando há uma união dos opostos no campo da consciência, o que pode levar ao êxtase atemporal.[24] **Na comunhão íntima, a atração vem através do corpo, mas rapidamente o corpo se transforma em energia radiante. Esta é a potência da energia da sexualidade.**

Há ensinamentos registrados pela médium norte-americana Barbara Marciniak que exploram a relação entre dois seres humanos como canal de acesso ao divino. Ela menciona o "orgasmo cósmico", uma potência que deixamos de atingir porque a sociedade vem desqualificando a sexualidade há milhares de anos. Reproduzo a seguir trechos do livro *Mensageiros do amanhecer* que falam sobre a elevação que pode ser proporcionada pela (re)conexão com a sexualidade:

> Os vossos órgãos sexuais são avenidas que levam ao prazer e criam frequências que estimulam o corpo e potencialmente conduzem ao Eu espiritual superior. A sexualidade é tão mal compreendida neste planeta que, quando é compartilhada entre duas pessoas, é muito raro existir a intenção de uma ligação espiritual.
>
> [...]
>
> Muitas pessoas usam a sexualidade como distração e como forma de fugir da intimidade em vez de desenvolvê-la. Quando começam a receber energia, a olhar nos olhos da outra

---

23   Cf. Dethlefsen, Thorwald; Dahlke, Rüdiger. *A doença como caminho*. São Paulo: Cultrix, 1992.
24   Idem, p. 179.

pessoa e a sentir calor e excitação, em vez de explorar um ao outro íntima e espiritualmente, fecham o chacra do sentimento, vestem a vossa armadura e fazem sexo genital, superficial, pois é muito amedrontador e muito intenso aprofundar-se na rota da união plena dos dois corpos e dos dois espíritos.

[…]

Observem o vosso corpo e percebam o que ele lhes está ensinando. O ideal seria que curassem suas mazelas, criando bem-estar e alegria à medida que fossem aprendendo a permanecer mais centrados no vosso corpo e a adquirir uma nova identidade da vossa sexualidade. A sexualidade é a chave. É a porta de entrada para os estados superiores da consciência. O orgasmo cura e realinha o corpo físico.

[…]

Disseram-lhes que poderiam procriar e ter orgasmos, mas não lhes contaram que poderiam abrir frequências com ela. Podem contatá-la e usá-la como método para se lembrarem quem são e alterar a frequência vibratória do vosso corpo. Nos próximos anos, a expressão da vossa sexualidade terá adquirido toda uma nova dimensão. Irão evoluir e crescer, se tiverem um companheiro que também queira seguir pela mesma estrada e estar tão aberto. Mas se estiverem com uma pessoa que queira jogar o jogo da abstinência ou da fuga, infelizmente, não chegarão lá.

A prostituta sagrada

A sexualidade como energia também aparece, de outra forma, nos estudos de Nancy Qualls-Corbett, analista junguiana e autora do livro *A prostituta sagrada*. Sua pesquisa sobre essa figura começou a partir da observação de culturas e imagens ancestrais em sociedades que adoravam deusas, que protegiam e asseguravam seu crescimento, um hábito conservado nas imagens de barro mais tarde encontradas entre as ruínas. A figura da prostituta sagrada era a mulher humana que encarnava a deusa e dançava em templos para excitar a comunicação entre corpo e alma.[25] Hoje, fica difícil imaginar uma prática religiosa em que a mulher transmite o espírito da divindade por meio da união sexual, mas já foi assim: a sacerdotisa dava acesso ao divino, à Grande Mãe. E hoje, se quisermos, podemos resgatar esse poder, já que para os homens se conectarem com essa força eles necessitam da presença feminina. Sinto que parte do processo de cura que buscamos como humanidade passa por relembrarmos essa conexão: nós, mulheres, pela conexão com nossos úteros e sangue; os homens, pela conexão com o feminino mais visceral.

O que Nancy concluiu é que, nessas sociedades antigas, a sexualidade e a espiritualidade formavam um todo inseparável – e a prostituta sagrada era a mediadora para que o amor da deusa chegasse até a humanidade.

Sua natureza sexual era um aspecto integral de sua natureza espiritual.

Ela despolariza, capaz de unir o sagrado ao profano sem divisões. É algo hoje difícil de compreender para as mulheres, mas ouso dizer que aqui está o segredo da nossa evolução como humanidade. Nos rituais, o encontro de um homem com a prostituta sagrada ia além do pessoal para penetrar o divino. A experiência dos mistérios do sexo e da religião abriam a porta para o potencial da vida. "Suas emoções humanas e suas energias corporais criativas uniam-se com o

---

25 Qualls-Corbett, Nancy. *A prostituta sagrada*. São Paulo: Paulus, 1990, p. 14.

suprapessoal. Ela tocava forças regenerativas básicas e dessa maneira, como deusa encarnada, garantia a continuidade da vida e do amor."[26]

Apesar de perdida na nossa realidade social, essa figura da prostituta sagrada pode ser um aspecto vital e atuante no processo psíquico de cada um. Lembrando, era ela quem transmitia, pela união sexual, o espírito da divindade. Tornar-se consciente dela, senti-la e permitir a sua expressão acrescentam nova dimensão à vida. A autora descobriu seu poder ao trabalhar o arquétipo da prostituta sagrada para explorar dilemas que seus pacientes apresentavam em seu consultório, examinando, por exemplo, a relação entre sexualidade e espiritualidade e como uma poderia servir para iluminar a outra. Segundo Nancy, o fato de não honrarmos mais a deusa do Amor pode ter nos privado do receptáculo para o êxtase sexual, um estado de encontro com o sagrado em que a essência interna do indivíduo é despertada e revelada para ele próprio e para o outro.

Todas essas formas de abordagem da sexualidade e do corpo nas sabedorias ancestrais reforçam essa relação entre o físico (o que é palpável) e a energia vital (o pulso).

> Acredito que a jornada individual de evolução de cada mulher passa pelos desbloqueios no corpo, para despertar a sexualidade e expandir espiritualmente.

Idealmente, o amadurecimento dessa relação permite enxergar o sexo como um meio para expandir o amor e as energias de cura. Nosso poder de mulher sacerdotisa e de prostituta sagrada.

---

26   Qualls-Corbett, Nancy, op. cit., p. 51.

É muito difícil para todas nós, mulheres, cuidar dessa integração na rotina. Obrigamo-nos a dar conta de uma série de atividades práticas, engessamos nosso pulso e perdemos nossa capacidade infinita de sentir prazer. De pulsar, sentir, criar e nos deleitar. De gozar a vida para sermos capazes de morrer e renascer. Desperdiçamos oportunidades de nos conectar com forças que são, ao mesmo tempo, tão potentes e tão sutis. **Esquecemos que temos esse poder de ancorar a deusa aqui na Terra para contribuir para a evolução e a ampliação de consciência da humanidade.** No entanto, a partir do resgate da observação do próprio corpo, suas sensações e suas relações, descobrimos caminhos para desfazer couraças, ressignificar o próprio ritmo, nos relacionar com o corpo físico de uma maneira mais integrada, leve e prazerosa. Nós nos tornamos assim, cada vez mais, canal desta deusa que vem à Terra para que o amor chegue à humanidade, permitindo que nossas naturezas sexual e espiritual sigam integradas.

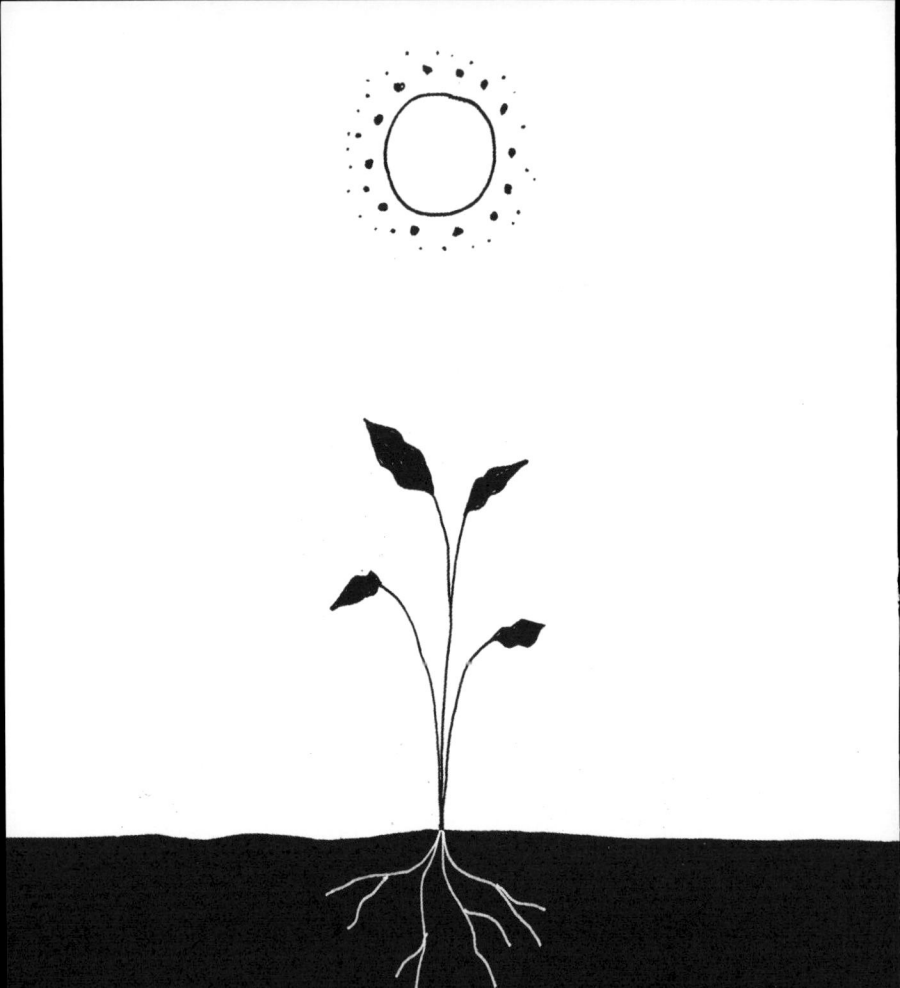

CAPÍTULO 3

CASAMENTO - FEMININO E MASCULINO

Não faz sentido enxergar masculino e feminino como forças independentes ou avulsas. A potência está na sua interação. Não devemos olhar de maneira isolada, mas, sim, como um pêndulo, que passa de um extremo ao outro.

> Ser um homem feminino
> Não fere o meu lado masculino
> Se Deus é menina e menino
> Sou Masculino e Feminino

Por trás desses breves versos da canção "Masculino e feminino", de autoria do músico brasileiro Pepeu Gomes – conhecido por sua atuação no grupo Novos Baianos –, há uma sabedoria imensa. Essas duas forças, masculina e feminina, não estão relacionadas a sexo ou gênero. Cada indivíduo, seja homem ou mulher, tem ambas dentro de si. São, na verdade, dois princípios fundamentais por meio dos quais opera o processo criativo. Manifestam-se em todas as áreas da vida.[1] No trabalho de autoconhecimento, observar como masculino e feminino atuam dentro de nós é uma maneira de permitir que esses dois aspectos se desenvolvam.

Quando uma pessoa tem intimidade com os princípios masculino e feminino e reconhece como é influenciada por essas forças, aprende a harmonizá-las e pode atingir uma maior realização pessoal. Além disso, por tudo que vivi e estudei, estou certa de que um relacionamento a dois tem muito a ganhar se os indivíduos honram esses dois aspectos dentro de si, independentemente de serem homossexuais ou heterossexuais. **O convívio pode se tornar mais saudável e agradável quando o masculino e feminino de um se relaciona com o masculino e feminino do outro, criando uma dança harmônica em que um não precisa se sobrepor ao outro.** Por essa

---
1 Pierrakos, Eva; Saly, Judith, op. cit., p. 31.

razão, começarei explorando essas duas energias que existem dentro de todos nós para, depois, abordar nossas relações e a vida em casal.

Falar sobre os aspectos de cada uma é necessário para compreender o assunto. No entanto, algumas ressalvas são importantes antes de aprofundar o tema. Uma delas é que não faz sentido enxergar masculino e feminino como forças independentes ou avulsas. A potência está na sua interação. Não devemos olhar de maneira isolada, mas, sim, como um pêndulo, que passa de um extremo ao outro. Tudo na vida combina esses dois aspectos. Pense num surfista curtindo as ondas. Ele precisa estar disponível e se deixar ser conduzido para aproveitar as oportunidades que o mar lhe traz; afinal, atua em conjunto com a natureza. Sem se relacionar com a força ou o tamanho da próxima onda, não há como saber o que fazer. No máximo, estar aberto às possibilidades. Por outro lado, ele precisa permanecer em pé, ancorado e forte sobre sua prancha para navegar. O prazer do esporte está na interação entre a fluidez e a firmeza.

Segue um relato da Mayra Paris, uma mulher que surfa e que ilustra, poeticamente, essa integração:

> Já faz alguns anos que eu surfo, ou melhor, aprendo a surfar. Me fascina dançar com o oceano... Passar a rebentação é uma aventura, ali vou avaliando o humor do mar naquele dia, canto pra ele saber que venho em missão de paz.
>
> Quando chego lá atrás, onde o tapete de água está, aquele silêncio tão intocado e a visão 360° de imensidão é um transbordamento só, é muita maravilha.
>
> Mas aí é chegada a hora, vem a ondulação se formando como um bicho-monstro-entidade do mar. Eu viro minha prancha, começo a remar e aquele som aterrorizante nas minhas costas ficando cada vez mais alto. E o que ele pede?
>
> "Se lance em mim, mas não de uma maneira distraída, e sim com precisão e elegância, com entrega e confiança." Meu Deus, que desafio. Eu, muitas vezes, remo querendo/não querendo

> entrar, me lanço como um saco de batata desajeitado desistindo antes mesmo de tentar, torço para as condições inviabilizarem a prática. Às vezes encaixo uma direita, uma esquerda; outras, levo um cruzado em cheio na orelha e uns tapas de água bem dados no meio da cara. Às vezes parece dança; outras, lutas.
> Eu amo profundamente estar lá, e quero desesperadamente sair de lá...

A segunda ressalva é não parar nos estereótipos, mas usar os conhecimentos para uma autoanálise. Como essas forças aparecem para você? O que você sente sobre uma e outra?

Certa vez, fui a um encontro de aprofundamento entre praticantes de ThetaHealing em que um dos exercícios tinha o objetivo de despertar o masculino e feminino em cada participante. Primeiro, os homens ficaram em pé, enfileirados, formando algo como uma parede humana. A instrução era para que evocassem, ancorassem a energia masculina em si; para isso, fizeram algumas práticas. As mulheres, então, se aproximavam para olhar em seus olhos. Como os homens tendem a encarnar fisicamente mais a energia masculina, era uma maneira de elas sentirem como essa força as afetava. No momento seguinte os papéis se invertiam, com uma "parede de mulheres" canalizando a energia feminina perante eles. Cada um sentia de uma maneira. Houve os que choraram, os que sentiram medo, amor, raiva, vontade de pedir colo, aqueles que sequer conseguiam olhar nos olhos do outro. Então, cada um podia observar como essas energias estavam interagindo internamente.

O relacionamento entre essas duas polaridades não é estático. Não *somos* de um jeito, *estamos* desse jeito. Elas também se combinam e se expressam em intensidades diferentes ao longo da vida de cada um de nós, dos momentos que estamos vivendo. As mulheres, em especial, podem perceber como essas duas energias navegam nelas ao longo do ciclo menstrual – em algumas fases, nós estamos mais na energia masculina; em outras, mais na feminina. A fase da silvestre, por exemplo, tende a nos levar mais para a energia masculina, da ação, do foco e da realização. Já a fase da mãe tende a nos conduzir mais para a energia feminina, do receber, acolher, nutrir, sentir e fluir. Saber que ambas estão presentes, ora uma tendo mais ênfase, ora outra, evita a cristalização de quem somos e permite aprender a usufruir de cada força de acordo com a situação.

A energia feminina

O feminino é associado a características mais fluidas e flexíveis. É uma energia que acolhe, recebe, confia e colabora. Tem a ver com abertura e disponibilidade; menos regras e mais fluxo. É existir de acordo com o que se apresenta sem necessariamente guiar. É intuição, inspiração e conexão. Se pensarmos em formatos, é o redondo e o que se esparrama. Duas forças distintas que reúnem essas características são a da Mãe Terra, que é mais primitiva, nutre e tem força de gerar vida, e a da Mãe Divina, mais celestial, suave e acolhedora.

Feminino é, ao mesmo tempo, uma energia de luz e escuridão. Assim como a Lua brilha no seu esplendor, quando está cheia, no seu oposto, na fase Nova, ela também pode ser obscura e misteriosa. A energia feminina é ao mesmo tempo sensual, selvagem, destemida e até caótica – especialmente se não estiver em harmonia com o masculino.

A força feminina não é movida por metas e direcionamentos objetivos. Ao mesmo tempo que cultiva e dança em regozijo sensual, pode ser selvagem, destemida, caótica ou misteriosa. Pode ser a força curativa da natureza, a força doadora de vida, mas também a força da destruição para reabsorver aquilo a quem deu à luz.[2]

É o ambiente que oferece o cuidado e a nutrição, mas sem o controle. A terra não diz às plantas se devem nascer mais rápido ou devagar, se devem inclinar-se para a direita ou à esquerda; apenas existe com o

---
2   David Deida, norte-americano, autor de livros sobre relação sexual e espiritual entre homens e mulheres.

ambiente necessário, um ambiente úmido e fértil, para cada broto crescer a seu modo. Uma mulher grávida, um dos ápices do feminino, não diz ao seu bebê "agora desenvolva seu pulmão" ou "agora seu pâncreas". É um cuidado mais com o processo do que com o resultado, sem expectativas do vir a ser, dando aquilo que tem de melhor. Também é a representação do ciclo vida-morte-vida, porque é a força capaz de destruir, criando o vazio e o espaço para gestar o novo, para a regeneração.

Segundo o mitólogo norte-americano Joseph Campbell, a figura da deusa, reverenciada nas sociedades primitivas, surgiu porque a energia que dá origem às formas e as alimenta é essencialmente feminina. Havia uma associação entre a mulher que dava à luz e amamentava à terra que dava origem às plantas.[3] Sinto muito forte no meu corpo essa associação. Assim, o feminino dentro de cada um de nós tem relação com essa entrega, doação, capacidade de nutrição e amor incondicional a tudo que nasce de si.

O princípio feminino é a consciência que conserva a atitude de aceitação diante dos acontecimentos.[4] É a espera pela maturidade, com paciência e confiança no fluxo. É o que permite que o princípio criativo opere, aceitando e confiando nas forças postas em movimentos. **É o receber.**

A energia masculina

O masculino está relacionado à potência da ação. É uma força mais linear, a expansão com direção definida, o esforço e a conduta ativa. É também a sustentação e a firmeza. Pode ser compreendido metaforicamente como a figura do guardião que, ereto, observa e atinge um alvo se necessário. **É o que penetra.**

---

3   Campbell, Joseph. *O poder do mito.* São Paulo: Palas Athena, 1988, p. 184.
4   Pierrakos, Eva; Saly, Judith, op. cit. As autoras são responsáveis pela criação do método de desenvolvimento pessoal Pathwork.

Na natureza, o masculino é a semente que se firma, enraíza, cresce, cria um pequeno caule que aponta para fora e conquista o seu espaço entre as outras plantas. Enquanto essa semente se ancora e realiza seu potencial, a terra, que é o feminino, cuida, nutre, acolhe e dá força para que venham os galhos, flores e frutos.

O masculino é o princípio da ativação, o uso deliberado da força com uma finalidade específica, eliminando todos os obstáculos possíveis.[5] Está associado ao estilo do guerreiro/guerreira, do herói ou do visionário. Sua força é unidirecional e guiada por uma visão de liberdade.[6]

Interação e harmonia

As duas energias estão presentes dentro de cada indivíduo e o desenvolvimento pessoal passa por observar como elas estão interagindo – e se, de fato, há espaço para que ambas se manifestem. Tanto mulheres quanto homens têm seu feminino e masculino, cada um no seu tempo e manifestos em intensidades diferentes. Um homem com seus polos femininos e masculinos minimamente harmonizados é apenas capaz de agir e realizar, mas também pode acolher e permitir-se ser conduzido em muitas situações.

Considerando as diferentes fases do ciclo menstrual de uma mulher, por exemplo, há uma dança entre essas forças, que se manifestam mais ou menos a cada momento. Durante a lunação e a ovulação, o feminino tende a estar mais presente, com toda sua abertura, entrega, conexão, poder de nutrição, receptividade e intuição. A diferença é que na lunação a mulher torna-se propensa a estar mais conectada consigo mesma e com a sabedoria do universo, ao passo que, na ovulação, com o externo que a rodeia. Já durante as fases de transição, a pré-ovulação e a pré-lunação, o masculino realizador

---

5   Idem, p. 32.
6   Intimate Communion, de David Deida.

geralmente aparece com mais intensidade, primeiro guiando os projetos nos quais investir, depois as questões para as quais olhar e liberar no resguardo da lunação. São fases mais decisivas e intensas. Assim, é esperado que a manifestação desses dois aspectos varie de acordo com a Lua que está no céu, durante o mês, o ano ou os grandes ciclos da vida.

Há duas figuras das tradições orientais que representam esse balanço entre masculino e feminino, mostrando como um complementa o outro. A primeira é a união entre os deuses Shiva e Shakti. Shiva representa a personificação da consciência pura, a consciência universal, a energia masculina, e Shakti a personificação da energia pura, a criação, a energia feminina. Shakti existe espiralando na firmeza de Shiva, como uma serpente enrolada em um cajado. Um não pode existir sem o outro. Eles interagem e se complementam. A interação sexual desses dois polos resultou na criação do próprio Universo.

Há também a figura de lingam e yoni. Lingam é o símbolo do falo, do deus gerador, enquanto yoni é a vagina, a deusa, que pode ser penetrada. Contemplar esse símbolo, segundo Campbell, é contemplar o momento e o mistério gerador de toda a vida. "O símbolo que mais claramente representa o mistério do despejar da energia da vida, no campo do tempo, é do lingam e da yoni, os poderes masculino e feminino, em conjunção criativa."[7]

A cura de muitas questões do mundo contemporâneo, individuais e coletivas, passa por curar e harmonizar as duas energias. Nos meus atendimentos, deparo-me com muitos casos em que apenas uma dessas forças é valorizada, enquanto a outra está muito ferida, reprimida ou é expressa de forma pouco saudável, o que impede o acesso à potência do fluxo.

No caso do masculino ferido, há o excesso de controle e a busca da perfeição. Um masculino em desarmonia é uma das principais questões para muitas mulheres que me procuram. Manifesta-se num

---

7   Campbell, Joseph, op. cit., p. 186.

corpo bélico, tendendo para guerras e conflitos. Elas desejam trabalhar seu feminino, mas, nesses casos, o primeiro passo é começar o processo cuidando da energia masculina, olhando e curando essas feridas e deixando-a mais saudável e harmônica. Há também uma dificuldade de permitir a penetração – e isso não tem necessariamente a ver com sexo. Partindo da referência de yoni e lingam, a criação depende do espaço em yoni para a comunhão com lingam. Se alguém não se permite receber e acolher, seja o que vem de fora, seja o que está dentro, possivelmente precisa trabalhar seu feminino.

O masculino ferido vai para a guerra, para a agressividade incontrolavelmente destrutiva. Sua potência de realização é contaminada pela negatividade, por mágoas, decepções e conflitos mal resolvidos que transformam firmeza em rigidez, guardião em agressor. Percebo essa questão em alguns grupos extremistas, por exemplo. A causa que defendem é nobre, o que pedem é necessário para o mundo, mas há momentos em que sinto neles menos a vontade de encontrar um caminho de diálogo e conciliação e mais um impulso em direção ao confronto e um discurso violento, originário de muita mágoa e ressentimento com tudo que já aconteceu com relação à causa que defendem. Isso tudo não me parece ser o caminho para restabelecer o equilíbrio. Acredito num caminho pelo qual a mulher atua com sua energia feminina e masculina! Em que possamos ter diálogos honestos sobre as necessidades e as dificuldades de cada um e como encontrar uma maneira de todos acessarem sua potência.

No caso do feminino desarmonizado, alguns sintomas são a manipulação e a ansiedade, que geralmente surgem da não confiança no fluxo e no outro, e a vitimização, submissão excessiva, sinal de um feminino reprimido. Parte das mulheres é educada para dar conta, para calar-se diante de seus parceiros, para não manifestar sua potência. Com tanta pressão para se conformar, porém, como se esparramar? Como despertar o espiralar de Shakti?

Algumas mulheres a que atendi também não conseguem entrar em contato com o seu feminino e valorizá-lo porque o rejeitam, colocando-o como algo menos potente. Acompanhei o processo de uma mulher, por exemplo, que teve uma jornada fantástica de ressignificar essa energia. Quando criança, era classificada como alguém que tinha um jeito "moleque", arteira, aquela que não prendia os cabelos e não calçava sapato. Era tida como a agitada e, em geral, muito ativa. Com tudo isso – estas falas dos adultos que se instalam nas nossas memórias mais inconscientes –, não valorizava sua beleza e tinha aversão a brincar de bonecas. Relutava em cair nesse lugar de cuidar, nutrir e acolher, e era feminina do seu jeito. Durante a adolescência, evitou conviver com outras meninas. Gostava de ficar entre os garotos e, principalmente, os bichos. Sua principal referência era seu avô, que vivia na roça. Em geral, os adultos a rotulavam como rebelde.

Assim que se formou em Marketing, foi trabalhar com engenharia, em um ambiente dominado por homens. Viajava o Brasil para melhorar a relação entre os construtores e as incorporadoras. Era apaixonada pelo que fazia – e pelo poder que isso lhe trazia. Para se destacar em sua função usava toda a potência de sua energia masculina. "Era uma energia de tração e de força. Eu fazia sempre mais porque nunca estava bom o suficiente. Eu era um canhão e saía dando tiros certeiros", conta.

Aos 25 anos, porém, a empresa em que trabalhava quebrou, e ela sentiu o baque. Perdeu sua referência ao mesmo tempo que começou a se dar conta do tamanho do peso que tentava carregar nas costas. Teve uma crise de estafa e um herpes se manifestou no seu corpo, especialmente na sua vagina, a parte de seus órgãos femininos que recebe. Hoje, olhando para trás, interpreta esse momento como um convite de seu corpo para uma relação mais amorosa com seu feminino. Detalhe: nessa época, não tinha nenhuma relação com seu ciclo e sangue, algo que poderia ajudá-la a se conectar com seu feminino. Tirou férias e foi viajar de carro pela Califórnia. Lá, percebeu como estava vivendo no piloto automático. Queria encontrar uma nova forma de viver, mas não sabia por onde começar.

De volta a São Paulo, foi a um médico, que lhe recomendou ler o livro *O poder do agora*, de Eckhart Tolle (Sextante, 2002), um guia para a iluminação espiritual. Era um começo. Passou alguns dias em um *spa* holístico. Foi a uma Bênção do Útero, grupo de mulheres que conduzo nas Luas Cheias. Fez um retiro de três meses no Uruguai. No entanto, mexer pela primeira vez com suas emoções, de maneira tão profunda, foi como abrir a comporta de uma hidrelétrica. Nas terapias alternativas, é comum piorar antes de melhorar, já que entramos em contato com muitas energias que estavam antes paradas ou escondidas. Ela teve depressão por dois anos. Tinha ataques de pânico. Relutou em pedir ajuda. Quando resolveu encarar o problema, tomou remédios. Eles não a curaram. Buscou outros tratamentos tradicionais e alternativos.

A virada, no entanto, aconteceu quando conseguiu harmonizar suas energias. Fez um retiro de quatro dias com outras 62 mulheres. Potência pura do feminino. Por meio das dinâmicas e meditações, entrou em contato com os conceitos do sagrado feminino, deixou aflorar suas emoções, resgatou memórias de seu passado, chorou e esvaziou-se. Entregou-se ao grande ventre. Foi um momento decisivo para olhar para si mesma de outra maneira, com mais compaixão.

Aos poucos começou a se aceitar. Percebeu que o rótulo de rebeldia nada mais era do que a incapacidade de as pessoas ao seu redor – e dela própria – deixarem emergir a força de seu feminino selvagem. Ela era a própria Ártemis. Entendeu que não precisava escondê-lo, mas, sim, fazer as pazes com ele. Sua energia masculina era incrível, mas ela precisava também da sua outra parte. Do acolhimento, da expansão, da criação, da união e da intuição: "A reorganização desses dois lados me deixou em conexão total e eu não preciso mais olhar só para fora para saber aonde devo ir".

Tornar-se mulher passa
necessariamente pela harmonização
do feminino e do masculino, por
honrar essas duas forças.

E ainda passa pela harmonização dos arquétipos do feminino da donzela, da mãe e da anciã, cada um com sua energia predominante. Observar a si mesma é um caminho para compreendê-las, mas há também um enorme aprendizado se essa análise é feita a partir de uma relação a dois. Como essas energias se manifestam na interação com o outro? Quais são os arranjos possíveis quando há dois femininos e dois masculinos em jogo? O processo de cura pode acontecer a partir das diversas relações que temos na vida.

Fazendo pausas

Um elemento essencial para retomar o feminino saudável é criar pausas, um hábito que nossa sociedade moderna tende a abandonar cada dia mais. O feminino precisa de tempo e espaço para deixar morrer, esvaziar e ser capaz de nutrir novamente, mas criar intervalos "improdutivos" no século XXI requer coragem. Momentos para silenciar e repousar são julgados como dispensáveis neste mundo dominado pela energia masculina, de produção e realização material, quando na verdade são fundamentais para fortalecer a intuição e tomar decisões que tornam nossas vidas mais simples.[8] Acredito que parte do processo de se conectar com nosso feminino, com nossos ritmos internos, nosso útero e nossa lunação é aprender a fazer pausas.

Quantas vezes na semana você passa cinco minutos no sofá sem fazer nada? Sem mexer no celular, nas redes sociais, sem estar com os fones de ouvido na orelha ou com a televisão ligada? **Quantas vezes**

---

8   Tiwari, Maya, *Women's Power to Heal*, p. 37.

fecha o olho só para olhar para dentro e escutar o barulho dentro de si mesma? Quantas vezes toma um café ou um chá sem fazer mais nada a não ser sentir o sabor, a temperatura, a textura daquela bebida em suas mãos?

Não estamos acostumadas a esses momentos de silenciar e o mundo, como está hoje, só nos afasta deles. Muitos movimentos organizados por mulheres, inclusive, impõem um ritmo sem pausa, como se fosse preciso agir, fazer e realizar sem interrupção, o que vai totalmente contra nossa natureza cíclica. Tentando operar e se conformar a esse ritmo frenético, muitas adoecem ou ficam com seus sistemas ressecados. Entram em modo automático, deixam de sentir os pequenos prazeres. Precisamos relembrar a potência da pausa, para esvaziar e para nos reconectar com nossa essência.

Criando espaço para duas potências

Meu processo como mulher passou por observar minha relação com meus pais e meus filhos, mas especialmente marcante foi a transformação que vivi com meu marido. Logo após o nascimento de nosso segundo filho, mais um homem na família, vivemos uma crise profunda que teve origem em uma desarmonia entre nossos masculinos e femininos.

Por muito tempo, na nossa casa, eu vivi a rotina manifestando a potência do masculino. Era eu quem organizava, tomava as decisões, escolhia a direção. Agia, realizava e meu marido ficava em uma posição mais passiva, receptiva. Ele, que tinha seu lado masculino atuando na sua rotina profissional, estava confortável com esse arranjo na nossa relação. Chegou um momento, porém, em que eu não estava mais. Foi bom e importante termos vivido assim, mas as minhas necessidades mudaram e não queria mais ocupar este lugar, por mais potente que ele seja.

No entanto, a chegada de um filho homem mexeu comigo, como mulher, de forma diferente de como meu marido, como homem, experienciou aquele acontecimento. Eu me lembro de que, quando estava grávida, sentia-me muito plena, como se a presença dele não fosse tão importante como na primeira gestação. Durante o parto, me recordo de que João nem podia me tocar. Eu estava absoluta, como se a parte masculina de que eu precisava, dentro de mim, se sentisse contemplada pela presença do meu filho – e isso, depois fui compreender, mexeu muito com a gente.

Já para meu marido, a chegada do José e as responsabilidades com a nossa nova configuração familiar despertaram nele a vontade de assumir mais a energia do masculino na nossa relação. Depois de um tempo, ele mesmo conseguiu elaborar e me dizer que ter um filho o fez refletir muito sobre qual referência de homem ele gostaria de ser. Revisitou sua relação com seu pai e consigo mesmo até aquele momento e, no seu processo individual, foi dando conta de diversos padrões e comportamentos que escolheu, mas que não gostaria de perpetuar. Eu, por outro lado, resisti em abrir mão do controle e, quando fazia o movimento de me entregar um pouco mais, tinha dificuldade de aceitar o jeito dele de fazer as coisas. Queria controlar o que faríamos, para onde viajaríamos, como gastaríamos o nosso dinheiro, além dos horários das crianças, a comida, quem os estava levando à escola, onde passavam as tardes. Não dava abertura para ele ocupar esse espaço, o que o frustrava.

Ainda não sabia, mas, ao mesmo tempo que o privava de manifestar esse masculino, tirava de mim a oportunidade de nutrir meu feminino.

Segundo João, era como se eu estivesse guiando o ônibus da nossa vida até aquele momento e ele de repente quisesse trocar de lugar comigo, no meio da estrada. Precisávamos de um grande esforço, das duas partes, para reequilibrar nossa relação. A grande virada, para ele, aconteceu depois do meu acidente. Internada por mais de dois meses no hospital, eu perdi o controle de tudo. Fui interditada literalmente. Para João, foi um sinal e ele não hesitou em atender ao chamado. Era como se a vida lhe dissesse: "Você não queria as rédeas para comandar? Aqui estão todas elas para você assumir de vez". Eu fui tirada totalmente de cena. O lugar do motorista, enfim, ficou vago para ele assumir sem hesitar. E eu nem copilota conseguia ser.

Passado o momento mais dramático pós-acidente, voltamos a partilhar aos poucos algumas rédeas, mas desta vez João estava mais confortável em seu lugar masculino, de um alicerce firme. Eu, por outro lado, aprendi (aliás, sigo aprendendo desde então) a receber, a ceder controle e ter a possibilidade de ser mais guiada por esse fluxo do feminino. Comecei a compreender que **a cura das mulheres passa não só por cuidar de si, mas por honrar os outros, suas forças e necessidades**.

A nossa preferência por parceiros muda ao longo da vida: ora queremos alguém que nos ame de maneira mais feminina, ora mais masculina.[9] Da mesma forma, internamente vibramos uma energia mais feminina, masculina ou neutra. Uma mulher cuja essência esteja mais feminina, por exemplo, tende a se incomodar com seu parceiro se ele manifestar indecisão e não assumir a liderança a maior parte do tempo. É a harmonia das polaridades. Num exemplo prático, se ele não for capaz de escolher o restaurante do jantar, ela ficará frustrada. Sua essência feminina quer sentir a energia masculina, sua presença, direção e paixão. E vice-versa. Se você é uma mulher cuja essência está mais no masculino, ficará confortável com um homem que seguirá fluindo

---

9   Intimate Communion de David Deida.

atrás de você. E está tudo certo. Ambas as situações são saudáveis, depende do que a sua alma almeja e de que ela necessita.

A dificuldade desses arranjos de energia numa relação a dois está em abrir mão da necessidade de ser tudo a todo tempo. Permitir essa possibilidade camaleônica de ser ora mais feminino, ora mais masculino. Fazendo um paralelo com as posições sexuais, não precisa estar sempre um em cima e outro embaixo. Isso varia de acordo com os desejos do dia, as fases da vida, os aprendizados com o prazer. Não existe uma preferência absoluta, mas, sim, o melhor para cada momento.

Outro grande desafio é compreender que **dois indivíduos podem brilhar ao mesmo tempo, deixando a potência de cada um emergir em conjunto**. Percebo muitas pessoas – e me incluo nesse grupo – com uma crença limitadora de que dar espaço ao outro é perder o seu próprio, que um só ganha quando o outro perde. Costumo dizer aos meus filhos: para você ser bom, o outro não precisa ser ruim.

Quando o parceiro ou parceira começa a brilhar demais, mostrar sua potência e vibrar com uma nova energia, pode ser ameaçador. Surgem dúvidas sobre como se comportar, um certo desconforto para respeitar esse novo espaço, ciúme e questionamentos sobre os caminhos possíveis para a relação. É uma vontade de se autoafirmar, como se o processo de descoberta do poder do outro diminuísse o seu. Naturalmente, aqui, acessamos as nossas dores de infância.

No entanto, a cura acontece por meio da inclusão. Todo mundo pode ser potente e se desenvolver na união, como se um elevasse o outro cada vez mais. Acreditamos que ganhamos poder competindo, mas vejo absolutamente o oposto: poder se ganha junto, por meio do relacionamento. Tratar o outro como pequeno, inferior e incapaz, mesmo inconscientemente, pode conceder a ilusão de um poder imediato, mas no longo prazo só torna a convivência mais tóxica. O equilíbrio está em aprender a conviver com outras pessoas tão fortes quanto você, sendo elas homens ou mulheres, aceitando as potências sem que venha à tona um sentimento de ameaça. Afinal, a potência real vem de dentro, e vindo de dentro não precisa de comparações.

Como a maior parte das mulheres a que atendi e as minhas experiências pessoais refletem relações heterossexuais, para mim, é muito forte a relação do homem e da mulher como um caminho de despertar. Isso não quer dizer que o desenvolvimento a dois não aconteça em casais homossexuais. Acredito muito que sim, e ainda quero aprofundar isso em uma nova pesquisa, especialmente no universo feminino.

Principalmente entre as mulheres, há um medo de que dar potência para os homens possa reprimi-las novamente. Por todo o nosso histórico de paternalismo e legado de submissão, ter um homem poderoso ao lado muitas vezes é sentido como uma ameaça. De certa maneira, há um movimento de tomar o poder e não largar mais (masculino ferido) para evitar que alguém volte a mandar em nós. É uma ferida ainda aberta e universal, para a qual precisamos olhar com muito carinho e cuidado.

A consequência disso é que as mulheres tendem a controlar muito e se soltar pouco. Queremos manter a relação dando ordens: "Faz isso, faz desse jeito". Com isso, criamos muitas expectativas, o que torna o ambiente mais intoxicado ainda. Parte do meu trabalho é ressignificar essa crença, porque não precisa ser assim. Ganhar essa nova consciência passa por curar o lado masculino de nós mulheres (para diminuir essa necessidade de controle e aumentar a nossa confiança) e permitir que cuidemos do nosso feminino (mais conectadas com o fluxo e com nossa intuição instintiva e natural). Também demanda **descobrirmos que ter mais alguém tomando decisões no relacionamento e ganhando relevância não significa necessariamente abrir mão da sua potência e da sua voz.** Temos que desmanchar essa crença de que, para a mulher ter voz, o homem precisa se calar – e vice-versa, é claro. É lindo quando os dois podem se expressar, com respeito, e percebemos uma composição mais potente.

Na briga com o paternalismo, movemos demais o pêndulo para o lado oposto, esquecendo de honrar a presença dos homens. Pensando no trabalho com o sagrado feminino, assim como o útero é uma fonte de energia e sabedoria, na mitologia também existe a figura do falo de ouro e a potência do sexo masculino. Um não é melhor do que o outro e todos têm suas forças e fragilidades.

Podemos voltar a criar uma presença harmônica e sadia, sem menosprezar as iniciativas do outro. Em casais com filhos, é comum ver a mãe criticando o jeito de o pai trocar a fralda ou escolher a roupa, por exemplo. No entanto, se ele não pode fazer do seu jeito, que motivação terá para realizar essa tarefa? Atendi a uma mulher que tinha três filhos e organizava tudo dentro de casa. Chegou ao nosso primeiro atendimento reclamando que o marido não fazia nada. Ela iniciou contando que pedia ajuda a ele, mas não tinha retorno. Há muitas mulheres que se sentem assim e, diante disso, sugiro um questionamento. Em que momento esse homem está sendo escutado? Ele tem a oportunidade de expressar as próprias vontades e desejos de vez em quando? Quando expressa, sua fala é levada em consideração ou você já sai atacando ou se defendendo? É preciso considerar não só o jeito de fazer do outro, como sua opinião sobre o que é prioridade e o que é prazeroso. Não estou defendendo esses comportamentos de alguns homens, mas somente trazendo a responsabilidade para a gente também, pois acusar não irá solucionar nada.

Essa necessidade de controle, principalmente na maternidade, é também uma sombra do feminino. É a Deméter ferida. O controle também pode esconder as reais necessidades da mulher. Como ela realmente quer que seu companheiro contribua? Ela de fato precisa de uma ajuda operacional e ficará satisfeita se ele assumir algumas de suas tarefas ou, na verdade, esse pedido esconde algo a ser elaborado, como o fato de ela querer colo e ser cuidada? Muitas vezes, um momento sozinha, uma risada, um carinho resolvem mais do que muitas fraldas trocadas.

Há muitas relações em que a potência de um silencia a do outro. Coisa rara é encontrar parceiros que suportem a dinâmica de crescer junto, que entendam que um faz parte do crescimento do outro e que honrem a presença do companheiro como parte. Com o tempo, isso se torna muito mais interessante do que ter alguém dominando a relação sozinho, ou a mulher ou o homem. **Em parceria somos muito mais potentes. E parceria significa respeito, escuta, diálogo.** Nem sempre podemos abrir mão do nosso ponto de vista, mas podemos respeitar o do outro quando este é colocado com respeito.

O outro também pode ser um espelho. Podemos usar as relações para perceber o que precisamos olhar em nós. Por exemplo: se a acomodação dele me incomoda, onde eu estou acomodada? Sempre gosto desse exercício de olhar para mim, a partir dos meus incômodos com o outro e sem o responsabilizar diretamente pelas minhas insatisfações. Claro que o outro também pode fazer sua lição de casa para se desenvolver, mas só podemos responder por nós mesmas.

Vivendo em parceria

No livro *Mulheres que correm com os lobos* – do qual recomendo a leitura completa –, a analista junguiana Clarissa Pinkola Estés conta o mito da Mulher-Esqueleto, que de uma maneira muito bonita fala sobre a união de um homem e uma mulher. Segue aqui um resumo desse mito.

Certo dia, uma moça fez algo que seu pai não aprovava. Então, ele a levou à beira de um penhasco e a atirou ao mar – já começa aí a origem do poder masculino. Tempos depois, um pescador passou pela baía e fisgou o esqueleto da jovem. Acreditando se tratar de um peixe, lutou para puxá-lo, mas sua linha só se enroscava mais nos ossos. Quando percebeu o resultado de sua caça, deu um grito de espanto e remou até a praia. Correu para seu iglu, mas a Mulher-Esqueleto o acompanhou.

Resignado, começou a soltar a linha de pesca de seu corpo e cobriu-a com peles para aquecê-la. Dormiu e, enquanto sonhava, uma lágrima escapou de seus olhos. A Mulher-Esqueleto sentiu uma sede repentina e bebeu a lágrima. Deitou-se ao seu lado e retirou-lhe o coração do peito. Começou a batucar e cantar, e seu corpo lentamente se revestiu de carne. Enfiou-se na cama com o pescador e devolveu seu coração. Acordaram abraçados.

Há diversas reflexões sobre relacionamentos que surgem a partir da história da Mulher-Esqueleto. Uma delas é que o ciclo de vida-morte-vida está presente em um relacionamento amoroso. É preciso ter intimidade com esse balanço e saber que os altos e baixos, a solidão e a união, a alegria e a tristeza fazem parte de qualquer relacionamento. Quando os parceiros são capazes de compreender essa natureza como uma continuidade e a força geradora de um amor resistente, conseguem encarar a Mulher-Esqueleto no relacionamento. Como ela mesma diz: a morte não é um mal, mas uma divindade. Juntos, os dois se fortalecem. Ou seja, uma parceria não é feita só de momentos gostosos e de luz. Ela também precisa dos momentos desafiadores e escuros para evoluir. A questão é como lidamos com os momentos desafiadores, já que a maior parte de nossa formação foi guiada pelo mito da felicidade eterna.

O ato de desembaraçar a Mulher-Esqueleto também é uma metáfora da compreensão de que o amor não é apenas beleza, plenitude e realização. É ao mesmo tempo trevas e abismo, mas aí também podem ser encontradas novas formas e a possibilidade de regeneração. Apesar de pescar um esqueleto, algo diferente do que ele planejaria acontece, tanto para sua caça do dia como um caminho para encontrar uma companheira; assim, esse homem decide cuidar dela e entrega seu coração a ela. Mais do que isso, ela então aceita recebê-lo – muitas vezes, mesmo o outro entregando, a mulher não consegue receber. Quando faz isso, torna-se uma força e uma inspiração. A lágrima do pescador é uma manifestação de sua fragilidade, do feminino que há nele. A Mulher-Esqueleto ressurge com seu sopro, mostrando a força da união do feminino e do masculino. A união de seus corpos, sua relação carnal, é o último estágio desse encontro.

Esse conto é uma imagem poderosa dessa comunhão. Em uma relação como o casamento, um dá força ao outro, um torna o outro mais potente, um faz parte do sucesso do outro. E isso, na vida prática, não significa ter uma de família de propaganda de margarina. Não é um conto de fadas, como aprendemos desde meninas. Muitas mulheres precisam, inclusive, descontruir essa imagem do príncipe e da princesa.

> O suporte e as demonstrações de amor vêm junto com o questionamento, o confronto, as chamadas para a realidade.

As dúvidas e a discordância fazem parte do pacote de uma verdadeira parceria e, se conduzidas com amorosidade e respeito, não serão confundidas com competição.

O casamento pode ser encarado como um reflexo do masculino e do feminino que existe em nós e como uma oportunidade de entrar em contato com aquilo que precisamos desenvolver. Por meio das relações, do convívio com o outro, somos despertados para nossas próprias questões e estimulados a trabalhá-las.

Uma jornada de despertar a dois

Sophie Bashford, escritora e professora de Sagrado Feminino, escreveu no início de seu livro *You Are a Goddess* (p. 1) sobre essa interação a partir de uma relação provocativa e não submissa. Por meio de uma mulher desperta, segundo ela, um homem pode embarcar em uma jornada de descobertas, mas que não será calma nem reconfortante o tempo todo.

> Se escolher amar uma mulher desperta, entenda que estará entrando em um território radical e exigente. Se escolher amar uma mulher desperta, não poderá continuar adormecido. Se escolher amar uma mulher desperta cada parte da sua alma será despertada, não apenas seus órgãos sexuais ou seu coração. Francamente, se prefere uma vida normal, siga com uma mulher normal. Se deseja uma vida dócil, encontre uma mulher que decidiu se permitir ser domesticada. Se deseja apenas mergulhar o dedo do pé nas águas correntes de Shakti, mantenha-se com uma mulher correta, que ainda não mergulhou na fúria do oceano do sagrado feminino. É confortável amar uma mulher que ainda não ativou seus poderes sagrados internos, porque ela não te provoca. Ela não te desafia. Ela não te pressiona para se tornar a melhor versão de você. Ela não acordará as partes esquecidas e anestesiadas do seu espírito pedindo que se lembre de que há mais nesta vida do que isso.

Acredito que a mulher na sociedade moderna tem um papel de ajudar a transformar meninos em homens, como companheiros e como mães. Os garotos perderam seus rituais de passagem para o amadurecimento e criamos uma dinâmica familiar em que as mães superprotegem seus filhos. Uma mulher desperta para suas questões, disponível para apoiar o crescimento de seu companheiro, pode ter esse papel de estimular que ele assuma mais responsabilidades, que seja firme para tomar decisões e encare seus desdobramentos e aceite o desafio de lidar com seus medos e emoções. Pode fazer a mesma coisa com seus filhos homens, incentivando-os a serem independentes e procurarem seus próprios caminhos em vez de uma relação de dependência em suas mães ou esposas. Esse processo de amadurecimento passa pela etapa de as mães deixarem seus filhos irem para o mundo, sozinhos, incentivando-os a também embarcarem em uma jornada de reflexão e autoconhecimento. É desafiador e ao mesmo tempo maravilhoso uma mãe permitir que seu filho se torne um homem, e não seu eterno menino.

Para o monge Anandamoy, da ordem monástica da Self-Realization Fellowship,

> o homem pode fazer aflorar a razão oculta na mulher e a mulher pode ajudar o homem a descobrir sua sensibilidade.

Não que a mulher seja irracional ou que o homem não tenha sentimentos, mas quando ambos estão "plenamente realizados ajudam-se mutuamente a desenvolver a razão perfeita e o perfeito sentimento".[10]

O verdadeiro companheirismo, para Anandamoy (com o qual eu concordo), só pode florescer no solo do respeito mútuo, da admiração, do apreço, da lealdade, da cortesia e do desejo recíproco de partilhar o que cada um tem de melhor. Sobre essas bases, um coloca-se em harmonia com o outro sem sacrificar o que há de singular em sua individualidade.[11]

No livro supracitado, o monge mostra o matrimônio como parte do caminho espiritual, dizendo que a união entre as pessoas não é apenas um instinto humano limitado, mas, sim, uma força universal em direção à Consciência Única, que foi fragmentada.

> O oceano do Espírito produziu as "ondas" de todas as coisas criadas, no caso os seres humanos. E as ondas querem novamente unificar-se ao oceano. [...] O casamento é uma fase

---

10 Anandamoy. *O casamento espiritual*, p. 11.
11 Anandamoy, op. cit., p. 53.

muito importante no processo global de reunificação com o oceano do Espírito.

Há uma imagem presente nos mitos gregos chamada *hieros gamos*, que representa uma união sagrada entre poderes que estabelecem a ordem e o sistema,[12] a união sexual, de forma ritual ou simbólica, entre um deus e uma deusa. Gosto de olhar o *hieros gamos* como a união das polaridades femininas e masculinas representando a unidade dentro de nós mesmos, mostrando potencial da integração. Os rituais relacionados ao *hieros gamos* envolviam a relação de um casal como um caminho para garantir a fertilidade da terra, a prosperidade da comunidade e a continuação do cosmos.[13] Apesar de estarem relacionados às antigas sociedades agrárias, esses rituais são uma representação do casamento como eu o vejo: **dois seres diferentes que, com seu potencial individual, reúnem-se como um só e contribuem para o ciclo da criação.**

Rotina a dois: fortalecendo vínculos no longo prazo

Num trabalho de aprofundamento, organizei uma série de encontros com algumas mulheres. Nós nos reunimos durante vários meses. Eu conduzia a dinâmica e elas traziam à tona suas questões mais íntimas e profundas. No quarto Círculo, logo no início da conversa, entrou na sala uma mulher que não participava do grupo. Era amiga de uma das participantes e, por isso, se sentiu à vontade para entrar.

---

12 Papastamati, Styliani. Gamos *in Archaic and Classical Greek Poetry – Theme, Ritual and Metaphor*. Tese de Doutorado em Filosofia. Londres: University College London, 2012. Disponível em: http://discovery.ucl.ac.uk/1389425/1/Styliani%20Papastamati%20Final%20Copy.pdf. Acesso em: 31 maio 2020.
13 *Hieros Gamos*. Encyclopaedia Britannica, s.d. Disponível em: https://www.britannica.com/topic/hieros-gamos. Acesso em: 31 maio 2020.

Estava sendo atendida por outro profissional no mesmo espaço, mas ao final de sua terapia sentiu vontade de ficar conosco. Pediu licença. Eu a acolhi e sugeri que se sentasse o conosco. Sentiu toda a energia que ali fluía e se emocionou. Estava aflita, chorou. Cantou uma música e compartilhou o seu medo. Ela disse: "Vou me casar neste final de semana e estou com muito medo. Tenho medo de me perder, de me arrepender, de ficar pesado". Tinha medos – alguns dos quais todas nós conhecíamos muito bem.

O casamento, de fato, é um grande compromisso. É uma responsabilidade que causa frio na barriga e traz consigo muitas dúvidas. É uma aposta de longo prazo diante da qual hesitamos. Mais do que isso: é uma união que todos os entendidos do assunto, por pesquisa ou experiência própria, garantem ser de difícil manutenção. Assim, o medo se justifica, só que, diante de tantos relacionamentos idealizados e da promessa do felizes para sempre, não costumamos verbalizá-lo. O depoimento dessa mulher nesse encontro, portanto, foi lindo e curador para todas nós, que pudemos, ao longo do trabalho, nos abrir de maneira honesta em relação a esse tema.

Reforço minha crença de que o casamento é um caminho de descobertas e uma aventura nos planos físico, mental, emocional e espiritual. No entanto, só é possível se relacionar com sua potência se enxergamos também as suas sombras – e falarmos sobre elas, com o parceiro e outras pessoas. Nesse dia, as mulheres falaram sobre suas próprias inquietações. O medo de passar por cima do companheiro. A falta de acolhimento dentro de casa. A impossibilidade de manifestar sua intuição e sua potência. O desafio de ser quem é, colocando suas vontades e desejos na relação. A dúvida sobre ter filhos. A dificuldade de ser assertiva na relação. O pouco prazer presente na relação após um tempo. Quem nunca sentiu ao menos uma dessas coisas?

Entrar em contato com esses sentimentos e permitir que eles existam é uma das maneiras de criar uma rotina, principalmente emocional, saudável em um relacionamento. Simular que está sempre tudo bem e evitar lidar com os problemas eventualmente causará uma explosão emocional. E isso vale para os incômodos mais triviais.

Eu mesma, durante um dos picos do meu processo de autoconhecimento, decidi mudar minha rotina de alimentação. E isso incluía abdicar de toda bebida alcoólica. Meu marido respeitou minha decisão, pois sabia o quanto minhas novas práticas estavam me ajudando no processo de me descobrir cada vez mais profundamente. No entanto, depois de alguns meses, em uma conversa sobre nossa relação e tudo que estava incomodando um e outro, ele disse que esse meu radicalismo (assim ele enxergava) começou a incomodá-lo. Chegou a verbalizar: "Eu prefiro a Maria de antes, acho que quero ela de volta". Tive que contar para ele que isso não seria possível, não só porque eu não queria, mas também porque não conseguiria voltar para o lugar de antes. "Mas do que você sente falta?", perguntei. Então, ele conseguiu expressar que sentia falta de sentarmos juntos e curtir uma noite descontraída. Tomou coragem para trazer o assunto à tona. "Eu te apoio, mas estou achando isso muito chato. Por que a gente não pode sair para tomar uma cerveja e dar umas risadas?", provocou. Na hora, não respondi e nem aceitei o convite implícito, mas a necessidade dele com tanto respeito e verdade me despertou para questionar minha rigidez. De fato, uma cerveja não seria capaz de subverter meu caminho de busca espiritual, concluí. Semanas depois, as crianças foram dormir na avó e o surpreendi. Fui buscá-lo no escritório de surpresa, voltamos a pé para casa e paramos num boteco no caminho. Tivemos juntos uma noite ótima, ele se sentindo acompanhado na sua cervejinha e eu também curtindo aquele momento! Redescobri que a partir do diálogo poderia descontrair sem ferir meus novos valores e cuidar das necessidades do outro. Em outras vezes ele atendeu às minhas necessidades, quando pedia mais tempo para mim, por exemplo.

A maneira transparente como ele expressou sua necessidade fez toda a diferença. O João sabia o que estava sentindo e a origem do problema. Em muitos casais, faltam justamente esse diálogo e honestidade. Nós muitas vezes ainda caímos neste padrão, mas descobrir essa possibilidade nos abriu muitas portas e possibilidade de uma real parceria e união.

Cada um precisa falar de maneira direta o que deseja e quais são suas necessidades.

Em muitas situações as pessoas tentam resolver seus conflitos internos dando indiretas, esperando que o outro adivinhe o que está acontecendo com elas. Quando querem atenção e colo, por exemplo, em vez de dizer isso em voz alta, brigam porque o outro chegou mais tarde do que o prometido em casa. Na verdade, o problema não é o atraso. É o fato de que tinham a expectativa de ter um tempo a dois, mas ficaram sós. Um bom exercício para se fazer a dois é sentar-se, conectar-se num campo amoroso e com respeito perguntar um ao outro: "Como eu posso te apoiar no que você deseja ou necessita?", "Como você pode me apoiar no que quero e preciso agora?".

Por conta dessa dificuldade de diálogo, muitas vezes responsabilizamos o outro por nossas insatisfações. Como se fosse obrigação de ele adivinhar nossos pensamentos e o caminho para nos fazer feliz. Não comunicamos nossas expectativas e apontamos o dedo, uma ótima maneira de começar uma briga.

Uma amiga empresária, casada por mais de quinze anos e mãe de três filhos, diz que nos momentos em que se sente desconectada de seu marido procura nutrir o vínculo começando sempre por uma conversa. Fala o que está sentindo, do que precisa, o que tem para dar naquele momento. E seu parceiro faz o mesmo, para que entendam o que estão vivendo. Só depois é que decidem como lidar com cada situação. Ela conta que nos primeiros anos de relacionamento explodia ou esperava passar. Aprendeu com o tempo (e com o acúmulo de frustrações) que era preciso prestar atenção a esses períodos de desconexão e fazer um esforço para fechar as lacunas. Por exemplo, reservar uma noite quando percebia que estava havia muitos dias sem um tempo a dois. Achar esse espaço para estar junto, transar, jantar, rir, ver um filme, seja lá o se deseja fazer a dois, com prazer.

Uma paciente compartilhou a seguinte história:

> Estamos juntos há oito anos e, nessa reconexão com meu marido após o nascimento da nossa filha, fui vendo a gente se distanciar. Cada um cuidando de si, ele vai pedalar, faz seu trabalho, e eu o meu. Aí me perguntei: se ele se nutre das suas coisas sozinho e eu me nutro das minhas sozinha, e damos conta das responsabilidades de mãe e pai, onde a gente se encontra como homem e mulher? Depois desta conversa, pedi na minha última lunação para me abrir. Não estava conseguindo me reconectar com ele na minha sexualidade e achava que nunca mais ia conseguir. Na verdade, não estava conseguindo nem me reconectar comigo mesma. Certo dia, saí para encontrar minhas amigas, me divertir. Ao voltar para casa às duas da manhã, não me coloquei muitas regras e de fato me respeitei e me abri. Lembro-me de ir para cima dele. Nos amamos muito e sinto que houve uma reconexão. "Nossa, onde você estava?", ele me perguntou. E a partir desse dia vi que estava agora num lugar interno diferente. Hoje entendo que nossa relação é e precisa ser sempre ressignificada. E a minha abertura e não julgamento do medo ou dos meus desejos me ajudaram.

Lembro-me de um final de semana em que passei o sábado cuidando sozinha dos meus três filhos. Eu vinha de uma semana exausta, meu marido tinha viajado por dez dias e o que eu mais queria era delegar um pouco as crianças e ficar sozinha ou a sós com ele. No domingo, saímos todos juntos para almoçar e minha irritação só aumentava. Já estava brigando à toa. Quando cheguei em casa, me sentei no sofá e pedi: "Eu quero vinte minutos sem ninguém chamar 'mamãe'". A mudança foi imediata. Meu marido pegou os mais velhos, que também queriam matar a saudade do pai, e os levou para dar uma volta. Quando retornou, eu já estava mais calma. Com os pequenos acolhidos e entretidos, conseguimos ficar os dois sozinhos um tempo, cuidando do que nos dá prazer. No entanto, o que seria daquele domingo se eu não tivesse dito claramente do que estava precisando, por mais dura que minha fala tenha sido? Provavelmente, teríamos todos brigado e dormiríamos irritados.

Percebo que muitas mulheres silenciam por medo de falar o que pensam, de magoar o outro ou simplesmente por não se sentirem à vontade para compartilhar suas necessidades, ou ainda porque elas têm dificuldade de acessar o que precisam. Algumas encontram uma fuga. Dedicam-se excessivamente aos filhos, à casa, ao trabalho, aos pais doentes e a qualquer outra demanda só para evitar olhar para o casamento.

Apesar da boca calada, porém, a mente e o coração nunca param de pensar e sentir.

Porque não conseguem dar vasão ao que está dentro, é comum que essas mulheres fiquem doentes. Não conseguem dizer o que precisam. Guardam dentro de si e deixam escondidas suas necessidades.

Claro que dizer "vinte minutos sem chamar 'mamãe'" é muito mais simples do que falar sobre necessidades como a dúvida sobre ter filhos, a dor de um abuso, a dificuldade de se relacionar com a sogra ou a vontade de fazer sexo com mais (ou menos) frequência. No entanto, resgatar o prazer e a coragem de olhar para todas as questões, sejam elas rotineiras ou dilemas existenciais, é uma das maneiras mais eficientes que conheço de manter um casamento vivo e potente. Delegar a responsabilidade ou deixar os assuntos difíceis para depois pode afastar as pessoas.

Uma mulher a que atendi exercia muito a energia masculina em casa. Sentia falta de ser mais cuidada e, ao mesmo tempo, queria poder fazer mais atividades sem o seu marido, como participar de eventos de gastronomia dos quais se nutria. Eles não tinham filhos. De maneira indireta, ele diminuía a importância de suas vontades, sugerindo que assumisse menos compromissos. No fundo, ela sentia que isso era um problema e se percebia sufocada, mas, em vez de lidar com a questão e ser assertiva em suas necessidades, deixava passar. Não admitia a crise.

Até o dia em que um rapaz sedutor apareceu em sua vida. Foi um drama clássico: ele lhe dava a atenção e os carinhos que não recebia em casa. Ela sentia-se mais mulher com ele. Era um alívio para seu sufoco e um espaço para desabrochar. Depois de alguns meses, percebeu que, na verdade, só havia ampliado a crise. Mudou de homem. Seu amante também se mostrou manipulador e abusivo. Suas relações, dentro e fora de casa, viraram um caos. Ela se separou do marido, mas mais de um ano se passou até que tivesse força emocional para encerrar a história com o amante. Essa relação difícil resultou em um despertar, pois durante esse processo ela começou um processo de autoconhecimento e entrou em contato com sua energia feminina. O caminho que trilhou, porém, foi o mais difícil do que poderia ter sido se ela tivesse olhado antes e voluntariamente para as próprias insatisfações e necessidades. Mas a vida é assim, nos traz aquilo de que precisamos da forma que conseguimos escutar.

Muitas vezes, a falta de clareza dá espaço para a imaginação do outro.[14] Em vez de uma pessoa se relacionar com a outra considerando o que ela de fato é ou pensa, é comum interagir com base em suposições. Quem nunca chegou em casa com vontade de fazer sexo, foi dispensado e ficou criando dezenas de hipóteses sobre a rejeição? Na verdade, a resposta pode ser tão simples quanto: "Hoje eu não

---

14 Fala que escutei numa conversa com Carolina Nalon, especialista em Comunicação Não Violenta e coach.

estou com vontade". No entanto, a pessoa que alimentou a expectativa durante um dia inteiro fica tão frustrada que começa a pensar em todas as explicações para ter levado um "não". *Ele/a tem outra/o? Será que não sente mais desejo por mim? Está chateado com algo que fiz?*

> O diálogo honesto tem o poder de dissolver a nuvem de hipóteses e deixar todo mundo mais tranquilo.

As inseguranças que impedem as pessoas de conversarem sobre suas vontades podem fazê-las reféns. Em vez de nos tornarmos o casal que gostaríamos, vivemos de acordo com pactos e padrões criados pelo hábito ou pela influência externa. **Cristalizamos comportamentos em vez de construirmos algo genuíno.** Um exemplo clássico é a pessoa que deixa de viajar sozinha depois de se casar. Talvez esse combinado nunca tenha sido feito verbalmente, mas é tão recorrente que ninguém questiona, mesmo quando gera um incômodo. Por essa razão, é importante de vez em quando rever a dinâmica do casamento: "O que aprendi sobre ser um casal? Quais padrões estabeleci? Mas o que eu gostaria de ser? Em que tipo de relacionamento quero estar? O que não funciona mais e quero mudar? O que estamos construindo juntos?". Essas perguntas podem ser feitas pelos dois e resultar em novos acordos ao longo do tempo.

Em um casamento é também fundamental ter tempo para ficar junto. Parece óbvio, mas muitos casais simplesmente não têm – como no caso do barzinho. Compartilhar momentos que não sejam apenas de cumprir tarefas ou resolver os problemas do dia a dia, mas, sim, encontros como são aqueles típicos do início do namoro, de simplesmente estar na companhia do outro e falar sobre qualquer assunto com leveza. Muitas mulheres e homens vão buscar diversão fora de casa porque simplesmente não encontram em seus lares esses momentos gostosos de convivência. Há apenas cobrança e obrigações. Claro, temos que nos nutrir de outras relações, não só o casamento, afinal colocar tudo numa mesma panela vai gerar explosão, mas o alerta é: quando essas outras relações se sobrepõem ao casamento, ele naturalmente vai sendo minado e às vezes nem brasa sobra para reacender o fogo.

Acredito que faz parte de uma rotina saudável criar esse tempo a dois, se isso for desejado, mesmo que em algum momento seja preciso estabelecer horários para isso. Porque, na correria – principalmente quando se tem filhos –, há o risco de deixar sempre para depois. Tomar decisões e conversar sobre as necessidades mundanas de gestão de uma família é importante, mas transformar cada minuto juntos em um momento para despachar torna qualquer relação chata. Ter um espaço de escuta mútua para os dilemas mais complexos, portanto, é essencial. E ter momentos de prazer e diversão é mais fundamental ainda.

Também é importante se questionar de tempos em tempos sobre momentos de prazer. Como estamos sentindo prazer? Quando? Vejo muitas relações que se deterioram porque a vida vai deixando de ter momentos prazerosos, vai ficando enrijecida, rígida e ressecada. E não me refiro apenas ao sexo. Há quem sinta esse êxtase comendo, viajando, saindo com amigos, dançando, praticando uma atividade física – mas nos esquecemos de incluir a diversão em nossa rotina. Como nossa tendência é reprimir o prazer como um todo, quando ele não está sendo nutrido na vida a dois a tendência é que a corda se rompa de maneira radical. Ou seja, se não há prazer na rotina e na relação, a saída muitas vezes é encontrar um amante, que nos permite liberar o prazer com a mesma intensidade que o reprimimos. Veja só, não estou dizendo que não podemos ter prazer sexual com outras pessoas, é saudável, mas, sim, que vale termos consciência dos impulsos que nos levam a isso.

O amante também pode ocupar o espaço do mistério e da aventura – e o mistério é um elemento fundamental para estimular nosso desejo. Como diz Esther Perel, terapeuta especialista em relacionamentos e sexualidade, autora do livro *Sexo no cativeiro*, no casamento as pessoas tentam conciliar dois tipos de necessidades: a segurança e o desejo, a conexão e a separação. No entanto, é um equilíbrio difícil, por isso é comum que a vida a dois dê conta de apenas uma dessas necessidades, o que nos leva a buscar o complemento fora de casa. Entendo que essa integração está diretamente relacionada ao trabalho de harmonizar nosso feminino e masculino. O feminino é a energia da entrega, do amor mais profundo, enquanto o masculino está relacionado à conquista da liberdade. Se precisamos de conexão (energia feminina) e separação (energia masculina) ao mesmo tempo, devemos sair das relações preestabelecidas para experimentar ao lado do parceiro que escolhemos, ou não, como essas necessidades se arranjam, como fazemos isso e somos acolhidas naquilo de que precisamos. Entender como manter o desejo aceso ao mesmo tempo que cultivamos um ambiente seguro e de cumplicidade é o grande desafio dos casais.

Assim como acredito em todo o esforço necessário para nutrir uma relação, estou certa de que **a comunhão também é um estado de conexão**. Uma sintonia que simplesmente existe e prescinde o árduo trabalho da construção. O casamento precisa dessa força mais sutil, desse vínculo que é sentido, e não forçado; para isso, porém, precisa encontrar tempo e espaço para se manifestar e nutrir.

Em nosso mundo tão orientado para o realizar, silenciar, sentir e permitir que a união encontre seu caminho sem nenhuma iniciativa é um desafio que precisa ser encarado.

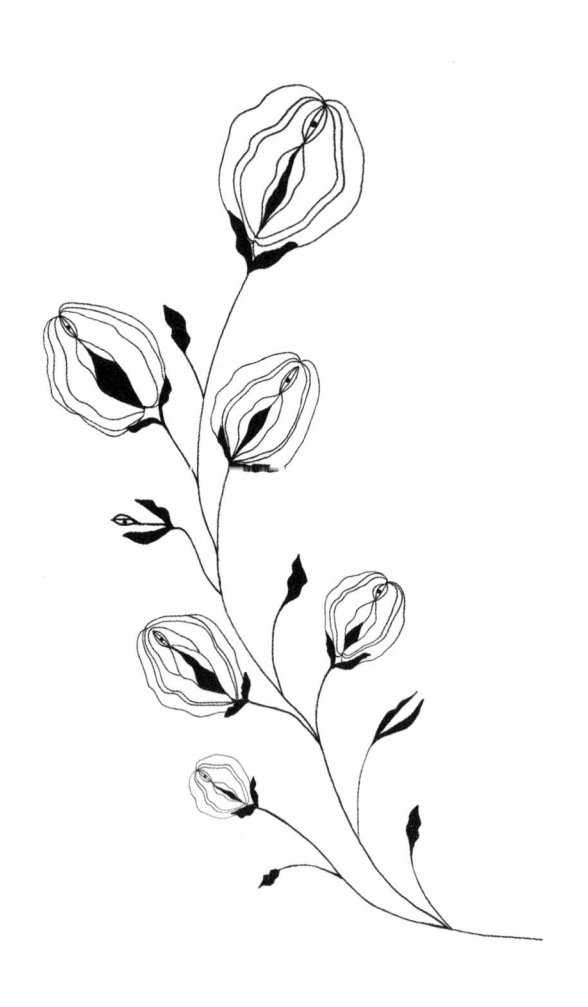

CAPÍTULO 4

ANCESTRALIDADE E A RELAÇÃO ENTRE AS MULHERES

Além de seu próprio espírito e do corpo social, toda pessoa é também feita de outras, daquelas que vieram antes. Herdamos um legado de gerações passadas que se manifesta na visão de mundo, nas relações, nos medos e até na sexualidade.

Você já falou uma frase e teve a sensação de que ela poderia ter saído da boca da sua mãe? Ou teve uma reação e agiu exatamente como sua avó faria? Sempre que isso acontece, existe um certo estranhamento, mas, na verdade, não há nada mais natural do que reproduzir padrões dos que vieram antes de nós. O ser humano teima em ser independente do que está ao seu redor, mas sua existência é construída a partir de conexões.

Além de seu próprio espírito e do corpo social, toda pessoa é também feita de outras, daquelas que vieram antes. Herdamos um legado de gerações passadas que se manifesta na visão de mundo, nas relações, nos medos e até na sexualidade. A ancestralidade é esse pacote que carregamos, misturando as forças e fraquezas dos homens e mulheres cuja história deu origem à nossa – incluindo aqueles que partiram do mundo muito antes de nascermos. Essa herança não é transmitida apenas pelas pessoas com quem convivemos. Está também gravada em nosso espírito e em nosso útero, órgão que carrega nossas memórias ancestrais.

Em algumas religiões e tradições, os ancestrais são frequentemente lembrados e respeitados. Para os vedas, uma das mais importantes leis universais é a *Pitri Rina*, que significa pagar nossas dívidas com os ancestrais, tanto os familiares quanto mentores ou amigos mais velhos.[1] No México, é famosa a celebração do Dia dos Mortos, uma data celebrada por ser aquela em que os mortos têm permissão divina para visitar os parentes. Conhece o filme *Viva, a vida é uma festa*, uma animação dirigida por Lee Unkrich? Ele mostra exatamente essa relação.[2]

---
1   Tiwari, Maya, *O caminho da prática*.
2   Para saber mais sobre esse assunto, cf.: Fortes, Andréa. Viva la vida. *Medium*, 2 abr. 2018. Disponível em: https://link.medium.com/H9eWDASwl1. Acesso em: 31 maio 2020.

Segundo aprendi com Patrícia Fox, a conexão com as ancestrais nos leva até uma das mais antigas manifestações do sagrado feminino, "a grande tecedeira", conhecida também como a "avó aranha" nas tradições dos povos ameríndios. Ela é a criadora de tudo e a protetora da grande teia universal. A figura da avó é de alguém que carrega memórias de várias vidas, as dela e as que vieram antes dela, como as receitas de família registradas em um caderno escrito à mão.

Nos Círculos de Mulheres e nos atendimentos individuais, trabalho com frequência a ancestralidade. Não dá para falar de feminino sem olhar a linhagem de cada uma. Na Bênção do Útero esse é o tema principal de um dos cinco encontros realizados durante o ano. É incrível como aprofundar as investigações sobre os antepassados traz informações úteis para o autoconhecimento e a cura das mulheres, e trabalhar com o útero é uma das possibilidades que elas têm para resgatar essa história e entender alguns padrões de comportamento. A relação entre o órgão e a ancestralidade é tão forte que conheço casos de mulheres que, por meio de trabalhos como Constelação Familiar, conseguiram se curar de doenças como endometriose.

Uma pessoa a que atendi começou a entender o seu padrão de sair com homens casados depois de entrar em contato com suas memórias uterinas. Ela passou a frequentar a Bênção do Útero, mesmo sem saber exatamente o que gostaria de liberar durante o trabalho. O resgate da sua ancestralidade foi entrando em contato com seu útero, nesse campo mais sutil e misterioso. Depois, ela foi para o campo mais racional, de pesquisa e observação, resgatando com seus familiares as lembranças do passado. Decidiu mergulhar na história de sua família. Descobriu que sua bisavó por parte de mãe havia se matado após saber sobre uma traição do marido. Seu avô, filho dela, reproduziu o padrão do pai. Teve vários casos, mas a esposa, sua avó, nunca o deixou por isso. Essa investigação deu mais sentido ao seu comportamento e reforçou seu desejo de agir diferente. Queria mudar um padrão que estava tão presente em sua ancestralidade, reconhecendo que ele vinha de um lugar de vingança e sabotagem consigo mesma.

O mais lindo é que ela fez o processo integrando o espiritual, emocional e racional. A cura é consequência dessa grande jornada.

Primeiro acessou o campo da compreensão mais sutil para depois dar sentido à história.

Ao ressignificar sua trajetória e acessar as raízes do seu padrão, entendeu que estava ocupando um lugar de vingar suas duas ancestrais que foram traídas entrando no relacionamento de homens comprometidos. Contando assim, parece simples, mas não é linear. Pode imaginar quantos processos essa mulher viveu? Compartilho aqui para encorajar mais mulheres a se aprofundarem. Como diz um texto que li uma vez de um autor desconhecido:

> A cura jamais esteve em pílulas ou em templos, nem mesmo em livros ou técnicas mirabolantes, tampouco somente em palavras de mestres. A cura é um estado vibracional, uma arquitetura interna, uma reorganização consciente. A cura é uma escolha íntima.

Por que trabalhar a ancestralidade?

Assim como aconteceu com essa mulher, encarar a ancestralidade contribui para criar uma consciência de quais padrões perpetuamos. Alguns mais saudáveis podemos escolher mantê-los, mas outros, mais desafiadores, não farão falta se desinvestirmos deles e os deixarmos para trás. Costumo entregar para os ancestrais o que não quero mais e agradecê-los, pois de alguma forma me serviu. Na prática de

ThetaHealing, olhamos para algo que queremos deixar entendendo a sua utilidade para nós até então. Por exemplo, quero me liberar da minha dor nas costas, mas de alguma maneira é aquilo que me ajuda a parar durante o dia, a ter uma pausa para me cuidar e ser cuidada. Então, como posso criar outras formas de parar, me cuidar e ser cuidada, sem precisar sentir dor?

Para que uma mulher possa manifestar sua potência, precisa estar em paz com sua origem, de onde veio e o que trouxe consigo. Sua força também está lá. Tem de escolher o que quer ou não reproduzir. Há crenças limitantes que têm origem na ancestralidade e é preciso lidar com elas, aprender e evoluir com elas. Senão, deixamos de aceitar desafios porque nos mantemos atadas a medos e inseguranças que não nos pertencem.

Há travas que temos cuja origem ainda não entendemos. *Nunca vivi uma situação que me causasse esse trauma*, pensamos. No entanto, a explicação não está necessariamente na sua vida, e sim no que aconteceu antes. Está tudo interligado. É um acontecimento em outra geração que também condicionou essa reação. Por exemplo, uma jovem que pertence a uma linhagem de mulheres que sempre se esforçou para agradar os homens, sem cuidar se estava satisfeita ou não, possivelmente vai se deparar com uma dificuldade de questionar seu companheiro e compartilhar suas necessidades. Emoções negativas, inquietação, excesso de atividade mental e hábitos alimentares pouco saudáveis são indicações de lembranças ancestrais bloqueadas.[3]

As dificuldades herdadas são as mais diversas e têm origem em inúmeras situações: os corações que não puderam se abrir, as emoções que foram escondidas, os arrependimentos da maternidade, a rigidez para sobreviver em um mundo masculino, a impossibilidade de viver os próprios sonhos, a condenação do desejo sexual, os abusos sofridos. Eu, por exemplo, sempre tive a sensação de não ser nunca suficiente, de não ser capaz de criar algo bem-sucedido. Era uma insegurança cultivada por muitas que vieram antes de mim,

---

3 Tiwari, Maya, op. cit.

mas eu precisava romper com esse modelo. Como diz Bert Hellinger, fundador da Constelação Familiar, "quando uma mulher decide curar-se, ela se transforma em uma obra de amor e compaixão, já que não se torna saudável somente a si própria, mas também a toda sua linhagem".

Acredito em karma e dharma. Dharma é o que temos como missão na vida, algo que podemos descobrir aos poucos ao longo da nossa trajetória. Karma é o que vem nas memórias ancestrais, nas memórias uterinas. Cada um é responsável pela sua própria ancestralidade, pois fez o pacto com seus antepassados e decidiu encarnar nessa linhagem específica. Acredito que, antes de vir ao mundo material, escolhemos a família à qual pertencemos.

Assim, parte da nossa identidade está nos ancestrais e é preciso agradecer o que eles nos deixaram. Como diz Maya Tiwari, as memórias ancestrais são os tijolos básicos de nossa vida e se não lidamos com essa relação faltará sempre algo "em nossas orações e nosso propósito, em nossa santidade e nosso sucesso, em nosso desejo e nosso destino". Ao levar luz para nossas questões e entender de quem viemos, fortalecemos nossa relação com as ancestrais curandeiras.

No entanto, não podemos ser apenas o que vem de fora, (re)vivendo os desejos e as limitações das nossas avós ou das nossas mães. Como seres que evoluem, temos a responsabilidade de nos libertar para levar adiante na jornada apenas o que faz sentido para a realidade que queremos criar a nós mesmas.[4] Até porque memórias mal resolvidas se tornam mais resistentes e os problemas se repetem.

Se não entendemos como o passado continua a nos dominar, espiritualmente não temos paz.[5]

---
4 Hurtado, Sajeeva. Tu sexualidad y tus ancestros. *Aldea Luna*, 26 out. 2016. Disponível em: https://www.youtube.com/watch?v=tN5p_bRXxyM. Acesso em: 31 maio 2020.
5 Tiwari, Maya, op. Cit.

O processo de cura

O primeiro passo para trabalhar a ancestralidade é ter a curiosidade para buscar suas origens e observar os padrões: "De onde eu vim? Quem são meus ancestrais? Como me relaciono com eles? Conheço suas histórias? Como eles viviam? Como se relacionavam? Que desafios viveram? O que construíram?". Pare para conversar com seus familiares que estão vivos. Tente descobrir quais foram suas maiores alegrias e frustrações. Que memórias felizes ou tristes eles guardam. Quais dificuldades não conseguiram resolver. O que se lembram dos que já se foram. Abra o baú de memórias e deixe-se levar.

A história nos ajuda a compreender quem somos e como agimos. O passado foi o que a trouxe até aqui e é impossível mudá-lo – o que importa é construir um futuro que você escolhe. Preste atenção às emoções e aos comportamentos com os quais você se identifica. As forças de quem veio antes podem ser a chave para lidar com as fraquezas e as fraquezas te ajudam a compreender as suas próprias dificuldades.[6]

O reconhecimento dos sofrimentos emocionais, espirituais e físicos da família permite sua cura e resolução.

Nesta cadeia estamos nos cuidando, curando e abrindo um novo caminho também para as que vierem depois de nós.

Tente entrar em contato com essas informações sem julgamento. Concordando ou não com as escolhas que foram feitas, elas não devem ser condenadas. Cada um tomou as decisões que podia. Cada um fez o seu melhor dentro das possibilidades que tinha. Imagine

---
6   Idem.

as mulheres da sua família de cinquenta anos atrás. Elas prepararam o terreno para o seu despertar, mas enquanto viveram se adaptaram em um mundo machista, lidaram coma as repressões e foram guerreiras para seguir em frente independentemente das limitações. É preciso ter compaixão e considerar o contexto.

Conforme a consciência da ancestralidade emerge, é preciso honrá-la. Ser grata pelas heranças deixadas. Aceitar as origens e fazer as pazes com o que passou alivia o processo de qualquer indivíduo; os problemas ficam menores. Além disso, abre-se a possibilidade de olhar diferente para os padrões que estão sendo reproduzidos. Entender de onde eles vêm permite encará-los a distância, como algo que não pertence necessariamente à sua vida. Uma técnica que uso muito é o Ho'oponopono, uma prática ancestral havaiana proveniente de um estado de espírito que quer dizer endireitar, harmonizar, corrigir o que está errado e reordenar. Ela consiste em repetir as quatro frases: "Sinto muito. Me perdoe. Te amo. Sou grato".

Esse descolamento contribui para o desapego. É como uma mochila. Quando identificamos o que está tornando-a mais pesada que o necessário, podemos deixar o excesso pelo caminho. Agradecemos, entregamos o que não é nosso e seguimos. No ciclo vida-morte-vida das mulheres, a cura da ancestralidade é mais uma renovação a ser feita. Deixar morrer o que já não faz sentido para renascer mais leve. E esse processo pode ser feito também por meio do trabalho com o útero. Durante a lunação, não limpamos somente nossos corpos físicos, mas também nossas emoções e nossos modelos de comportamento. **Portanto, cada lunação é uma possibilidade de mudança.** Olhe para sua família, veja o que aconteceu com sua mãe, avós, como foram os padrões de relação. Você está aqui para melhorar! Fazendo diferente, fazendo fluir bloqueios, abrindo seu passado, seu sangue poderá fluir mais livre e sem dor. Muitas mulheres que possuem dores ao lunar acabam se curando simplesmente ao tomar consciência de padrões da sua linhagem de sofrimento e repressão e cuidando para fazer da sua maneira, com fluidez, acolhimento e amor. Tive o seguinte depoimento de uma mulher com quem trabalhei: "Depois que passei a escutar e harmonizar o meu útero e a aceitar minha mãe, a família começou a harmonizar".

O processo de cura dos padrões negativos não é sempre tão simples e indolor quanto tirar um objeto de uma mala, porque vai mexer em crenças profundamente arraigadas, em memórias que se confundem com parte do ser. Mexe nas couraças. **Acredito que a mudança começa na observação.** Gosto de usar o exemplo de infantilização dos homens, um padrão que vejo em muitas mulheres, inclusive em mim e na minha própria linhagem – o outro, o homem, nunca será bom o suficiente para dar conta. Só de perceber que fazemos isso, mudamos a vibração. Quando o impulso de invalidar a fala do outro emerge, já se sabe de onde ele vem. A partir daí, é possível começar a construir outra relação com esse padrão. O comportamento ainda está lá e continuará voltando, mas aos poucos ganhamos intimidade suficiente para dialogar e até negociar um novo lugar para ele. Como diz Sajeeva, alquimizamos as couraças, mas não as deletamos. Descobrimos quando ele aparece e vamos o fazendo mais suave. Se conseguimos mudar a atitude, criamos novas referências e essa memória ancestral perde força. Vamos desinvestindo de um padrão e investindo numa outra forma de nos relacionar.

Nesse processo de cura, é fundamental entender que só podemos trabalhar o que está dentro de nós.

Não podemos exigir que os outros mudem.

Temos a tendência de responsabilizar quem está fora, culpar os outros pelo que carregamos. Mas, no fundo, a escolha de levar adiante padrões que consideramos pouco saudáveis é só nossa. A transformação é individual. A boa notícia é que, pela minha experiência e por relatos de outras mulheres, naturalmente as pessoas ao redor serão impactadas. Uma vez que alguém começa a fazer diferente, a vibração é tão poderosa que as relações passam a se acomodar de uma nova maneira. É um processo desafiador, mas muito rico. Eu vivi essa experiência com a minha mãe – quando resolvi aceitá-la com suas forças e fraquezas sem julgamento e deixar para trás alguns padrões na minha vida, nossa convivência ficou muito mais prazerosa e harmônica.

Com ela, sentia que estava constantemente recebendo mensagens de escassez, como se tudo que eu fizesse não fosse suficiente. Por exemplo, comprava camisetas de manga comprida para as crianças na época do inverno e ela chegava na minha casa com sacolas me dizendo que estava faltando roupa. No almoço, se servisse arroz, feijão, carne e abobrinha, ela perguntava se a gente não queria um ovo para completar. "Será que está bom isso?" No entanto, a partir do momento em que eu parei de julgar a minha mãe e me esforçar para não me irritar com esses comentários, percebi que eu também tinha esse padrão de escassez, de nunca ser suficiente. Comecei a olhar para isso e até hoje não matei essa tendência, mas quando esse tipo de pensamento surge eu já tenho mais facilidade para reconhecê-lo e lidar com ele. Ao mesmo tempo, consegui ter mais amorosidade e compaixão com a minha mãe. Quando ela vem com esse discurso, eu não brigo e mudo meu jeito de falar: "Eu não preciso, mas você pode fazer como preferir". A mudança do meu comportamento fez que ela pudesse se enxergar de maneira diferente, agora observando suas próprias atitudes e lidando com elas. Ao deixar de criar resistência, ao acolher a sua fala sem retrucar, eu abri um espaço para que ela se olhasse. Hoje, muitas vezes minha mãe diz: "Filha, posso te dar uma sugestão?" – sem necessariamente imprimir suas verdades e desejos. Isso nos harmonizou e nos (re)aproximou muito.

Nos círculos e atendimentos individuais, quando me deparo com algo mais difícil de lidar, como um trauma ou uma relação muito deteriorada, encaminho para parceiros de trabalho como Betta Vidmar, que fazem trabalhos mais direcionados para ancestralidade, como Constelação Familiar. O uso de algumas ferramentas como

Constelação Familiar e Sistêmica,[7] Terapia Quântica,[8] Body Talk[9] e Anatomia Emocional pode acelerar esse processo, trabalhando conteúdos do inconsciente que bloqueiam nosso equilíbrio.

Mães e filhas: uma potência à parte

Falar de ancestralidade nos atendimentos leva, invariavelmente, a reflexões sobre a relação entre mãe e filha. É o ventre que nos abrigou. É a mulher que está mais perto de nós, com quem temos um vínculo mais profundo e visceral. Querendo ou não. Aquela que, não importa a qualidade da relação, permanece como referência durante toda a nossa vida, desde o momento em que somos concebidas.

É dentro da barriga dessa mulher que passamos nove meses. Não importa o que aconteceu depois do parto, por quase um ano, tudo o que ela fazia, comia ou sentia foi transmitido diretamente a nós. Para muitos, foi também a pessoa mais próxima nos primeiros anos de vida. Amamentou, abraçou, massageou a cólica, cuidou nas noites de febre. É um contato simbiótico, intenso e profundo do qual não nos desconectamos.

Como diz a poeta feminista norte-americana Adrienne Rich,[10]

> provavelmente não há, na natureza humana, nada mais ressonante do que o fluxo de energia entre dois corpos biologicamente semelhantes, um dos quais já esteve mergulhado

---
7   Técnicas terapêuticas que reconstituem a consciência de cada ser em relação aos seus laços de pertencimento, em especial os familiares.
8   A Terapia Quântica visa ao equilíbrio entre físico, emocional, mental e espiritual para curar feridas e mudar padrões de pensamento. Para saber mais sobre o assunto, acesse: http://bettavidmar.com.br/portfolio-item/terapia-quantica/.
9   O BodyTalk é uma terapia com base na observação do corpo e suas histórias, nos âmbitos físico, emocional e energético. Parte do princípio de que tudo o que vivemos no nosso dia a dia, traumas ou não, são sentidos e refletidos de alguma maneira.
10 Rich, Adrienne. *Of Woman Born*.

dentro do outro em êxtase amniótico e um dos quais teve as dores do parto para dar à luz o outro.

Mesmo que rejeitemos essa conexão, a jornada do autoconhecimento pode nos levar a uma rede de sentimentos que nos une irrevogavelmente à nossa mãe.[11]

Não que essa ligação seja simples e feita só de alegrias. Os atritos entre mãe e filha estão inclusive nos diálogos mais simples. Um exemplo do dia a dia: quando minha mãe me diz: "Filha, as roupas das crianças estão pequenas demais", eu entendo como: "Nossa, filha, você não está cuidando direito das crianças e da sua casa". No entanto, se uma outra pessoa me traz a mesma informação, magicamente não me vem a mesma sensação de crítica e cobrança. Parece que sem este campo visceral a minha escuta fica mais receptiva. Com a Tereza, minha filha mais velha, acontece a mesma coisa. Se eu falo "Experimenta isso, filha", ela tende a imediatamente provar outra coisa.

Meu trabalho para ajudar as mulheres a despertarem passa, necessariamente, pela observação do vínculo com sua mãe, porque acredito que resolver esse grau mais próximo de ancestralidade contribui para liberar muitas questões, principalmente sobre seu feminino. Ela é a sua primeira referência do ser mulher. Senti isso na pele. Só me libertei de alguns padrões e consegui avançar na cura do meu feminino quando decidi olhar para essa relação. E não fiz isso sentando e conversando com minha mãe. Além de plantar minha Lua nesta intenção, foi também um trabalho terapêutico e interno, com ajuda da Betta, aceitando o que dela há em mim e quais são suas características que não quero copiar. Além disso, houve algumas rupturas na nossa relação que nos ajudaram a olhar uma para a outra de maneira mais madura. Com diz uma grande amiga e parceria de trabalho, a Bel Mattos: "o meu processo de cura com a minha mãe se iniciou quando deixei de olhar para ela do lugar da criança ferida e passei a me relacionar, com ela, do meu

---

11   Koltuv, Barbara Black. *A tecelã*. São Paulo: Cultrix, 2020.

lugar de mulher". O nascimento da minha primeira filha foi um desses momentos, quando minha mãe conseguiu me enxergar também como mulher, não apenas como filha. Foi quando tomei minhas próprias decisões sobre como parir e como criar uma criança – e com muito amor – que não dei outra opção a ela a não ser respeitar minhas escolhas. Um segundo momento muito forte foi quando tive um acidente e passei dois meses internada no hospital. Conseguimos nesse período humanizar muito nossa relação. Ao mesmo tempo que minha mãe reconheceu minha força e minha potência, vendo como eu atravessei firme um dos momentos mais desafiadores da minha vida, eu soube me vulnerabilizar e aceitar o seu colo, deixar que ela me cuidasse e fosse um dos meus portos seguros.

Eu venho de uma família de mulheres muito fortes e que pouco valorizavam homens, e me vi repetindo esse padrão no meu casamento. Minha mãe, quarta filha de um homem extremamente machista, foi uma das primeiras mulheres de sua família a quebrar o padrão de esposa confinada ao lar para conquistar sua independência, fazendo uma ruptura aos dezoito anos para entrar na faculdade e, depois, ir se empoderando aos poucos. Reconheço o quanto ela liberou, para mim e para minha irmã, essa questão da dependência do homem. Por outro lado, sinto que na relação com meu pai ela sempre teve dificuldade de equilibrar a independência com a parceria. Isso é como eu sinto, e não necessariamente como é para eles. Na minha visão a construção de vínculos e a possibilidade de costurarem juntos foi difícil. Era como se, em muitas ocasiões, eles caminhassem em paralelo sem nunca se cruzarem. Como se vivessem duas vidas separadas apesar de morarem sob o mesmo teto.

Quando me dei conta, quis mudar essa atitude na minha relação. Uma das primeiras coisas que fiz foi aceitar como minha mãe lidava com o meu pai. Até então, minha visão sobre isso estava cheia de julgamento – mas eu não conseguia fazer diferente. No momento em que aceitei, e honrei a relação deles, venho sendo capaz de mudar a dinâmica na minha casa. Esse é um processo em andamento, porque sempre há uma camada mais profunda para irmos. E, quando volto o holofote para mim, percebo também que não necessariamente eles têm a mesma percepção que eu em relação a como vivem juntos. No entanto, olhar e reconhecer o que me incomoda, para trabalhar em mim, tem me ajudado.

Lembro-me de dois casos em que a cura estava relacionada diretamente à aceitação das escolhas da mãe sem julgamento, mas sendo capaz de não ser influenciada por elas. O primeiro foi de uma mulher que havia nascido de uma traição. Portanto, para ela o prazer ficou associado à infidelidade, algo tão negativo que não lhe permitia desfrutá-lo. Era como se o prazer fosse proibido por ser sentido em circunstâncias "erradas". Para que pudesse se permitir enxergar o prazer de uma forma mais leve e positiva, precisou fazer as pazes com sua origem, com sua concepção.

O segundo foi de uma mulher que havia feito um aborto com o apoio dos pais. Passou anos se culpando por isso e cultivando uma raiva porque a mãe não havia sido um porto seguro para que ela levasse a gravidez adiante. Depois, descobriu que a mãe também havia abortado uma filha. A partir dessa informação, entendendo melhor a postura da família e que havia uma história se repetindo, conseguiu ressignificar sua experiência e exercer o perdão.

A relação com a mãe consiste em uma ligação tão poderosa que às vezes é difícil ressignificá-la. A mãe exerce uma autoridade energética durante muito tempo. Segundo a antroposofia, há uma ruptura no primeiro setênio da vida, no segundo (perto dos 14 anos), mas é só no terceiro, aos 21 anos, que chega o momento de conquistar a individualidade, quando mãe e filha ganham uma independência maior, para cortar o cordão de maneira definitiva e saudável. Essa ruptura passa por uma coragem da mãe de liberar, de abrir mão do controle, de se reinventar e aceitar que não será mais fundamental para seu filho/sua filha, e pela coragem das filhas de amadurecer e sair do conforto que é estar sob a proteção materna.

A sombra desse laço intenso é uma relação de cobrança e uma projeção de desejos ou frustrações. É muito fácil – e posso falar isso como mãe e como filha – projetar as nossas vontades e medos nos nossos filhos, durante a vida inteira. O desafio de cada mulher é tomar consciência e separar o que deseja ou não levar consigo, sem necessariamente perder a paciência. Se algo que a mãe diz tem a ver com a projeção de um desejo, a filha precisa ser capaz de agradecer, escutar amorosamente, mesmo que o conselho não seja levado adiante. Essa simples reação acolhedora, sem raiva, permite que a mãe lide com suas próprias questões e olhe para si. Entrar em conflito não ajuda ninguém.

Também acredito ser fundamental "desendeusar" nossas mães, enxergando-as como seres humanos, capazes de errar e com desafios internos a serem superados. Colocamos as mães num lugar tal de perfeição que nosso mundo cai quando testemunhamos algum desvio da parte delas, como se fosse impossível uma pessoa tão maravilhosa pisar na bola. Da mesma maneira, as mães devem desendeusar suas filhas e lembrarem que não são as únicas responsáveis pelo sucesso ou fracasso daquele ser que trouxeram ao mundo.

Por conta dessa forte autoridade exercida de mãe para filha, pode haver alguns excessos. Na intenção de proteger, por exemplo, uma acaba boicotando a expressão ou a liberdade da outra, mas o incômodo com essa atitude sufocante, tão sentida quando somos filhas, não nos impede de reproduzir o padrão quando nos tornamos mães. Vivi isso na minha casa. Lembro-me de me sentir sufocada pela minha mãe e dizer que o melhor presente que ela poderia me dar era confiar em mim. E quem disse que consigo agora confiar plenamente em minha filha? Brigo para ela ir escovar os dentes e ela retruca que já foi, que posso até sentir a escova ainda molhada. Duvido que ela vá acordar no horário quando fica brincando um dia até mais tarde, apesar de já ter me mostrado que é capaz de fazer isso.

Por um lado, sei que preciso impor limites; é meu papel, afinal. Por outro, **preciso olhar minha filha como um ser humano que tem necessidades e desejos – que não são os meus –**, que em alguns dias minhas regras precisam de uma certa flexibilidade e que às vezes ela só quer me mostrar o quanto é capaz de construir seu próprio caminho. Não vou dar almoço às 15 horas só porque ela não teve fome ao meio-dia, mas, sabendo disso, no horário em que sente vontade de almoçar, ela me mostra que consegue fazer um ovo mexido, lavar e guardar a frigideira sem atrapalhar mais ninguém na casa. Por que não permitir?

Uma mãe também tem um poder enorme de rebaixar ou desvalorizar suas filhas, uma postura tão comum quanto perigosa.

Pode ser desafiador para uma mulher suportar a potência da outra.

Ainda mais quando ambas vivem sob o mesmo teto e muitas vezes dividem o mesmo homem, ora no papel de pai, ora no papel de marido. Na prática, e sendo fria nessa análise, é desafiador ser espectadora, ver a filha crescer e se relacionar com outras pessoas e "ser melhor" do que você mesma em vários aspectos. Racionalmente, claro, é motivo de orgulho. Emocionalmente, porém, dependendo de como foi sua infância, pode gerar certo desconforto se a mulher mãe não estiver bem resolvida e segura com seu potencial. Toda mulher pode ficar atenta a essa sombra e não ter vergonha de ser honesta sobre o que está sentindo, porque a competição entre mães e filhas, se mal resolvida, pode deixar marcas profundas numa relação. Esse mesmo fenômeno, em dosagens emocionais menos intensas, pode ocorrer nas relações entre mulheres também.

Uma relação de menos cobrança pode ser criada com a ajuda do distanciamento. Enxergue sua mãe, por exemplo, como uma mulher igual a qualquer outra, com suas forças e fraquezas. Quando desconstruímos e desmistificamos, sem a expectativa de uma perfeição inalcançável, aparecem a parceria, a irmandade, a sororidade; fica mais fácil conviver e crescer juntas. Diminuem o julgamento e o sentimento de desprezo; aumentam a aceitação, a compaixão e a confiança. Todo mundo floresce.

De novo, trago para me apoiar nessa análise o mito de Deméter e Perséfone, em que essa passagem e ruptura de mãe e filha é muito bem marcada. É uma história sobre o amadurecimento da mãe e da filha, como duas mulheres. Deméter é o arquétipo da mãe, nas suas luzes e sombras. Ela cuida, acolhe, nutre, mas também pode sufocar quando desarmonizada. E sua filha, nesse momento ainda chamada Coré, é levada ao mundo subterrâneo por Hades (deus dos Infernos, irmão da sua mãe), uma referência masculina, um outro que entra para ajudar essa ruptura a acontecer.

Ao fazer a travessia e chegar ao mundo subterrâneo, a menina come a romã oferecida por ele e passa a ser sua amante, uma metáfora para sua iniciação sexual. E assim a menina Coré se torna a mulher Perséfone. Essa descida forçada ao mundo subterrâneo é uma experiência comum das mulheres na adolescência, no amor e na análise.[12] Para Deméter, sua filha está desaparecida e ela é obrigada a encarar esse processo de separação. O rapto e a sedução roubam da mãe e da filha sua característica virginal e inocente. Deméter deixa de alimentar o mundo, fazer tudo pelos outros, e canaliza sua raiva ardente para exigir a volta de Perséfone. Quando finalmente reencontra a filha, precisa suportar que ela se tornou uma mulher e que (por escolha própria) passará parte do seu tempo dedicada a Hades no mundo subterrâneo, àquele que a fez mulher, longe de sua mãe. Deixam de ser uma criança e sua mãe; agora, são duas mulheres potentes que se relacionam, ambas belas, doces e amorosas, mas também intensas, monstruosas e selvagens. Nenhuma das duas é vítima. São apenas mulheres que descobriram seu poder e fizeram suas escolhas.

---

12   Koltuv, Barbara Black, op. cit., p. 31.

Senti que eu e minha mãe fizemos essa separação, de ela me respeitar como mulher, durante meu primeiro parto. Escolhi ter minha filha em casa e não dei margem para escolha: ela teve que aceitar minha opção. Foi um momento muito forte. No dia em que estava tendo as contrações, escolhi não a avisar. Ela me ligava e eu não atendia, pois já estava na "partolândia", então ela passou na minha casa para saber como eu estava. Por alguma razão, que ainda não compreendi totalmente, sua chegada interrompeu completamente o trabalho de parto. Sua presença me travou e tive o impulso de pedir, amorosamente, para ela sair de lá e só voltar quando o bebê nascesse. Imagine uma mãe ouvindo isso de sua filha. Foi uma ruptura e tanto. Acabamos indo para o hospital, onde minha primeira filha, enfim, nasceu. Esse episódio, por mais dolorido que tenha sido, marcou o início de uma mudança na relação com a minha mãe. Eu me tornei a Maria não só filha, mas agora também mãe, como ela.

Acredito que não foi à toa que isso aconteceu com a chegada de mais uma mulher à família. Quando mais uma geração entra na história, há um estímulo para olhar para trás, para curar o que não queremos passar adiante e ressignificar nosso papel.

Nosso processo só foi concluído de verdade quase sete anos depois, no meu terceiro parto, quando senti que realmente havíamos feito uma separação saudável, que nos permitia nos respeitar como mulher. Naquele momento, minha mãe disse que confiou plenamente que daria tudo certo e se harmonizou com a ideia de um parto em casa. Entregou e torceu por nós. Nervosa com a chegada de mais uma neta, sequer ficou na minha casa. Chegou depois, já pronta para embalar o bebê nos braços. Foi muito bonito e emocionante sentir o amor dela por nós e o respeito pelas minhas escolhas. O nosso amor e respeito foi curador, e essa memória eu quero levar para frente.

Essa mudança na qualidade da relação permite que mães e filhas aprendam mais uma com a outra, que peçam mais ajuda e mais colo quando necessário. Contribui para substituir o

julgamento por admiração e respeito. **As discordâncias deixam de ser críticas para se tornar sugestões. As conversas são menos briga e mais troca.**

```
Acredito que a cura entre mães
e filhas é parte fundamental da
jornada da mulher, porque é ela
que dará as bases para todas as
outras relações do feminino.
```

De que adianta ter uma relação linda com todas as mulheres à sua volta se você não consegue se entender com sua mãe? Ou com sua filha? Ou com sua irmã de sangue? A conta não fecha. Elas são as mulheres mais presentes na sua vida. A harmonia nessa relação pode facilitar todas as outras.

Sororidade

"A conexão verdadeira entre duas almas femininas move montanhas, convoca o sol a brilhar, transforma o caminho dos rios e cria coisas inimagináveis." A definição de Clarissa Pinkola Estés é uma bela maneira de ilustrar o conceito de sororidade, que significa a união entre as mulheres. O termo se popularizou nos últimos anos entre as mulheres engajadas com o movimento feminista. Em dez anos, a busca pela palavra no Google aumentou 418 vezes no Brasil.[13]

Se cuidamos do vínculo com nossos ancestrais, prestar atenção a como lidamos com outras mulheres é um passo natural, e fundamental, na jornada que proponho neste livro. **A parceria sincera pode**

---

13 Informação obtida em: https://trends.google.com.br/trends/story/BR_cu_eEtn-NWkBAAB2_M_en. Acesso em: 31 maio 2020.

iluminar nossos caminhos e promover a cura do feminino da qual o mundo tanto precisa. Tenho me surpreendido a cada dia com a potência que é ter duas ou mais mulheres com almas unidas. Estamos todas unidas pelos nossos ventres, nossos úteros, uma potência que está à nossa disposição para ser acessada. Precisamos entrar mais em contato com esse mistério.

A sororidade cria uma corrente de apoio, força e admiração que pode levar todas que dela fazem parte mais longe. É poderoso saber que nenhuma de nós está sozinha em seu caminho. Cada uma que chega com sua individualidade traz mais brilho ao todo e ganha mais energia por fazer parte de algo maior. Há intimidade, cuidado umas com as outras, escuta e troca de experiências. Para se sustentar, essa relação requer confiança e veneração.

Acredito também que a sororidade requer um norte comum. Mulheres que se juntam com um propósito criam uma potência imensurável. Elas não estão juntas porque é bonito para postar no Instagram ou por haver interesses ocultos. Unem-se para construir algo claro em que acreditam, contribuindo cada uma à sua maneira.

Vejo isso acontecer nos Círculos de Mulheres que conduzo ou dos quais participo. É profundo porque estamos juntas buscando fortalecer nosso feminino, cuidando dos nossos ventres, curando feridas. Vejo isso acontecer também no universo da minha irmã, que ajudou a criar um grupo de mulheres da pecuária. Herdeiras de fazendas, responsáveis por grandes territórios e criadoras de gado se reúnem para mostrar seu trabalho, trocar conhecimento, buscar soluções mais harmônicas com seus valores e se posicionar diante de um mercado tão machista e tão polêmico na minha opinião. Outra mulher a que atendi criou um grupo de mulheres que pedalam. Há muitos outros exemplos pelo mundo, como o movimento TIME'S UP, lançado por um grupo de atrizes e outras profissionais da indústria do cinema contra casos de violência sexual e discriminação de gênero. Seja qual for a situação, a união por afinidade de almas e pela busca de algo maior do que a individualidade tem um poder enorme.

No entanto, como a competição é uma sombra forte do feminino, a busca por essa conexão entre mulheres pode ser prejudicada pela dificuldade de conviver com a potência da outra. Assim como acontece no casamento, o pensamento escasso de que só há espaço para uma pessoa se destacar pode levar muitas mulheres a se juntarem no discurso, mas se enfrentarem na prática, como se uma tivesse que provar que é melhor do que a outra a todo momento. No entanto, quando elas se unem e entendem que podem ser igualmente incríveis ocupando um mesmo espaço, quando sustentam a relação sem cair na rivalidade, são capazes de criações incríveis juntas. O desafio da sororidade aparece quando muitas mulheres incríveis se juntam e uma precisa respeitar a força da outra.

Vale uma ressalva: não acredito que sororidade é ser melhor amiga de todas as mulheres do mundo e acolher cada uma que passar pela sua vida. Não é simples ter afinidade e afeto com todas as mulheres, mas todo grande movimento começa dentro de casa e nos lugares onde estamos com mais frequência. Por essa razão, acredito muito no exercício de construir relações saudáveis com aquelas mulheres com quem já convivemos e as quais admiramos, que estão sempre perto de nós, e nos desafiarmos com aquela cujo santo não bate com o nosso. Além disso, para que as mulheres possam fazer esse novo pacto de parceria entre si, cada uma precisa entrar em contato consigo mesma, ver sua sombra e sua luz. A partir do momento em que eu me conheço, consigo pensar em como me relaciono. Não adianta eu querer que as mulheres se deem as mãos se não houver um processo individual de cada uma mergulhar em si mesma, sob o risco de construir algo superficial.

Essa relação pode começar com as pessoas da família. Atendi a muitas mulheres que tinham relações difíceis com suas irmãs, primas e tias ou que justamente nessas figuras encontravam sua referência de parceria entre mulheres. É um bom ponto de partida para reproduzir o que é saudável e para ajustar o que é incômodo. Comece da origem para transcender as relações harmonizadas na sua família com todas as outras mulheres do mundo.

Acompanhei uma paciente que conseguiu reconstruir a relação com a sua irmã depois de viver um caso fora do casamento. Ela sempre foi vista como a filha perfeita, que fazia o papel de boa moça e abria mão de suas convicções se fosse preciso. No processo de se refazer da traição, que foi destruidora, e de todo julgamento que sofreu, conseguiu se tornar mais humana, admitir que poderia ter experiências e estas, às vezes, não darem certo, como qualquer pessoa. Logo que sua família descobriu o que tinha acontecido, seus irmãos a julgaram e não aceitaram o que tinha acontecido. Até que as duas irmãs sentaram-se para conversar. Essa paciente disse que sabia que estava num lugar delicado e contou o que estava sentindo. Abriu-se sinceramente. Disse que era muito difícil passar por isso em uma família incapaz de falar sobre sentimentos. A irmã se mostrou disposta a escutá-la e, aos poucos, as duas conseguiram se (re)aproximar.

> Sororidade também é entrar em contato com a força e a fragilidade da outra sem julgamento, contribuindo para que ela expresse cada vez mais sua potência.

Na minha história, ressignificar a relação com minha irmã tem sido uma jornada. Irmãs são as mulheres mais próximas de nós, que, além de se desenvolverem mais ou menos ao mesmo tempo, "competem" conosco por afeto de mãe e pai. Há, portanto, um risco constante de competição, especialmente quando os pais (mesmo sem perceber) investem tempo comparando uma e outra. Para mim, o grande trabalho foi perceber que, para eu ser potente, minha irmã não precisaria ser fraca. Para eu estar certa, ela não precisaria estar errada. Para eu ser boa, ela não precisaria ser ruim. Aprendi muito sobre respeitar outras mulheres exercitando o vínculo com minha irmã, uma mulher incrivelmente potente.

Outro exercício de sororidade é honrar a relação com a sogra. Muitas mulheres têm dificuldade de lidar com essa figura, mas poucas param para pensar que seu companheiro só existe e é como é porque essa mulher o concebeu. É preciso honrar e respeitá-la como mulher, apesar de ser muito fácil entrar em competição, pois no primitivo ambas competem pela atenção e pelo amor de um mesmo homem, de formas diferentes. Encontrar um equilíbrio entre limites e respeito pode ser um desafio. Isso pode também acontecer entre cunhadas.

A união verdadeira de mulheres é potente. Amplia o que existe de melhor em cada uma e ajuda a curar suas dores. Permite compartilhar conquistas e levar colo a quem precisa. **Ajuda a harmonizar a energia feminina da qual o mundo está tão carente.** Leva a lugares profundos, ao exercício da intuição e aos dilemas mais viscerais ao mesmo tempo que traz o riso, a leveza e a graça para os assuntos banais da rotina. Caminhar juntas é mais prazeroso e conduz a espaços, internos e externos, aos quais, sozinhas, talvez não chegássemos.

> Para se aprofundar mais no tema ancestralidade, visite as Práticas Guiadas e Diálogos Inspiradores, no canal de *podcast Natureza Íntima*.
> www.naturezaintima.com.br/podcast

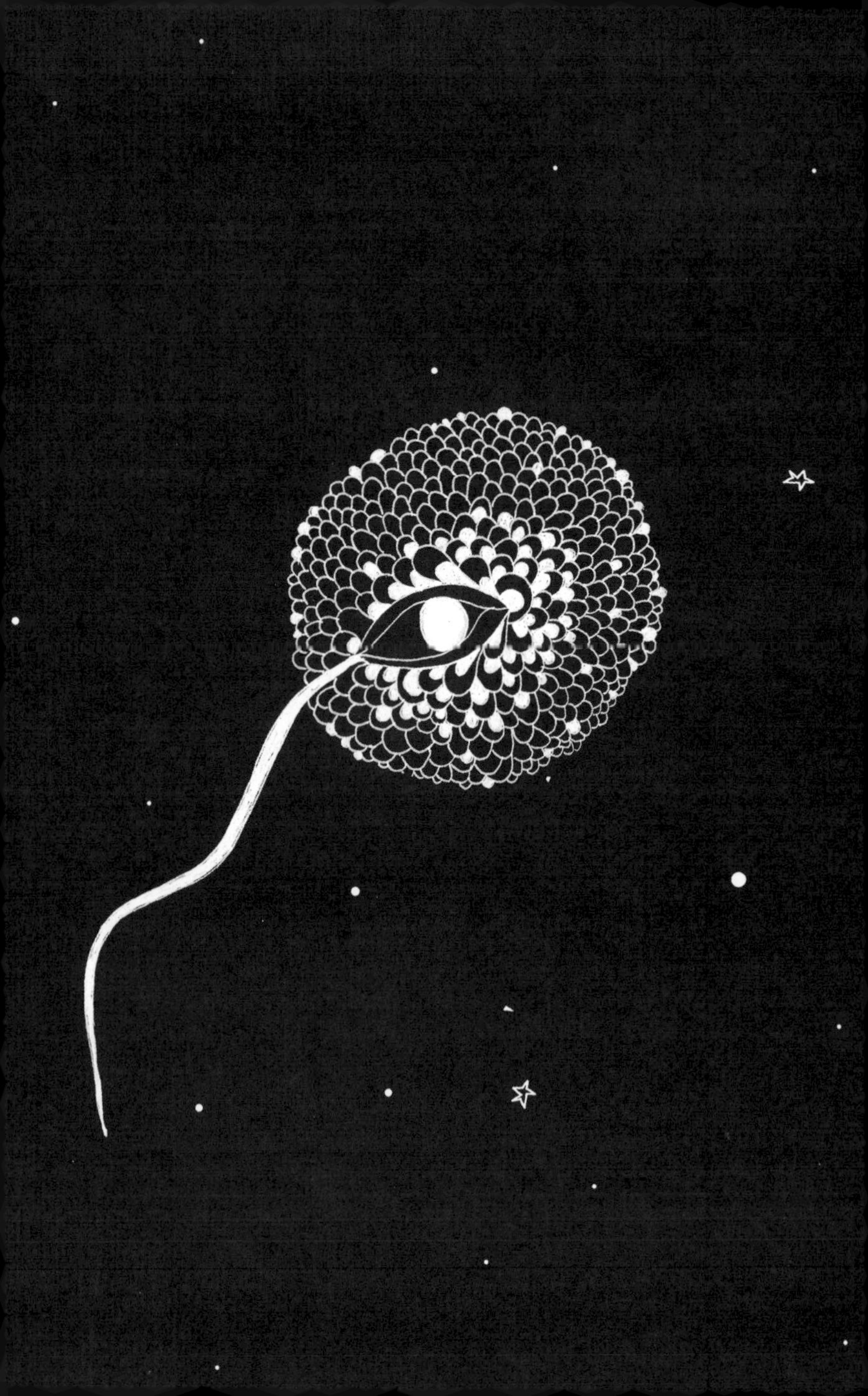

CAPÍTULO 5

GRAVIDEZ E PARTO

O nascimento é uma versão em pequena escala de um ato de criação feito pela Terra há milhares de anos, aquele que dá origem a todos os tipos de vida.

Gerar uma vida dentro de si é um processo de entrega. A mulher precisa primeiro entregar-se a si mesma.

A mulher que quer gerar uma vida dentro de si precisa estar aberta e disponível para receber a semente desse novo ser, gestá-lo por nove meses em seu útero e, enfim, se abrir completamente no momento de dar à luz.

Ninguém comanda a concepção de um bebê e seu desenvolvimento no ventre de sua mãe. Nós, como mulheres, geradoras de vida, somos um canal para receber aquela criança que é um ser de luz, em sua mais pura essência antes de encarnar neste planeta.

Por esse motivo, não importa se a mulher toma uma decisão consciente ou engravida inesperadamente; o resto da história será marcado por uma falta de controle e pelo desconhecido. Não sabemos como os hormônios nos afetarão, muito menos como aquela criança será. É preciso ter confiança de que nosso corpo será capaz de cuidar dessa vida até que ela esteja pronta para vir ao mundo. É um processo pautado menos pelo que vemos e mais pelo que sentimos. Enquanto isso, resta cuidar da conexão com esse ser que cresce em nosso ventre, da família e do nosso próprio corpo.

Gosto de brincar com as mulheres a que atendo sobre a ausência de comando na gravidez. Não dizemos "agora cresce o braço" ou "agora desenvolve o pulmão". O processo é mágico justamente porque se dá de maneira espontânea. É uma experiência profunda, pois representa o mistério e o divino em nós. Por mais que a ciência explique o desenvolvimento de um feto, é uma experiência curiosa e um tanto surreal; por isso, damos tanta atenção às grávidas. É impossível ficar alheio a uma mulher que está vivendo um momento especial como esse, carregando uma nova vida dentro de si. Se o útero é uma potência, torna-se ainda mais quando preenchido. A maternidade é um dos auges do processo do feminino, a Lua Cheia dentro da sua barriga. Nas sociedades matriarcais antigas, a grávida era venerada, representava o princípio criador de toda a natureza.

Engravidar também é muito mais do que seguir um acordo social (depois do casamento, vêm os filhos) e formar uma família bonita. É um processo iniciático, podendo ser aproveitado como tal ou não, profundo para a mulher. Tudo vai mudar em breve: seu corpo, suas emoções, sua família, suas prioridades. Tal qual a lunação, é mais um ciclo de vida, morte e renascimento que ela viverá. Em meio aos conselhos modernos, medos e tentativas de racionalizar a maternidade, fica fácil esquecer-se dessa dimensão maior. Morre uma mulher e renasce uma outra, agora mãe. Nunca voltaremos ao estado anterior à gravidez.

A capacidade natural de gerar um filho dá à mulher a oportunidade de entrar em contato com o mais profundo do seu feminino, exercitando sua capacidade de receber, acolher, nutrir e criar. É um processo de amadurecimento, uma doação paciente e tolerante, um entregar-se à transformação. Não é uma aceitação passiva, mas uma resposta a um momento da vida que demanda coragem, fé e entrega ativa, assumindo uma posição de construir com o processo natural sem necessariamente interferir.[1] Sim, ficar grávida é algo muito maluco, mas pode ser uma loucura maravilhosa e potente.

As inseguranças com o novo

Uma mulher grávida pode entrar em um estado de graça e navegar nessa energia, nesse campo amoroso e divino que a envolve

---

[1] Adelise Noal Monteiro é médica pediatra, atende a partos domiciliares e reside em Porto Alegre (RS). Disponível em: https://www.asamigasdoparto.org/single-post/2017/02/08/GESTAÇÃO-E-PARTO-COMO-SÍMBOLOS.

quando está carregando uma nova vida. No entanto, pode também se apavorar diante de tantas novidades e de tanta potência. É natural lidar com inseguranças nessa fase.

O corpo muda e, mesmo depois do parto, ele provavelmente nunca mais será igual. Novos hormônios circulam em profusão. O ventre se estica, cresce e atinge o formato de Lua Cheia e pulsa energia. Os órgãos se apertam para dar espaço a esse novo ser que cresce, a esse útero expandido. O quadril se alarga para dar passagem e o sacro se movimenta sutilmente. Seu corpo deixa de ser só seu, passando a ser a morada de uma nova vida.

Além de todas as transformações físicas, surgem as incertezas emocionais: *E agora, como será? Vou dar conta? Minha vida nunca mais vai voltar a ser como antes? Serei uma boa mãe? Como ficará meu casamento? E minha profissão?* A mulher não sabe o que vem pela frente, então de fato é muito amedrontador, especialmente se não há uma rede de apoio e de informação para responder a algumas dessas dúvidas e transmitir segurança. Assim, uma primeira sugestão: nessa fase, busque se cercar de mulheres que você admira, mães experientes que possam ter conversas verdadeiras e honestas sobre gestação e maternidade. Minha parteira e nosso pediatra, por exemplo, foram referências fundamentais em todas as minhas gestações.

Para quem não planejou uma gravidez – e eu atendi a várias mulheres nessa situação – a grande angústia é como se organizar. Como fazer caber um filho em um futuro que não estava desenhado para recebê-lo? Como lidar com o parceiro numa relação que está fragilizada? Esses sentimentos são legítimos e é preciso lidar com eles, não os esconder sob o tapete como se gravidez fosse só motivo de alegrias. Sinto também muito legítimo quando uma mulher questiona esse desejo, quando não quer ser mãe naquele momento ou não deseja mais uma criança em sua vida. O importante é olharmos para esses medos e obstáculos a fundo para averiguarmos qual é a verdade ali presente e quais os medos e dúvidas. E se, de fato, aquela mulher não quer, pode tentar compreender por que o bebê veio para ela naquele momento. De alguma maneira, estavam com o canal aberto para receber essa criança.

Há também uma certa paranoia, especialmente quando a gravidez se confirma depois de muitas tentativas. A mulher é colocada em uma redoma, como para impedir que qualquer influência externa atrapalhe a conclusão daquele processo. No entanto, uma grávida não deveria ficar isolada nem rodeada por pensamentos de medo e escassez, nem ser tratada como se gerar um filho fosse uma doença. É justamente um momento de desfrutar e de sentir a abundância e o milagre da vida. Recordo, na gestação do meu segundo filho, uma meditação que fiz a partir da qual entrava no meu útero e me deitava lá com ele. A sensação de estar embalada naquelas águas internas do meu próprio corpo era muito mágica e pouco conhecida por mim naquela época, era uma sensação que nem sei descrever em palavras. Pensava: *Como é possível isso acontecer, ter uma pessoa aqui dentro com quem me conecto e amo tanto?* Quando estava grávida do José, meu maior medo foi de não conseguir amá-lo como amava já nossa primeira filha, e esse foi um tema que trabalhei muito durante esse processo. Com isso, muitas das minhas crenças limitantes em relação à competição e à falta de espaço se quebraram (ou derreteram).

A gravidez desperta uma vontade de resolver tudo, preparar o ninho, deixá-lo em condições perfeitas para a chegada daquele pequeno ser. Eu mesma fiz obras na minha casa em todas as vezes que fiquei grávida.

No entanto, se há uma coisa que aprendi depois de três gestações é a importância de me esforçar para viver o momento presente.

De me preocupar com o essencial sendo construtivo, sem alimentar angústias e preocupações. O que é realmente necessário agora?

Ficar pensando em como vai ser dali a um ano e tentar antecipar todas as dificuldades só gera agonia. Pior, não adianta nada, porque a gente só descobre o que precisa ajustar na prática. Garanto: para tudo se dá um jeito. Porque a verdade é que ter um bebê não pressupõe ter juntado muito dinheiro, comprado um apartamento maior ou estar no momento ideal do emprego. **Os bens materiais são importantes, mas o processo é mais rico do que isso, porque é sobre uma consciência emocional e espiritual.**

É sobre amor.

Se pensarmos só no que não temos, materialmente, perdemos a oportunidade de aproveitar um momento tão fértil quanto a gestação, que nos convida a uma conexão conosco e com nossa família. Então, procure voltar para o hoje. De novo, faça o exercício de não controlar mais do que o necessário. Quando estávamos esperando a Ana, nossa terceira filha, eu e João combinamos conscientemente que viveríamos um momento de cada vez: primeiro a gestação, depois o parto e, então, os primeiros dias de vida, os primeiros anos. E assim seguimos. Sinto que fez uma enorme diferença, pois quando pensava em como seria com três crianças, caber no colo, caber no carro, caber na minha vida profissional, que estava no auge, quase entrava em pânico e perdia a conexão com o presente e com meu bebê. E aí ficou mais do que claro que precisamos de um momento de cada vez. E tem sido muito lindo receber essa terceira filha nas nossas vidas. A dinâmica mudou, mudou muito, mas tudo se torna possível!

Em um nível ainda mais profundo, as inseguranças durante a gravidez também estão relacionadas a uma volta ao passado, uma retomada do inconsciente associado à infância. **Quando engravidamos, é como se também pudéssemos voltar para os úteros das nossas**

mães e avós. Ficamos mais sensíveis, vivenciamos um estado de conexão com nossas origens. Ao sermos escolhidas para dar continuidade a nossa linhagem familiar, instintivamente relembramos como chegamos até aqui. Lembro que quando estava grávida fui perguntar a minha mãe como tinha sido minha gestação e meu parto, mas desta vez querendo acessar mais como ela se sentiu naquele momento – e não somente as informações técnicas sobre o nascimento e concepção. Essas memórias chegam a nós de alguma forma, ou porque queremos saber exatamente como foi que nascemos, para termos mais referências, ou, por um chamado espiritual, este bebê te instiga a saber mais sobre o ponto de partida de toda essa história.

Se a mulher estiver aberta e disponível para isso, há um resgate natural da ancestralidade e um retorno às próprias origens - com todas as suas alegrias e frustrações.

Pode ser um desafio revisitar essa história, mas é uma grande oportunidade de olhar de novo para nós mesmas e ressignificar as experiências. Como foi que nossas ancestrais pariram?

Conheci uma mulher, cuja família era de origem oriental, que durante seu segundo parto teve uma experiência linda, mas depois, de repente, começou a ter hemorragia. Ela foi para o hospital e quase morreu. Após o ocorrido, descobriu que sua avó tinha hemorragias, e se percebeu repetindo um padrão da sua ancestralidade. Já que sua mãe teve duas cesáreas, as hemorragias pularam uma geração. No entanto, esse episódio, ainda que assustador quando aconteceu, permitiu que ela entrasse mais em contato com sua ancestralidade oriental e sua avó e fez desse episódio uma oportunidade para trabalhar várias questões da sua ancestralidade, sobre permissão e violência.

A construção de um modelo

É na gestação que começa a reflexão sobre qual caminho de maternidade ou paternidade seguir. São conversas fundamentais sobre como queremos o parto, qual será o pediatra, que linha ou linhas de educação nos inspirarão, quais exemplos queremos passar para aquela criança, quais valores queremos transmitir.

As escolhas não são fáceis. Geralmente, pensar em tudo isso faz alguns medos aparecerem, porque ser um guardião é uma responsabilidade enorme. As mães e os pais se dão conta de que a criação daquela criança será boa parte da sua vida. Há o medo de errar, de repetir os deslizes de seus pais ou avós, de fazer uma escolha ruim. Ter medo não é ruim, só precisamos estar dispostos a olhar para ele e fazermos as pazes, para que ele não nos devore e possamos enxergar um caminho.

Comece desde já a se acostumar, pois erros serão cometidos. E eles fazem parte da nossa evolução. Assim como você tentará fazer algumas coisas diferentes da sua mãe, porque discorda com a maneira como ela a criou, seus filhos também questionarão suas escolhas um dia. Faz parte da vida. Reconheça o que não quer reproduzir e aja como acredita ser melhor. Somente podemos evitar erros já cometidos. Os novos são imprevisíveis. E assim vamos experimentando e aprendendo.

Para dissipar as angústias, sugiro se fazer perguntas e olhar para dentro. Quais são as necessidades de um bebê? O que um ser humano precisa para se desenvolver? O que é importante para mim? Do que eu não abro mão? Do que tenho receio? Que tipo de informação preciso buscar para me sentir mais segura? Com qual escola ou linha pedagógica mais me identifico?

Quando eu e meu marido ficamos grávidos pela primeira vez, buscamos uma referência de educação que estivesse alinhada com nosso estilo de vida. Eu era uma consultora de processos participativos, então trabalhava diariamente com a importância da escuta; logo, gostaria de criar meus filhos assim, sempre levando em conta o que eles teriam para me dizer. Entendemos que o mais importante para nós era eles aprenderem a se respeitar, escutarem seus próprios corpos, prestarem atenção aos seus sentimentos. Para algumas pessoas, talvez, o filho ter um bom desempenho na escola e conseguir um bom emprego é o mais importante. Não há escolha errada, desde que seja feita de maneira consciente e sincera.

Atendi a uma pessoa que decidiu fazer uma cesárea. Não queria nem tentar o parto normal. Eu sempre defendi o parto vaginal e natural. Perguntei se ela havia estudado, se tinha consciência do corte que seria feito no seu útero e se estava em paz com a decisão. Se sabia que uma cesárea (quando não é feita para salvar vidas numa emergência) não respeita o tempo de maturação do bebê e do corpo da mãe. Se compreendia que parir é algo natural, que o corpo da mulher nasceu para fazer, e que atravessar essa ponte nos revela um enorme poder sobre nós mesmas. "Sim, sim e sim", respondeu. Ela escutou o que lhe foi possível naquele momento, dizia que estava certa do que seria melhor para si mesma, havia feito sua lição de casa e tomado uma decisão baseada em seus valores e crenças. Quem era eu para continuar questionando ou querer mexer na sua estrutura de crenças se ela não queria? Quando estamos em contato com outras mulheres, gestantes, sinto que a nossa escuta é fazer perguntas para que elas acessem a sua verdade. Incentivá-las a ir buscar informações e acessar sua sabedoria para sanar suas dúvidas e medos é o melhor a fazer.

Por que algumas mulheres têm dificuldade para engravidar?

Atendi a algumas mulheres que chegaram até mim com a queixa de não conseguirem engravidar. Consideravam-se prontas, tinham um parceiro do qual gostavam, mas o bebê não vinha. Na convivência com elas e no aprofundamento dos meus conhecimentos, entendi alguns fatores que atualmente dificultam a concepção para muitos casais.

A gravidez começa quando uma mulher consegue acessar seu feminino e permitir o acesso à sua mais profunda intimidade. Quando o feminino está pronto para receber, o masculino penetra e a partir disso acontece a criação. A semente de um é acolhida pelo outro e a magia acontece. No entanto, para sobreviver no contexto atual, muitas mulheres têm se masculinizado demais e esquecem como ser penetradas. E não estou me referindo apenas aos órgãos sexuais, pênis e vagina, mas, sim, ao processo de receber algo dentro de si e nutri-lo. **Como gerar um filho se as mulheres não sabem mais receber? Se têm medo de que a abertura e a vulnerabilidade as coloquem em uma posição de submissão?**

A reação ao machismo e à inferioridade com que as mulheres foram tratadas durante séculos e relações tóxicas e repressivas com suas mães levaram a esse fechamento.

Para sobreviver, nos fechamos e desconfiamos.

Por essa razão, não dá para julgarmos. É simplesmente o resultado de um processo social. Com isso, porém, fomos despreparadas para a maternidade, que é a manifestação mais carnal dessa capacidade de abrir, acolher e cuidar. Assim, durante os atendimentos a mulheres com questões de fertilidade, o primeiro trabalho é acessar e transformar esse padrão, para que se permitam serem mulheres em toda sua potência, sensibilidade e vulnerabilidade. Reconhecer seu ciclo e seu sangue. Acessar o feminino dentro de cada uma, resgatar o ventre da Mãe Terra, a lembrança de que seus úteros são capazes de se esvaziar para depois receber e criar. Para gestar, precisamos abrir espaço, acessar o vazio e ter amor-próprio. Quando nos amamos, estamos mais preparadas para amar, receber e cuidar do outro.

O pulso reprimido, o enrijecimento do corpo e a falta de permissão para sentir prazer também causam um certo ressecamento do sistema. É raro uma mulher que esteja com um pulso saudável, capaz de babar e gozar da vida, como vimos no capítulo sobre corpo, não conseguir engravidar. Lembrando: um sistema úmido é sinal de um sistema fértil.

Algumas mulheres a que atendi, apesar de chegarem até mim com a frustração de não engravidarem, foram percebendo ao longo do processo que na verdade não tinham espaço em suas vidas para um filho. Lembro-me de uma que queria muito um bebê, mas mal tinha horário livre na agenda para marcar os atendimentos. "Como vou ter um filho se não tenho tempo nem para cuidar de mim mesma?", foi o questionamento que ela acabou trazendo. Algumas, dedicadas às suas carreiras e a seus trabalhos, estavam tão dominadas pela energia do masculino, da execução e do vencer, que não conseguiam, no início, acessar seu feminino.

Há também quem conclua que esse impulso de criação, muitas vezes canalizado para a maternidade, pode ser satisfeito com outros projetos. Fiz um processo com uma mulher que tratou um mioma e durante mais de dois anos tentou engravidar. Frequentava as Bênçãos do Útero com essa intenção. No último encontro que fizemos como atendimento individual, quando eu já estava grávida de minha terceira filha, tive a sensação de ela ter liberado muitas crenças. Pouco depois, desistiu de ter filhos. Lançou uma linha de acessórios e criou itens incríveis. Ficou muito bem e segura de seu caminho.

Percebo também **muitas mulheres impactadas pelos mitos que rondam a gravidez e a maternidade. É um certo massacre social que também atrapalha a concepção**. Desde "o peito vai ficar caído e a barriga vai ficar mole" até "minha vida não vai ser a mesma". De fato, todas essas mudanças são reais, mas, uma vez que a mulher decide encará-las pela vontade de trazer um filho ao mundo, não podem ser tão impactantes a ponto de bloquear seu processo.

Também há uma questão de vontade do casal para receber um bebê. Nem sempre a relação está harmônica e, muitas vezes, um quer mais do que o outro. Certa ocasião atendi a uma mulher que dizia que queria muito ser mãe (relembrando que ser mãe é diferente de ter filho). O casal já havia feito algumas tentativas, e nada. Fomos descascando a cebola e ela foi revelando que a relação entre eles não estava nada boa, mas ela queria ser mãe. Fomos explorando esse cenário e acessando quem seria a alma que escolheria descer para a Terra com um pai e uma mãe que só se desentendiam. Que campo aquela mulher estava preparando para receber um filho/uma filha? Ela dizia frases como: "Mas quero ser mãe, posso engravidar dele e depois nos separamos. Conheço mulheres que separaram logo que a criança nasceu e estão muito felizes". Ela congelou óvulos e optou por tentar um pouco mais antes da fertilização. Ao final de uma conversa entre nós, chegou à conclusão de que talvez fosse mais honesto falar com o marido sobre a relação dos dois e sobre o fato de que queria se tornar mãe mesmo assim, questionando se ele toparia ser o pai da criança mesmo eles não tenho grandes chances de seguirem casados.

As fases da gravidez

A gravidez dura nove meses ou nove ciclos lunares. Durante esse período, a mulher pode encontrar seu caminho como mãe e sentir sua potência selvagem, preparando-se para o parto. É muito lindo sentir tudo isso acontecendo na intensidade desse intervalo tão curto.

Durante a gestão, nosso ciclo de sangue está suspenso. Não lunamos, pois nosso endométrio está lá, inteirinho, cuidando do bebê e dando amparo a ele. Dessa maneira, não é tão fácil reconhecer em que fase estamos; não há o sangue para confirmar esse caminhar. O que percebi na minha terceira gestação, já bem madura nesse conhecimento do ciclo e suas fases, é que uma mulher grávida vive cada fase de forma intensa, com mudanças muito rápidas. Em um único dia você pode viver sua fase silvestre e sabedoria, por exemplo. Pode acordar cheia de energia para planejar e colocar as sementes dos seus desejos no mundo, mas antes de acabar o dia já está sentindo necessidade de ir para dentro, de não plantar nada que envolva relações com os outro e mergulhar em si mesma. Assim foram as minhas observações.

No geral, porém, os nove meses de gravidez nos levam pouco a pouco em direção ao fundo, para baixo e para dentro, ganhando mais proximidade e intimidade com os processos inconscientes. Se escutarmos nosso corpo, a tendência é cada vez mais nos reconectarmos à Mãe Terra. Por essa razão também considero a gravidez e o parto eventos iniciáticos para a mulher, pois ela vai até as profundezas para depois renascer.

O primeiro trimestre costuma ser mais delicado. A mulher pode ficar com a energia mais baixa, sonolenta, enjoada. A progesterona, produzida pelo ovário em doses altas, é a responsável pelos enjoos. É o momento mais intenso da formação do embrião e o corpo ainda está se adaptando às novidades, aos hormônios e às necessidades do bebê em desenvolvimento. Pensando no emocional, a mulher e sua família ainda estão digerindo a ideia de receber uma nova vida. Em um paralelo com as fases da Lua e os ciclos, é a Lua Crescente, aquele momento em que chega a luz e a semente começa a ser nutrida.

O segundo trimestre costuma ser o mais animado. É a Lua Cheia. Por volta do quinto ao sétimo mês (entre a 20ª e 28ª semana), a barriga ainda não está enorme, mas já desponta. A energia volta com tudo, a mulher geralmente fica com brilho e vitalidade notáveis. É pura vida. Ainda tem vontade de começar projetos, de abraçar tarefas. O processo está funcionando, o corpo se adaptou a ele, é hora de curtir e ajustar os detalhes para preparar a chegada daquela criança.

Com a proximidade do oitavo mês (32 semanas), a energia muda novamente. Às vésperas do parto, é o momento de silenciar, acalmar e se preparar para abrir. Hormônios como prolactina aumentam e o corpo da mulher amolece. Ficamos meio derretidas, física e mentalmente. Inchamos, andamos desengonçadas, a barriga atrapalha a qualidade do sono. Se havia poucas semanas estávamos a todo vapor, agora mal damos conta de fazer uma coisa de cada vez. Mulher muito grávida trabalhando, por exemplo, geralmente comete erros bobos. Troca planilha, manda e-mail para a pessoa errada. É normal, porque corpo e mente estão realmente precisando parar de cumprir tarefas. **Se nessas horas ficamos marcando várias reuniões, arrumando quarto e fazendo obra, exercendo um controle excessivo, estamos indo contra nossa própria energia.** Aproveite o segundo trimestre para fazer isso e deixe o terceiro para aquietar.

É hora de desacelerar e de se permitir ficar solta. Para parir, é preciso abrir. Como na fase da Lua Minguante, na qual nos preparamos para o recolhimento. Estamos sendo chamadas a ir para dentro e para baixo. A questão é que muitas mulheres não conseguem diminuir o ritmo. Ficam ansiosas, tentando resolver mil coisas ao mesmo tempo. Para quem pretende ter um parto normal/natural, esse relaxamento e essa preparação do corpo são fundamentais.

> Para se aprofundar mais no tema Gestação, visite as Práticas Guiadas e Diálogos Inspiradores, no canal de *podcast Natureza Íntima*.
> www.naturezaintima.com.br/podcast

Preparação para o parto

Acredito no parto normal e natural. Faço essa ressalva porque, mesmo consciente de que o melhor parto é aquele que resulta em uma mãe e um bebê saudáveis ao final do processo, incentivo as mulheres a se prepararem para trazer seus filhos ao mundo sem intervenções como uma cesárea – mesmo que ela seja necessária em alguns casos. Sendo essa a minha posição sobre o assunto e a maneira como eu dei à luz os meus três filhos, muito do que escreverei nas próximas linhas é a partir desse ponto de vista. Claro que cada mulher é livre para decidir como cuidar do seu corpo e de seu parto. Não julgo quem faz escolhas diferentes da minha, apenas considero fundamental esclarecer meu lugar de fala.

A preparação para o parto é tanto física quanto emocional e espiritual.

Como diz Deepak Chopra, é uma oportunidade de despertar para a beleza e o poder dentro de um corpo. "A gravidez e o trabalho de parto são ocasiões para se voltar para o interior. São momentos de profunda transição e transformação."[2]

Entendo o parir não como um momento, mas um processo. Gosto muito de compará-lo à organização de uma festa. Quando decidimos comemorar nosso aniversário, por exemplo, e convidamos pessoas para celebrar conosco, escolhemos a música, nossa roupa, o penteado, encomendamos as comidas, compramos as bebidas, organizamos uma decoração especial. Quando as pessoas chegam, a noite passa voando. Depois, ficam as fotos e os vídeos como lembranças. O parto é assim também. Há expectativas e preparativos. E o que fazemos antes é fundamental para garantir o sucesso do durante.

Do ponto de vista do corpo, há exercícios que contribuem para dar o tônus muscular, o relaxamento e a flexibilidade necessários para esse momento. Precisamos relembrar nosso corpo desse caminho de elasticidade e lubrificação, deixar o pulso fluir. A dinâmica social, como vimos no Capítulo 2, tende a nos deixar mais enrijecidas. O

---

2 Simon, David; Abrams, Vicki. *Origens mágicas, vidas encantadas*. Rio de Janeiro: Rocco, 2005, p. 160.

parto é justamente quando precisamos do contrário disso: da abertura, do alívio, do derretimento, da entrega.

A ginástica com o períneo,[3] ou ginástica perineal, por exemplo, é um exercício muito necessário para fortalecer os músculos da região que expulsará o bebê e também porque essa região passa a ser muito exigida por conta do aumento de peso. Ignorar a força envolvida num parto é como querer correr uma maratona sem treinar. No Yoga para o Parto®, método criado pela Jéssica Nunes, uma das técnicas bastante utilizada é a respiração que usa o Mula Bandha, que envolve períneo e boca e ajuda a mulher a ficar com essas duas extremidades mais soltas. Na hora do parto, ser capaz de abrir a mandíbula, gritar e liberar a tensão pelo rosto contribui para o trabalho no ventre. Meditações e massagens que ajudem a mulher a se conectar ao seu corpo e às suas sensações físicas são sempre válidas.

Afinal, quanto mais consciência corporal a mulher tiver, melhor ela conseguirá lidar com as dores e os desconfortos do trabalho de parto.

Como realizar a respiração que utiliza o Mula Bandha? Mula Bandha significa "ativação da raiz". É uma trava muito utilizada na Yoga para ajudar a manter a concentração e o foco na prática. Também estimula o sistema nervoso central e o nosso chacra básico. Na gestação, pode ser usada para fortalecer essa musculatura tão demandada. Inspire e, ao soltar o ar esvaziando, contraia a musculatura dos esfíncteres do ânus e da uretra, trazendo essa energia para cima, elevando, puxando para cima o assoalho pélvico em direção ao seu plexo solar. Mantenha um pouco. Ao inspirar novamente, relaxe.

---

3   Localizado entre a vagina e o ânus, períneo é um músculo que sustenta todos os órgãos pélvicos.

Em um nível mais profundo, acredito muito no processo de deixar a "mala" de questões emocionais e espirituais que carregamos mais vazia conforme nos aproximamos do parto. Assim como numa caminhada, é mais fácil levar uma mochila do que uma mala com 32 quilos. É uma metáfora que uso para explicar às mulheres **a importância de fazer curas e limpezas internas antes do parto.** Um processo terapêutico de deixar para trás crenças limitantes, memórias ancestrais, traumas ou mágoas. O parto é uma oportunidade de ressignificar experiências e perceber o que, de fato, nos pertence. Muitas vezes, a cura precisa ser feita com o pai, com a mãe ou em relação a alguma situação que provocou um sentimento mal resolvido. Todo mundo tem um calo emocional para olhar.

Nesse aprendizado de esvaziar a mala, no meu terceiro parto vivi um processo muito forte com a minha sogra. Ela tinha medos, por conta da experiência com um outro neto, e não conseguia aceitar nossa escolha de fazer um parto em casa. Ela não se sentia segura e eu respeitei. No entanto, essa insegurança, por um tempo, refletia-se em mim e no meu marido e interferiu no nosso processo nos dois partos anteriores. Demorei para entender que era um dos pesos que carregávamos em nossas malas desnecessariamente. Eu me sentia decidida em relação ao parto natural em casa, mas se não entregasse esse medo de volta para ela e para quem mais da família o sentia, traçando um limite claro entre o que nos pertencia ou não, nunca me sentiria tão à vontade com a minha escolha. Afinal, o bebê que estava em meu ventre também era parte da ancestralidade desta família. Durante nossa terceira gravidez, tivemos uma conversa, que achei que seria difícil, mas foi maravilhosa, e conseguimos fazer essa separação com muito amor e respeito. Foi muito bonito poder ter esse diálogo e essa compreensão. Mesmo minha sogra tendo parido facilmente seus três filhos, e vivenciado em seu corpo sua sabedoria, como houve um acidente com o nascimento do seu primeiro neto ela passou a ter medo, e isso é legítimo. Só que eu, como protagonista da minha vida, poderia escolher fazer o que me fazia mais sentido.

Jessica Nunes, minha parteira, diz que quanto mais fazemos as limpezas, ou esvaziamos nossa mala, menos dor tendemos a sentir no parto. Se estamos mais pesadas emocional e espiritualmente, o parto pode ser mais difícil; se estamos mais leves, a passagem fica menos dolorida.

Afinal, se vamos fazer um processo de abertura e entrega, todo o peso energético que estivermos carregando vai procurar uma saída junto com o bebê ou será um obstáculo para sua passagem.

As mulheres tendem a formar impressões sobre a gravidez e o parto desde a infância. Observam familiares que viveram esse processo, escutam histórias sobre isso, assistem a cenas em filmes, seriados e novelas, idealizam seu momento. Para algumas, a imagem que se cristaliza coloca o processo de dar à luz como sendo um grande sofrimento. O medo da dor e da perda de controle faz muitas se esquecerem de seu poder e do fato de que o nascimento é uma passagem natural, ainda que muito intensa, na vida de todos os mamíferos. Para trabalhar esses medos enraizados, é preciso trazê-los à tona.[4] Entender de onde eles vieram, conhecer quais são os receios. A consciência ajuda a tomar decisões autênticas, que não se limitem por fantasmas criados na mente.

Lembro-me, no parto da Tereza, de quando minha mãe chegou e me viu tendo contrações. Ela se assustou com minha cara de dor. Eu

---
4 Simon, David; Abrams, Vicki, op. cit., p. 161.

olhei profundamente para ela, com todo meu amor, pois já estava bêbada dessa energia da partolândia, e disse: "Mãe, esta foi a dor que escolhi". Afinal, quem escolhe parir de maneira natural e em casa, escolhe também um parto sem intervenções, incluindo anestesia. Sinto que neste momento curamos uma crença da minha ancestralidade de que parir está relacionado à dor, e isso não passarei para as minhas filhas. Intenciono que dessa crença elas serão livres para parir como quiserem.

Esvaziar a mala também pode ter a ver com resolver as questões práticas, para diminuir as preocupações com o durante e o depois. Ou seja, elaborar um plano de parto, reunir uma equipe de apoio de confiança (parteira, doula ou obstetra), organizar as finanças e saber com quem será possível contar nas primeiras semanas do puerpério. Em relação ao plano de parto, é importante combinar com a equipe, do hospital ou aquela que estará em sua casa, quais são os limites das intervenções. Por exemplo, a mulher pode dizer que não deseja receber ocitocina, que não quer limpeza intestinal prévia, que não deseja raspar os pelos pubianos (tricotomia), que não quer que rompam sua bolsa, que façam episiotomia apenas se necessário, que não cortem o cordão umbilical logo que o bebê nasça, mas, sim, esperem até que seu sistema respiratório naturalmente esteja num funcionamento harmônico, que quer segurar seu filho no colo nos primeiros minutos após o nascimento, que deseja alojamento conjunto, que não usará nitrato de prata e que faz questão de amamentá-lo. Estes são alguns exemplos, e eu recomendo que cada uma estude as possibilidades do seu parto e faça esse plano inclusive para poder conversar melhor com seus médicos e equipe de parto.

Para tomar decisões sobre o parto, busque informações. Tire dúvidas. Converse com pessoas em que você confia que tenham valores parecidos com os seus. Leia livros buscando mais referências para digerir. **Não deixe a falta de conhecimento ser o motivo da sua insegurança. O mais importante é a escolha consciente.** É o que procuro fazer no meu trabalho quando atendo a grávidas, conversando para esclarecer e incentivando a reflexão. Mas lembre-se: planejar é diferente de criar expectativa. Não se iluda achando que você estará no controle. Você faz o possível para antecipar suas necessidades. No momento em que as coisas acontecem, cada parto é único. É preciso confiar e ter fé.

Deepak Chopra afirma que tanto o trabalho de parto quanto o nascimento são experiências intensas e sentir ansiedade enquanto você está se preparando para dar à luz seu bebê é natural.

Reconhecer os temores e dúvidas ajuda a dissipar o poder que eles têm.

Importante, neste momento, é sentir o corpo e tentar identificar sensações desagradáveis ou observar onde estão sendo contidas a apreensão e a preocupação. Com atenção a essas sensações, use palavras para trazer à tona os temores que estiver sentindo.[5] Chopra propõe ainda um checklist para a mulher seguir antes do parto:

> – Disponho de todas as informações de que preciso sobre o lugar onde darei à luz.
> – Estou consciente sou capaz de manifestar meus medos e preocupações para a pessoa responsável pelos cuidados de minha saúde, minha família e para mim mesma.
> – Identifiquei e recrutei minha equipe de apoio.
> – Confio profundamente nas pessoas que estarão me dando apoio durante o trabalho de parto e a hora do nascimento. Confio em mim.
> – Reconheço e aceito o fato de que haverá momentos durante meu trabalho de parto em que precisarei abrir mão do controle da situação.

---

5 Simon, David; Abrams, Vicki, op. cit.

— Sei que não há problema algum em gritar e fazer barulho durante o parto.

— Sei que posso trabalhar com meu corpo durante as contrações.

— Sei que a pessoa responsável pelos cuidados com minha saúde vai trabalhar comigo para me ajudar a criar o parto que eu desejo.

— Sei que posso contar com a força da natureza, da gravidade e da Mãe Terra.

— Sei que posso pedir remédios para a dor, se precisar.[6]

A preparação também idealmente envolve o recolhimento nas últimas semanas. Dá para sentir quando o momento desse resguardo se aproxima. É quando nosso corpo está mais cansado, o que geralmente acontece entre a 34ª e 36ª semana de gestação. Algumas mulheres, pelas mais diversas circunstâncias, talvez não consigam se dar essa pausa. No entanto, se houver alguma chance de se organizar para isso, aproveite essa energia mais introspectiva. Desacelerar ajuda a relaxar, a sentir a energia daquele bebê, entender como vocês estão vibrando e do que estão precisando nesses últimos momentos antes do parto. Permite diminuir a atividade do neocórtex para dar mais lugar aos sentidos e à mulher selvagem que existe em cada uma de nós. **O parto, afinal, é muito visceral e pouco racional, muito instintivo e pouco pensante** – e se "viramos a chave" para desligar o mental só quando começamos a sentir contrações, fica mais desafiador mergulhar nesse processo. Prepare-se até para despedir da sua barriga fisicamente – eu lembro que, depois, ficava passando a mão e já não tinha mais nada.

A jornada até o nascimento não é só da mãe. É daquela nova família que está se formando. O pai, portanto, deve ser convidado a aprender também, para se conectar com a nova vida que ele ajudou a conceber e com o corpo daquela mulher que em breve

---

6 Simon, David; Abrams, Vicki, op. cit., p. 164.

irá trabalhar para trazê-la ao mundo. No processo da minha parteira, por exemplo, o pai é convocado a fazer as aulas de Yoga de preparação para o parto junto com a mulher. É um bom momento para dissipar medos e tabus, tanto emocionais quanto práticos. Por exemplo: como ficará a vagina daquela mulher depois do parto? Já ouvi casos de o marido apoiar uma cesárea pelo medo de que o sexo nunca mais fosse bom depois de um parto vaginal. Isso não é verdade. Posso dizer por mim, que pari três bebês de forma natural, que o sexo ficou ainda melhor, depois que renasci e respeitei o processo de o meu corpo se abrir para a relação sexual.

O momento do parto

Maria pariu como nossas avós,
Pariu como uma mulher selvagem,
no chão de terra,
rodeada de animais,
na companhia de José.

Maria não teve hospital,
não teve parteira, nem peridural.
Ninguém orientou sua respiração,
mandou que se deitasse,
ou conferiu sua dilatação.

Maria ouviu sua intuição,
deixou o corpo falar,
como fez nossas mães e avós.

E do seu sangue, fez-se carne.
E de dentro de uma mulher,
veio ao mundo um menino.

Jesus nasceu sem roupa,
nem coroa
Segurado por José,
acolhido e nutrido nos braços de Maria.
– Julia Guadagnucci, Mamami

Cada parto é único e, como ele, será depende de muitos fatores, nem todos controláveis: da escolha que os pais fizeram, do momento que aquela família está vivendo, da sua ancestralidade, da energia do bebê, da preparação e consciência da mãe, do ambiente físico onde esse nascimento vai acontecer, das pessoas ao redor. Meus três filhos vieram ao mundo de maneiras completamente diferentes – a começar pelo fato de que eu era uma mulher diferente em cada um desses partos. Os aprendizados que eu ganhei com essas experiências tão peculiares e as conversas que tive com as dezenas de grávidas que passaram pelos atendimentos individuais ou coletivos me deram uma bagagem para falar sobre o assunto. Minha intenção não é generalizar nem escrever em pedra o que é certo ou errado, mas, sim, reunir informações que podem ajudar as mulheres a acessar a potência do parto.

Acredito no parto como uma passagem espiritual para mãe e bebê. É um renascimento, um processo iniciático na jornada da mulher tão poderoso quanto a primeira lunação.

Nenhuma dessas duas vidas será como antes.

Essa passagem, como todos os grandes momentos de aprendizado e transformação na nossa existência, não é simples nem indolor. Acessar toda a potência exige entrega e conexão.

Vejo a mulher como um canal. Antigamente, não havia parto cesárea, parto natural, parto humanizado ou parto na banheira. As mães simplesmente davam à luz. Pense na imagem que esse conceito evoca: a mulher abre seu corpo e dá passagem para aquele pequeno ser encontrar o mundo que o espera do lado de fora. E o bebê não é somente um corpo físico passando por esse canal, é um ser de pura luz, com alma e espírito, chegando ao planeta para seguir o seu caminho, cumprir sua missão.

Como diz Laura Gutman, o corpo físico da mãe se abre para deixar passar o corpo do bebê, permitindo certo rompimento, e há um outro rompimento que também se realiza, em um plano mais sutil, que corresponde à nossa estrutura emocional. Há um "algo" que se quebra ou se desestrutura para possibilitar a transição do "ser apenas um para ser dois".[7]

Portanto, a mulher precisa se abrir não apenas física, mas também energeticamente. Precisa abrir mão de si, aceitar a dilatação e a contração como um processo para dar passagem a essa nova vida. Descer às profundezas para entrar em contato com o mais fundamental e animalesco da existência humana, entregar-se aos saberes mais misteriosos, entregar-se ao inexplicável e indescritível.

Senti em todos os meus partos como se tivesse recebido uma carga de energia divina muito grande. Não tenho sequer repertório de vocabulário para descrever o que se passa, até porque a partolândia nos leva a um estado de consciência que sublima tempo e espaço. Para nos ajudar a compreender esse estado, gosto de relacionar o parto com a relação sexual, momento em que o hormônio ocitocina[8] está muito alto, o que nos leva a estados elevados de consciência. Tenho orgasmo quando estou entregue, num estado quase meditativo de presença, de não pensar. Não cabe adrenalina nesse momento. É a mesma relação com o trabalho de parto. A partolândia só acontece com adrenalina baixa e neocórtex não estimulado. É puro corpo. A

---

7 Gutman, Laura. *A maternidade e o encontro com a própria sombra*. São Paulo: BestSeller, p. 39.
8 A ocitocina é um hormônio produzido pelo hipotálamo que promove as contrações musculares uterinas, estimula a liberação do leite materno, desenvolve apego e empatia entre pessoas, é responsável por parte do prazer do orgasmo e modula a sensibilidade ao medo.

partolândia, o parto fluido como o orgasmo, só rola se está tudo no corpo e nada na cabeça.

O parto também é um momento de deixar aflorar o selvagem e o instintivo. Privilegiando quase sempre a racionalidade, nós, seres humanos, nos esquecemos de que somos bichos também. Nosso corpo é inteligente e capaz de dar conta de processos que acontecem com todos os outros mamíferos.

Essa potência da nossa própria natureza precisa ser resgatada.

Assim como aquele bebê se desenvolveu ao longo de nove meses sem que a mulher precisasse dar comandos, deixando apenas seu próprio organismo agir com sua sabedoria, por que é tão difícil acreditar que esse mesmo corpo é capaz de trazê-lo para fora? O útero, esse órgão tão potente que abrigou e nutriu uma nova vida por quase um ano, é um protagonista do momento da expulsão e precisa estar bem energizado e cuidado.

O nascimento é uma versão em pequena escala de um ato de criação feito pela Terra há milhares de anos, aquele que dá origem a todos os tipos de vida. Sendo assim, cada mãe tem de fazer contato com a consciência da Mãe Terra e ser guiada por ela para acessar o mistério que é permitir a chegada de uma nova vida.

O sistema límbico pede para vir à tona. O parto não é comandado pela racionalidade, mas, sim, pelos hormônios e emoções circulando no corpo daquela mulher. Por essa razão, desligar a mente nas semanas que antecedem o parto contribui para entrar nesse estado de entrega à sabedoria do corpo. Acontece que muitas mulheres têm medo dessa força que é visceral, instintiva (portanto, sem controle) e selvagem, porque ela vai contra todas as convenções sociais. É preciso deixar a vergonha e o constrangimento de lado para se permitir contorcer, urrar, gemer, gozar, fazer cara de dor, andar pelada, abrir as pernas, expor a vagina e entregar-se a um plano de consciência completamente diferente do que estamos acostumadas.

Nesse sentido, o parto tem tudo a ver com o ato sexual. Quem consegue ter uma transa prazerosa pensando no passo a passo dessa relação? Racionalizando cada movimento do corpo e as sensações que percorrem a espinha? **Sexo e parto são sobre coragem, entrega, confiança, abertura e segurança.** Sobre ser um pouco mais bicho do que um ser intelectual. É maravilhoso ter um cérebro capaz de construir foguetes que levam a humanidade à Lua, mas é igualmente incrível ter uma sabedoria visceral e uma potência selvagem. O parto é um portal poderoso de trazer algo que está muito distante do ser humano no dia a dia, que é a visceralidade, essa potência do corpo, essa sabedoria biológica, a manifestação da força da natureza em cada uma de nós.

A dor, tão temida, é etapa fundamental do processo para desconectar do tempo e do espaço e entrar em um outro nível de consciência, para além do mundo pensante e do controle. Laura Gutman afirma:

> Para entrar no túnel da ruptura, é indispensável abandonar mentalmente o mundo concreto. Porque parir é passar de um estágio a outro. É um rompimento espiritual. E, como todo rompimento, provoca dor. O parto não é uma enfermidade a ser curada. É uma passagem para outra dimensão.[9]

Da mesma forma que algumas vezes desmaiamos com uma grande dor, acredito que é preciso esse estímulo para mudarmos o nosso estado de consciência. Assim que aceitamos e nos entregamos à dor, parece que ela se transforma em outra coisa.

Durante o trabalho de parto, o organismo da mulher acessa uma inteligência que se desenvolveu ao longo do processo evolutivo, como a

---

9   Gutman, Laura, op. cit., p. 50.

produção e liberação de substâncias químicas naturais. As endorfinas, por exemplo, ajudam a aliviar o desconforto e aumentar o relaxamento. Sua liberação ocorre de maneira mais eficiente quando a mulher se sente segura e apoiada. Já a ocitocina estimula a contração dos músculos do útero e a liberação de leite nas mamas, mas pode ser inibida pela sensação de medo ou estresse. Por isso, é tão importante criar um ambiente acolhedor que faça a mulher se sentir protegida e acolhida.

O medo ativa a fisiologia do estresse e injeta no nosso organismo substâncias químicas da resposta da fuga ou luta – mas a vontade de fugir ou lutar não ajuda mulher nenhuma durante o trabalho de parto. Os hormônios do estresse contraem as artérias do útero e reduzem a eficácia das contrações.[10] Além disso, o medo baixa o limiar da dor;[11] por isso, muitas vezes considero alguns ambientes hospitalares inóspitos ao parto, nos quais há muito barulho, muita luz, muita agitação.

O biólogo norte-americano Robert Bridges estudou o parto de ratos e descobriu que se uma mãe rata é perturbada quando está dando à luz, não só o parto demora mais, como podem ocorrer efeitos a longo prazo no filhote, através de alterações no relacionamento mãe-filhote.[12] Segundo o médico obstetra Michel Odent, conhecido internacionalmente por seus estudos e práticas de parto, as culturas atrapalham o processo fisiológico quando negam a necessidade de privacidade no parto: todos os mamíferos desenvolveram uma estratégia para não serem observados quando dão à luz.[13]

O local do parto também deveria ser pensado para permitir a diminuição da atividade do neocórtex. Quando uma mulher está em trabalho de parto, a região mais ativa de seu corpo é seu cérebro primitivo, como o hipotálamo e a glândula pituitária, estruturas que

---

10   Simon, David; Abrams, Vicki, op. cit., p. 176-177.
11   Idem.
12   Odent, Michel. *Cientificação do amor*. Terceira Margem.
13   Odent, Michel, op. cit., p. 24.

compartilhamos com outros mamíferos. Durante o processo de parto, há um período em que a mãe se comporta como se estivesse em "outro planeta" (o que chamo de partolândia), embarcando em uma viagem interior, uma mudança do nível de consciência que pode ser interpretada como uma redução da atividade neocortical. A estimulação intelectual pode interferir no processo do trabalho de parto[14]

Um ambiente pouco estimulante inclui detalhes como baixa luminosidade. A maioria dos mamíferos procura lugares com pouca luz para o processo de parto porque dá a sensação de relaxamento e segurança, o que, por sua vez, ajuda a liberar ocitocina.[15] Outros fatores que podem estimular o neocórtex são a linguagem racional, a estimulação visual e a sensação de estar sendo observado[16] Assim, à mulher deve ser dada a permissão para não pensar. Simples perguntas como "quantos anos você tem?" ou "qual seu plano de saúde?", geralmente feitas em hospitais, não deveriam ser dirigidas à mulher em trabalho de parto. Como alguém vai ter dilatação, um colo do útero com a abertura de dez centímetros, se está num ambiente em que se sente tensa, constrangida ou incomodada?

Acredito que há uma certa crueldade na maneira como esse momento é tratado atualmente na sociedade moderna. **Se, por um lado, os médicos e hospitais são capazes de salvar mães e bebês diariamente, por outro, o excesso de dependência dessas figuras tirou das mulheres a memória da força natural que possuem para dar à luz um bebê.** Muitas de nós esquecemos que nosso corpo é capaz de parir, porque ele foi feito para isso. Deitamos as grávidas em uma cama, neutralizamos a força da gravidade e nos comportamos como se aquela criança só pudesse vir ao mundo com ajuda especializada. Algumas, tão acuadas pelos medos (da dor, do

---

14 Idem, p. 32.
15 Simon, David; Abrams, Vicki, op. cit.
16 Odent, Michel, op. cit., p. 32-33.

tempo, das mudanças no corpo), sequer tentam entrar em contato com sua potência.

É pena que algumas mulheres experimentem o parto com uma consciência precária a respeito de seus poderes e limitações, pois, para mim, e segundo Laura Gutman, vivê-los plenamente nos permitiria também nos quebrarmos por completo. O parto pode ser um ponto de partida para conhecer nossa verdadeira estrutura emocional, que precisamos fortalecer[17]

Ir para dentro e para baixo, a direção para a qual o parto nos move, é de fato assustador. Há um medo do desconhecido. Fomos criados de maneira a acreditar que o que está fora do nosso controle, que mexe com as emoções e o inconsciente, é ruim. É um lugar terrível de encontrar. No entanto, conseguir ver a beleza desse mergulho é fundamental para abraçar o processo do parto na sua beleza e integridade. Faz-se urgente as mulheres resgatarem alguns saberes que lhes foram tirados. **Precisam lembrar-se de que, se conseguem criar uma vida, conseguem também a parir.**

Meus três partos

Mais do que falar de teoria, quero também compartilhar as histórias dos meus três partos, tão diferentes entre si.

Tereza foi a primeira a chegar. Foi ela quem motivou nossas primeiras escolhas sobre criação de filhos, começando pela maneira como gostaríamos que viesse ao mundo. Eu não sabia nada sobre parto, mas fui atrás de informações quando estava grávida e ouvi relatos de amigas que haviam passado recentemente pela experiência. O parto natural humanizado apareceu como a alternativa que fazia mais sentido de acordo com nossas escolhas de vida até então. Deixar o bebê nascer

---
17   Gutman, Laura, op. cit., p. 39.

no seu tempo e usar a sabedoria do meu corpo para dar à luz, sem intervenções que interrompessem o ritmo natural do processo.

Pesquisando sobre o assunto, descobrimos alguns grupos de apoio para entender melhor como se preparar. Fomos entrando naquele novo universo e ganhando mais informações, como a importância de um ambiente tranquilo e seguro para a mãe, informações sobre os procedimentos com o bebê após o nascimento, suas relevâncias e evidências, como funciona o corpo da mulher para possibilitar essa abertura para fazer nossas escolhas. Aprendemos que o parto não é um bicho de sete cabeças, mas uma passagem que precisa ser vivida com consciência. Eu e o João ficávamos cada vez mais seguros de que aquele era o caminho. Tanto assim que passamos a ter vontade não só de buscar o parto natural, mas de parir dentro da nossa casa.

No entanto, o que visualizávamos como parto ideal ia totalmente contra as expectativas das nossas famílias. Apesar de escolhermos ao longo das nossas vidas caminhos diferentes dos esperados pelos nossos pais, prezávamos pelo nosso convívio saudável e buscávamos costurar as relações dos dois lados da família. Um parto em casa seria uma ruptura radical. Além disso, parte da família tinha certo receio de parto normal por conta de uma lesão cerebral gravíssima pelo uso de fórceps no nascimento de um dos netos. Mas eu sentia que aquele medo não me pertencia.

Enquanto pensávamos sobre todas essas questões e fazíamos nossa pesquisa, passei por um processo de coaching durante a gravidez que me estimulou a me organizar para ter menos preocupações práticas quando Tereza chegasse. Pensei antecipadamente no dinheiro, no tempo que passaria fora da empresa e quem seriam as pessoas a recorrer se precisasse de ajuda. Quando chegou o momento de ela nascer, eu estava muito preparada e com energia para mergulhar no processo. Foi uma preparação que hoje recomendo a muitas mulheres.

Perto do final da gravidez, decidimos: teríamos em casa e, na hora em que ela estivesse nascendo, chamaríamos nossos pais. Hoje vejo que cometemos este erro ao não os avisar e compartilhar, como adultos, a nossa decisão. Até lá, ficaríamos isolados na partolândia, no acolhimento da nossa casa. Reunimos uma equipe para o dia do parto e contávamos com uma médica que fazia parto em casa, nossa parteira, uma amiga que iria registrar e uma obstetriz que apoiava nossa médica. Havíamos nos preparados, eu e João, tanto do ponto de vista físico quanto emocional para o parto natural. Estava consciente de que teria que abraçar a dor. Ele sabia que precisaria me apoiar. No entanto, ninguém sabe de verdade o que esperar, porque é justamente um processo de entrega.

Quando comecei a ter contrações, reunimos a equipe. Eu e o João passamos horas só com elas, conforme o trabalho de parto evoluía. Entramos de cabeça na partolândia, viramos bichos juntos. Eu deixei meu límbico fluir e dominar. João estava 100% entregue para ser meu suporte. Fazíamos os exercícios que havíamos aprendido. Jessica, nossa parteira, ajudava muito a criar esse campo de segurança e acolhimento. Eu evoluí para seis centímetros de dilatação. Até que, sem aviso, minha mãe apareceu na porta de nossa casa.

João foi falar com ela. Eu não vi exatamente o que aconteceu, mas ele se lembra desse momento como cena de novela. Assim que minha mãe conseguiu espiar o que estava acontecendo na sala, ela encostou na parede e seu corpo amoleceu de desespero. Ela foi ao chão escorregando, apoiada na parede. A alguns metros de distância, estava uma banheira de plástico cheia d'água. Eu berrava de uma maneira que não deixava dúvidas sobre o que estava acontecendo. "Eu não estou acreditando que vocês estão tendo filho em casa", ela finalmente conseguiu juntar forças para dizer. Nesse momento, João a acolheu, mas foi firme. Posicionou-se: "Você só vai entrar aqui se não se colocar em uma posição de reprovação", disse. Minha mãe avisou que estava tudo bem, só queria me ver.

Da cena que aconteceu a seguir eu me lembro bem. Minha mãe chegou perto da banheira onde eu estava. Me olhava com a maior cara de aflição e piedade. Era como se estivesse sofrendo por mim. "Filha, e essa dor?", ela me perguntou. "É a dor que eu escolhi, mãe", respondi. Sinto que essa foi uma passagem de ruptura da nossa história. A partir deste momento sinto que minha mãe passou a me enxergar não mais como filha, mas como mulher capaz de tomar suas próprias decisões. Apesar do poder que esse breve diálogo teve de transformar nossa relação, naquele momento eu saí da partolândia. Meu emocional ficou mexido, o do João também. O parto parou de avançar, a dilatação empacou. Minha bolsa seguia intacta. A médica disse que poderia fazer uns furinhos na bolsa, que isso ajudaria no trabalho, mas esse procedimento só poderia ser feito no hospital. Até hoje não sei se isso é real ou se ela se sensibilizou com a situação da minha mãe e do restante da família, que já estava toda em pânico, e achou melhor irmos ao hospital, pensando em nos resguardar.

Quando eu já estava havia quase doze horas sentindo contrações, a médica avaliou a situação e disse que o processo poderia demorar muito mais. A notícia mexeu com o João. Abalou a segurança dele, que era meu porto seguro. Ainda teríamos uma longa jornada pela frente e as memórias de partos difíceis começaram a fazê-lo questionar a nossa decisão de ficar em casa. Decidimos ir para o hospital – mais ele do que eu. Quando vi, estava dentro do carro, sentindo contrações, indo ao hospital, mas ainda não tinha me dado conta do que estava acontecendo, pois eu não queria ser hospitalizada, muito menos furar a minha bolsa (sabia que alguns bebês podem escolher nascer dentro da bolsa e isso não é nenhum problema, pelo contrário). Para mim, essa cena é um exemplo de que quando entramos na partolândia não conseguimos mais decidir conscientemente, por isso é preciso confiar nas pessoas que escolhemos estar junto. E assim fiz, confiando no João, mas demorei muito para aceitar e perdoar toda essa movimentação.

Apesar de não ser o cenário dos meus sonhos, conseguimos uma sala de parto humanizado no hospital e criamos novamente um ambiente respeitoso com o que desejávamos. Continuava tendo uma banheira. João e Jessica deixaram o ambiente na penumbra. Ele colocou uma playlist com músicas de que gostávamos e voltamos ao campo da partolândia. Por lá ficamos mais algum tempo, até que, 21 horas depois de eu ter começado a sentir as contrações ritmadas, senti meu assoalho pélvico em chamas e **uma força descomunal me invadiu.** Fiz força e Tereza veio ao mundo de parto natural sem intervenção físicas, mas com algumas intervenções energéticas. Foi o momento mais emocionante da minha vida até então. Apesar do cenário animalesco, sangue por todo lado, cheiros fortes, e as nossas caras de quem havia corrido uma maratona, o que víamos e sentíamos era apenas um campo de puro amor e deleite. Após parir, lembro que minha sensação era de muita potência.

O que eu tinha conseguido fazer, com o suporte de todas aquelas pessoas, era incrível.

Depois veio o processo de lidar com as famílias. Explicar nossa decisão com a firmeza com que a havíamos tomado. Foi muito difícil. Nossas mães se sentiram excluídas. Era nossa primeira filha e nossa escolha as deixava completamente fora de cena. No entanto, se não tivéssemos feito essa ruptura, talvez não conseguíssemos ganhar a autonomia de que precisávamos para ser mais pais e menos filhos. Foram muitas conversas profundas para curar esse episódio, mas essa passagem fez toda a diferença na minha relação e na do João com as nossas famílias. Foi também uma maneira de eu entender **quanto medo há em torno do parto, desse poder que a mulher pode acessar e que tentamos evitar de tão forte e potente que é.**

Dois anos depois, foi a vez de José chegar. A história dele foi completamente diferente. A começar pelo fato de que sequer nos preparamos para ter um parto em casa. Era uma época em que o Conselho

Regional de Medicina estava cassando o registro dos médicos que atendiam em casa. Nossa médica do primeiro parto, portanto, disse que só nos receberia no hospital. Eu não queria ir para o hospital, mas, ao mesmo tempo, não fomos atrás de nos preparar para parir sem um médico em casa.

O contexto da família era outro, completamente diferente. Já tínhamos uma criança pequena em casa. Eu havia voltado a trabalhar e o João estava com muito trabalho no escritório. Não nos preparamos tanto quanto da primeira vez. Não estávamos tão conectados como casal. Além de todas as circunstâncias, eu logo descobriria que o José seria um filho completamente diferente de Tereza. Agora olhando para trás sou capaz de entender, mas seu parto traduziu muito bem sua personalidade.

Na reta final da gestação, eu já sabia da limitação dos médicos e que nossa parteira, Jessica, não estaria por perto. Durante o terceiro trimestre cheguei a ligar para outras pessoas que conhecia e me indicaram para um parto domiciliar, mas estava em cima da hora e não encontrei alguém com disponibilidade. Bem no finalzinho, já com 37 semanas, consegui agendar uma consulta com uma das poucas obstetras que me atenderiam em casa, segundo nosso querido pediatra. Iríamos ao consultório na segunda-feira. No domingo, quando eu completei 38 semanas de gestação, minha bolsa estourou de madrugada. Eu estava na cama e acordei de sobressalto. Comecei a ligar para outras parteiras, para outros médicos. "Oi, acho que vou ter um filho", eu dizia. "Você consegue vir até minha casa?" Queria convencer alguém a participar da minha segunda tentativa de parto em casa. Depois de algumas chamadas frustradas, João interveio: "Maria, vamos para o hospital". Eu não queria, de jeito nenhum. Ele ligou para a médica que havia nos acompanhado no parto da Tereza e no pré-natal do José. Eu ainda estava relutante, mas ela nos obrigou a tomar uma decisão imediata: estava saindo de casa para subir o pico do Jaraguá de bicicleta, portanto, se precisássemos dela para o parto, tínhamos de dizer naquele instante. Eu, que não me preparei, já com as contrações começando e sem alternativas à vista, com um marido que não ficaria em casa para ver no que dava, cedi.

Ficamos mais algumas horas em casa esperando que as contrações ganhassem mais ritmo e menor intervalo. Tomei banho, João me fez massagem, chamamos a nossa amiga que havia filmado o parto da Tereza para gravar algumas imagens também. Não deu tempo de filmar muita coisa. O segundo parto evoluiu bem mais rapidamente que o primeiro. Entrei no carro a contragosto e com certa raiva de mim mesma por não ter me organizado melhor e fomos para o hospital. Chegando lá, mais um motivo para alimentar minha revolta com a situação: o local estava lotado, não havia quarto disponível para parir, nem humanizado nem convencional. Colocaram a gente em uma sala de pré-parto, um espaço onde só cabíamos eu e a médica. Eu urrava. De dor e de raiva. Estava em um tal estado que não deixava sequer o João chegar perto de mim, não queria ninguém me encostando. Fazia de tudo para mandar a mensagem verbal e não verbalmente de "deixa comigo". Dessa vez, nada de playlist romântica e suave. João se lembra de eu berrar mandando mudar a música. Trocou para uns batuques fortes, harmonizando com a minha intensidade naquele momento.

Foram apenas seis horas naquela salinha de pré-parto e eu comecei a entrar na fase expulsiva. José estava chegando. Quando a equipe do hospital percebeu, agilizaram para mandar uma enfermeira com uma cadeira de rodas. Teoricamente, não era permitido ter um filho ali onde eu estava. Haviam higienizado um quarto na correria para que eu pudesse entrar. Quando eu percebi que queriam me colocar naquela cadeira de rodas, já sentindo a cabeça de José encaixada, pensei: *Essa criança vai nascer aqui e vai ser agora*. Enquanto isso, a médica e o Cacá seguraram a onda. Diziam que ninguém me levaria dali, que já não dava mais tempo. Ambiente caótico. No instante seguinte, senti novamente o círculo de fogo no meu assoalho pélvico, dei um grito do qual me lembro até hoje… e José nasceu. Continuei gritando por alguns segundos, quando já o via chegando em direção ao meu peito. O pós-parto foi bem menos romântico. Naquela confusão do hospital, todos muito bravos porque um bebê havia nascido onde não deveria, levaram-no rapidamente dos meus braços e longos minutos se passaram até que eu pudesse vê-lo novamente. Eu me sentia péssima. Culpada por estar ali, por ter sido daquele jeito. Pelo menos dessa vez eu consegui avisar a equipe do hospital para guardarem a placenta.

Hoje eu olho para trás e entendo que essa era a experiência pela qual a gente precisava passar. O José é intenso, no amor e na raiva. Ele coloca os sentimentos para fora, não os guarda. Tem uma energia masculina muito encarnada, é forte, muito amoroso e ao mesmo tempo explosivo. Exatamente a maneira como ele veio ao mundo. No entanto, confesso que se pudesse voltar no tempo gostaria de fazer diferente, pois este momento influenciou e influenciará para sempre a minha vida e a de meu filho.

Cinco anos depois, era a vez de dar à luz Ana. O contexto, mais uma vez, era muito diferente. Eu já havia consolidado minha atuação trabalhando com as mulheres, ganhado uma intimidade maior com meu corpo, com minhas emoções e passado por diversas experiências de trabalho espiritual. Depois de um período desafiador com duas crianças pequenas em casa e uma crise no casamento, eu e João estávamos novamente juntos e fortalecidos. Ele também havia passado por uma profunda jornada de autoconhecimento antes. Com os nossos pais agora mais acostumados ao papel de avós, estávamos muito mais confortáveis em nos posicionar. Deixamos de lado a expectativa de que aceitassem nossas escolhas, mas conseguíamos pedir que as respeitassem.

Desta vez, estávamos mais seguros para conduzir o parto como desejávamos. Faríamos em casa, apenas com a Jessica, nossa parteira. Sem médica, sem doula. Comunicamos com antecedência a família. Conversamos sobre os medos e as necessidades de cada um. Por meio do diálogo, conseguimos deixar fora de nosso campo emocional e energético as angústias da minha sogra e as aflições da minha mãe. Aqueles sentimentos pertenciam a elas, não a nós – e queríamos seguir nosso próprio caminho de acordo com o que acreditávamos, com todo respeito e agradecimento a elas. Foi um processo de cura muito forte com elas. De certa maneira, no fundo eu sentia raiva porque, de alguma maneira, a responsabilidade foi minha por deixar entrar, mas a intervenção das outras mulheres da família havia me levado ao hospital no parto da Tereza. Sentia raiva dos medos que foram jogados para a minha história e que não eram meus, sentia raiva por tê-los deixado entrar. Eu também tinha uma ferida de ter feito um rompimento tão brusco com elas. Na nossa imaturidade, eu e João escondemos nossos planos e acabamos deixando ambas de fora do nascimento dos netos. Sinto muito por isso. Eu desejava sentir que estavam comigo, me respeitando pelas minhas escolhas sem julgamento.

No dia em que Ana nasceu, acordei às 3 da madrugada, bem na hora da entrada da Lua Cheia, já com sintomas de um parto se aproximando. Levantei, a casa toda ainda estava quieta, me concentrei e fiz minhas práticas. Acendi um fogo, chamando sua força para o trabalho que se iniciava, para ancorar a conexão com a Mãe Terra e com as forças da minha mulher selvagem. E, assim, comecei a sentir as primeiras contrações. Sabia que Ana queria chegar. Fui entrando no processo, com João e as crianças em casa. Tereza e José estavam muito conscientes do que ia acontecer. Ficaram comigo algumas horas. Iam e vinham do quarto onde eu estava. Faziam massagem, me abraçavam, perguntavam, de tempos em tempos, se a Ana já estava chegando. Sentia todo o amor e a força da minha família. Jessica chegou para me dar apoio. Depois vieram minhas duas irmãs, uma de sangue e uma de alma. Carola e Mila cuidaram de Tereza e José quando comecei a entrar no momento mais intenso do trabalho de parto. Levaram os dois para almoçar, ficaram um tempo fora de casa. Minha mãe ia e vinha. Estava nervosa, mas desta vez não deixei que seu sentimento passasse para mim. A ansiedade era sua e ambas estávamos conscientes disso.

Eu deixava as contrações me preencherem. Sentia uma conexão forte com a terra. Saí com contrações, fui até a pracinha que frequentava com as crianças, tive contrações agachada aos pés de uma grande árvore que sempre nos acolhe por lá. Voltei para casa e entrava cada vez mais no transe. Acessava muitas imagens, lugares profundos dentro de mim. Acessei minha infância, revendo momentos meus quando pequena e, ao mesmo tempo, minha força de mulher. De repente, se materializou numa das minhas visões um touro vermelho. O selvagem veio com tudo. Ana, ainda na minha barriga, foi generosa comigo e com meus processos. Ao mesmo tempo que a estava parindo, senti que pude liberar questões que não cabiam mais dentro de mim (a maioria delas relacionadas ao meu apego ao controle). Foi lindo e intenso, sem desrespeitar o meu ritmo e o dela. Um presente que ela, minha terceira filha, me deu antes mesmo de chegar ao mundo. Sinto que ela me permitiu vivenciar, degustar desse momento até para poder estudar mais, conhecer melhor e poder falar do parto e sua potência com mais propriedade para outras mulheres e famílias.

O nível de consciência que tinha em relação ao meu corpo era inédito. Eu sentia cada milímetro de abertura do meu colo do útero, algo que não havia acontecido nos outros dois partos. De fato, eu era outra mulher. Sentia a cabeça dela encaixar e cada movimento que fazia para sair. A intimidade com meu útero apareceu com força. Compreendi também que não dá para se apegar à dor. Quanto mais pensamos nela, mais se torna um incômodo. Apesar de assustadora, é preciso pegar na mão da dor e ir junto com ela, navegar, sem resistir.

Entrega e confia.

Minha irmã conta uma cena que, para ela, foi uma das mais marcantes nesse dia. Subindo as escadas para o segundo andar da minha casa, me viu agarrada no parapeito. Eu gritava, urrava, uivava. Meu corpo se movia como jamais faria num dia comum. Foi então que ela entendeu como o parto distancia a gente da nossa realidade humana e nos aproxima dos animais. Somos bichos também – e é assim que bicho nasce.

Num dos momentos mais fortes, lembro-me de visualizar um touro, conforme já mencionei. Era assustador de tanta força. Vermelho, potente. Lembro-me de pensar: *Meu corpo físico não vai dar conta de tanta energia*. Logo em seguida, dei uma desconectada. O processo desacelerou. Olhei para o João e ele estava meio perdido. Sua lembrança desse momento é uma comparação com a maratona de São Silvestre: era hora de subir a Brigadeiro Luís Antônio, o trecho mais inclinado do percurso. Você começa a desconfiar se vai conseguir. Já estávamos cansados e ainda havia um baita desnível para encarar. Mila, na sua incrível presença e sensibilidade, interveio. Sabia que ele era capaz de se conectar com suas forças internas e sua intuição e simplesmente o relembrou disso. Ela lembra que o viu fechar os olhos por alguns segundos, concentrar-se. Quando abriu, era outra pessoa. Estava de volta ao jogo.

Eu disse a ele: "Preciso de ajuda". Logo em seguida, João puxou um banquinho para sentar. Eu me sentei em cima dele. E Jessica, nossa parteira, sempre atenta, nos ajudando nesta alquimia entre mulher e homem, mãe e pai. Senti toda a segurança de que precisava, toda segurança de que uma mulher precisa para se tornar mais mulher. Abri a perna e senti a Ana mais perto. Eu me integrei às minhas contrações, dominei-as e elas me dominaram. **Houve uma comunhão profunda da minha força e da minha fraqueza, da minha fuga em mergulhar na dor com a minha coragem de ir lá no fundo, tudo junto ao mesmo tempo.** Com João me dando o suporte de que eu necessitava, me abri por completo. O anel de fogo queimou, cheguei a gozar e nossa filha mais nova nasceu. A nossa mais velha estava ali, assistindo a tudo e me cuidando também.

Curador para mim uma menina de sete anos poder presenciar o que é parir em toda sua integridade. As mulheres que sempre me apoiaram, Jessica, Mila, Carola e Nilzinha, estavam todas ali. Minha mãe chegou logo depois. Foi mágico ver o processo de Ana e a cura de todas nós, que aconteceu ao mesmo tempo.

Pai e parteira: apoios fundamentais

Nos meus partos, tive o apoio de duas figuras que me nutriram do que eu precisava nesse momento tão íntimo: João e Jessica, meu marido e nossa parteira. Eles me deram força, protegeram meu campo quando precisava estar segura para me abrir, cuidaram de mim sem intervir no meu processo, mas foram firmes quando precisaram.

No caso do João, o parto da Ana me trouxe a importância de estarmos conectados. Se ele está fisicamente presente, mas pirando em outro lugar com a sua mente, cultivando medos ou desconectado emocional e espiritualmente do processo, dificilmente consegue me ajudar. Para mim, **o pai pode muito mais do que ser parceiro, dar a mão e fazer massagem; ele pode estar no campo, junto, e a serviço de todo o processo.**

Precisa encarnar o homem.

Precisa ser guardião, ter autoridade, principalmente energética, sob o ambiente, deixando a mulher em trabalho de parto mergulhar no límbico sem barulhos e ruídos externos. Mesmo que seja, como no parto do José, para ficar observando de longe, sem sequer encostar, ou como no parto da Tereza, para receber minha mãe e mediar a situação. Ou no da Ana, dando-me suporte físico e energético para me abrir.

O parto também é uma oportunidade para se conectar com a transformação daquela família. A mãe passa por uma ruptura muito maior, inclusive física, mas o fato de o pai (ou a companheira, no caso das mulheres que escolhem parir e formar uma família juntas) estar junto, testemunhar esse momento e viver a experiência contribui para que ele/ela se dê conta de que o processo é mais do que só dar conta de uma criança, é maior e mais forte do que isso. Esse processo tem a ver com a beleza da chegada de um ser de luz a este mundo e com as nossas responsabilidades, como adultos e guardiões, sobre tudo isso. **É sobre sermos um canal para uma nova vida.**

Já a Jessica foi como uma maestra. A parteira é uma facilitadora, não uma médica. Com intervenções mínimas, ela cuidou de criar o campo de que eu precisava para me entregar ao trabalho de parto e me deu segurança, mesmo passando a maior parte do tempo sem falar ou fazer nada, apenas observando a dinâmica. Nos ajudou, a mim e ao João, a estarmos juntos de verdade. Para mim, parte do trabalho dela tem a ver com a relação e o vínculo entre o casal. Costumo dizer que ela **empodera o homem a ocupar o lugar de homem, e assim ele consegue dar todo o suporte físico, emocional e espiritual de que a mulher precisa para se abrir e dar passagem ao seu bebê**. Nas palavras dela:

> Eu sabia onde você estava só de ouvir você vocalizar na exalação. Uma escuta que você me deu na gravidez, como uma linguagem só nossa, íntima e muito clara. Eu te escutando e você sabendo que eu escutava, ali morava um elo de confiança que era só nosso. Muito sagrado e claro pra nós duas.

Isso eu chamo de conexão de ventre a ventre.

É até difícil explicar. Como se ela confiasse tanto no processo e na força da mulher que não faz intervenções técnicas para facilitar, apenas traz uma energia maior, uma confiança. Faz intervenções para cuidar do processo, mas não facilitar no sentido de tirar da mulher a oportunidade de cruzar mais aquela ponte. Foi ela também quem me preparou nas questões físicas e emocionais e que me deixou consciente, perto do nascimento da Ana, de que o parto não era apenas um processo terapêutico para mim – eu estava muito nesta pegada –, mas a chegada de uma criança à Terra, e eu era a passagem. Eu precisava me lembrar disso para que nós duas nos respeitássemos, eu como mãe, e Ana como filha.

Escolher boas companhias para atravessar o processo do parto é muito importante, para que sejamos cuidadas dos pontos de vista físico, emocional e espiritual. Enquanto nos entregamos ao límbico, precisamos ter alguém se entregando a nós, cuidando do campo – do espaço não só físico, mas também energético –, enquanto nos abrimos completamente. Não é necessariamente intervenção, mas, sim, proteção. As mulheres sempre pariram cercadas de outras como elas, mais experientes. Claro que os avanços de tecnologia e da medicina devem ser comemorados, pois salvaram milhares de vida.

Mas qualquer apoio dado à mulher durante o parto precisa ser humano, acolhedor e respeitar o seu processo.

A placenta

Durante um parto normal, depois do nascimento da criança, a mulher pare a placenta. É um órgão muito especial, que não é mãe nem filho, mas foi formado a partir dos dois e criou uma camada de separação entre ambos durante nove meses.

Cerca de uma semana depois de o óvulo ser fecundado, ele chega ao útero. Nessa fase, ele é chamado de blastocisto e já desenvolveu dois tipos de células: uma parte interna que formará o embrião e uma camada externa que dá origem à placenta quando se fixa à parede uterina e interage quimicamente com o endométrio. Ao ser formada, aproximadamente pela 12a semana (até este período, o feto é nutrido pelo endométrio, que está com sua camada superespessa), terá a função de fazer a troca de nutrientes e gases entre mãe e bebê sem misturar o sangue dos dois. Trabalha fazendo as vezes de pulmões e rins do bebê. Oferece também proteção física e de temperatura. Cuida do corpo e da alma do bebê.

Para algumas linhagens tradicionais, a placenta é um segundo filho. Considero de uma força sem igual. Além de conter muitos hormônios fundamentais para o desenvolvimento da gestação, traz, para mim, a magia e o mistério de ser um órgão criado pelo meu corpo que existe para nutrir a vida. Ela pode, inclusive, transformar-se em medicina. Logo depois do nascimento, a placenta pode ser comida como fonte de vitalidade. Depois do parto, a mulher perde muito sangue e água. O corpo precisa de resguardo e a placenta ajuda a nutri-lo nesse primeiro momento. Depois, é possível usá-la misturando-a em outros líquidos, fazendo uma tintura, por exemplo, que se torna um remédio para beber. Já vi pessoas batendo com açaí. É muito potente para o sistema imunológico ou para mulheres que desejam engravidar. Nas memórias ancestrais, as mulheres usavam a placenta para curar as doenças mais graves de útero.

A placenta contém um mistério
que relembra à mulher dos seus
poderes e da sua potência, da sua
ancestralidade, e acredito que
nenhuma mulher pode ser privada
dessa experiência.

Há quem diga que as substâncias que a placenta possui podem ajudar a evitar depressões pós-parto.

A placenta da Tereza eu não guardei. Com toda a confusão do parto no hospital, não consegui resgatá-la, e confesso que não época não tinha essa consciência e intimidade com meu corpo de mulher. A do José consegui pegar, mas demorei muito tempo para mexer nela. Logo após o parto, colocamos em um saco e depois congelamos. Hoje ela está enterrada em um cantinho do nosso sítio, perto de uma cachoeira.

A da Ana também guardei e abri três meses depois do parto. Lembro-me de quase cair de tontura, porque é uma energia muito forte. Era um dia de Lua Nova, em Gêmeos, e Jessica, João e José me acompanharam na preparação da medicina. Preparamos o canto, chamamos os quatro elementos, peguei a placenta na mão e já senti uma força bem presente. Com a ajuda de uma faca, não muito afiada, separamos a carne da membrana. Coloquei a carne num pote, que depois recebeu as três ervas que eu escolhi: lavanda para trazer harmonia, paz, entrega e minha energia maternal; anis-estrelado, digestivo, tranquilizador, uma planta do coronário que traz luz nas decisões que precisam de nutrição rápida; e alecrim, que fornece alegria, paz de espírito, clareia e ilumina. Eu e João fizemos três orações: uma ave-maria, um comando de ThetaHealing e uma oração que veio na hora. João fechou o pote já com a cachaça que seria o veículo para a medicina e que passaria um ciclo lunar num lugar escuro. Enterrada dentro da Terra.

Outra característica que considero muito enigmática da placenta é do ponto de vista do processo de individuação. Enquanto o bebê está na barriga, a placenta divide o que é mãe, o que é bebê. Quando ela sai de cena, apesar de um corpo não estar mais contido no outro, mãe e filho passam por uma intensa fusão, como se fossem um único ser. É preciso criar novas "placentas" conforme o tempo passa para cuidar dessa separação.

Gosto muito de uma fala do professor romeno Mircea Eliade, historiador de religiões:

> Nascimento e parto são versões microcósmicas de um ato exemplar executado pela terra; mães humanas imitam e repetem o ato primordial que fez a vida aparecer sobre o seio da terra; consequentemente, cada mãe tem de fazer contato com a Grande Generatrix e ser guiada por ela para realizar completamente o mistério que é o nascimento de uma vida, como também dela receber energias benéficas e encontrar sua proteção materna.

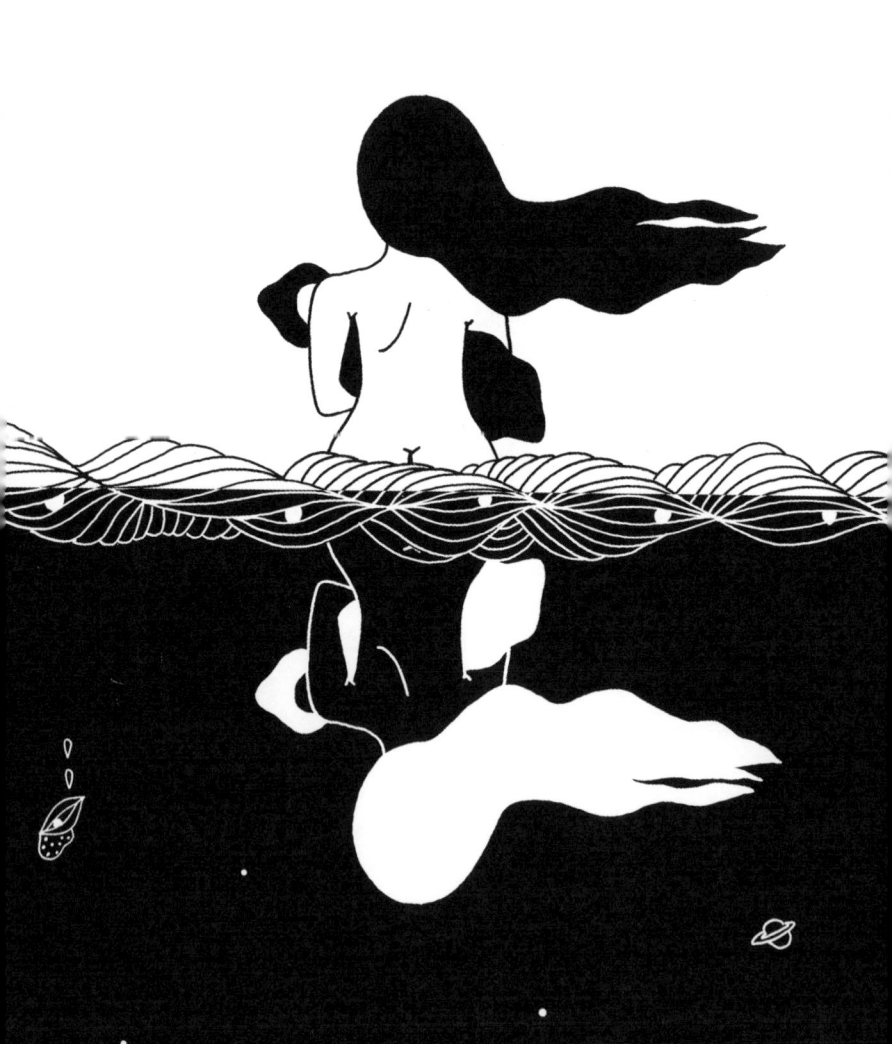

CAPÍTULO 6

PUERPÉRIO

Para aproveitar o que essa experiência traz de possibilidades, é preciso embarcar nessa jornada de maneira consciente e entregue, com disposição para mergulhar e amadurecer.

Nossa terceira filha havia completado 5 meses. O ano de 2018 já passava da metade e eu começava a sair para o mundo novamente. Estava vivendo o puerpério – período que considero que se inicia na concepção de um bebê (e não apenas depois do nascimento, como definido pela literatura médica), segue na gestação, parto e pós-parto. Para trazer mais consciência a esse momento, desde a primeira gravidez há nove anos, eu havia buscado referências literárias especificamente sobre o puerpério. No entanto, me surpreendi com o pouco que encontrei. Da mesma forma que me chamava a atenção o espaço restrito que dedicamos a falar sobre isso principalmente entre nós, mulheres.

Resolvi buscar, em fontes diversas, clareza e outras inspirações para cuidar dos meus anseios mais essenciais. A partir do que vivi, ganhei mais consciência sobre este momento na vida de uma mulher, e assim comecei uma jornada que se aprofundou e ganhou maturidade em cada uma das minhas três gestações.

Aos poucos, fui consolidando aprendizados que misturavam experiência empírica, conhecimentos tradicionais de áreas da saúde (como anatomia e psicologia) e sabedorias ancestrais e espirituais. À medida que amarrava as pontas e compreendia melhor o meu momento, sentia um desejo crescente de compartilhar a experiência – e os aprendizados – com outras pessoas. Uma vontade de propor um diálogo sobre um assunto tão íntimo quanto universal. Quem sabe, oferecer um atalho para que mais mulheres pudessem viver esse período tão potente e intenso, com acolhimento, entrega e consciência.

Para a ciência ocidental, o puerpério se resume a um momento de mudanças físicas e psicológicas em que o corpo feminino tenta retornar ao seu estado "pré-gravídico" – se é que isso existe. Médicos e enfermeiras, geralmente, fazem recomendações básicas nesse período, como repousar, alimentar-se bem e não manter relações sexuais durante os primeiros quarenta dias. Para mim, porém, levando em conta outros conhecimentos e principalmente minhas experiências e de mulheres as quais tive a honra de acompanhar, **essa fase tem significado muito mais profundo e complexo. É um trabalho também espiritual e de autoconhecimento**. É um momento de estar consigo mesma, de aproveitar o campo espiritual que se abre com a chegada de um novo ser; um momento de mergulho, pausa, luto, morte, que pode levar a mulher a ressignificar a vida dali em diante.

Um rito de passagem.
Uma ponte a ser atravessada.
Uma iniciação.

E é sobre esse caminho que quero falar.

Um mergulho em si mesma

A minha experiência aqui se funde à de mulheres as quais atendi, de pessoas que conheço e com quem aprendo. **Não pretendo trazer verdades absolutas nem dizer qual é o jeito certo de passar por esse momento**. Sobre esse tema a minha intuição me leva para lugares que muitas vezes não consigo explicar, em alguns momentos, inclusive, escolhi trazer conceitos de estudiosos para nos ajudar a dialogar. Não estou aqui para responder a nenhuma pergunta, mas para provocar inquietações nas nossas mentes e corações. Para mim, o puerpério se insere dentro de um processo mais amplo de desenvolvimento espiritual, da jornada da mulher. No entanto, não espero que todas concordem comigo. O que desejo é atrair outras mulheres e homens a refletirem sobre a importância desse momento sob perspectivas próprias. Para que façam suas escolhas com mais consciência, clareza e recursos. Para que estes recém-nascidos também possam contar com suas mães e pais como adultos maduros. Para que, sejam quais forem suas experiências e crenças, possam viver de forma íntegra, tão profunda e transformadora quanto leve. Que essa etapa seja vivenciada na sua máxima potência. Que possam passar pelos desafios e colher os benefícios dessa fase tão rara, avassaladora e única – mesmo que a mulher tenha mais de uma gestação.

Se há um consenso sobre o puerpério, entre mulheres, médicos e espiritualistas, é que este **é um momento de travessia e mudanças. Um rito de passagem fundamental e uma ferramenta de desenvolvimento**. A mãe que se abre para trazer um novo ser ao mundo vai aprender a se relacionar com a criança, mas também vai transformar a maneira como se relacionava com o mundo ao seu redor até então.

Dito assim pode parecer amedrontador. E é. **Entrar em contato com o íntimo, sem filtros, é na mesma intensidade potente e desafiador**, já que estamos lidando com o desconhecido e com nossos instintos de ser, que nos tornam mulher no sentido mais selvagem da palavra. Para muitas de nós, o que traz incômodos é que o controle sobre as coisas deixa de ser possível. Vamos sendo convidadas a lidar com esta grande sombra que carregamos, que é achar que controlamos tudo, desde a nossa expressão no mundo, passando pelos nossos desejos íntimos até os planos práticos do dia a dia. Neste momento da nossa vida **somos convidadas a confiar, e não controlar**.

O puerpério nos leva a um tipo de morte. É uma grande Lua Nova, com sua energia de mergulho, transformação e renascimento. É como se a mulher – e o homem também – atravessasse um portal. Do outro lado, encontra um lugar onde as estruturas se dissolvem e as referências que levaram até ali passam a ser questionadas. As sombras, a escuridão das relações ficam mais evidentes. Ganham contornos muitas vezes assustadores. **A ponte que foi atravessada**

é queimada. A vida de antes, portanto, fica claramente para trás e é preciso encarar essa nova realidade. Tudo isso de maneira não dita – o que só aumenta a sensação de desassossego –, mas geralmente sentida com uma força inquestionável.

Essa fase, portanto, não costuma ser somente agradável. Não é confortável. Pode ser destrutiva e excessivamente desafiadora se não for compreendida e respeitada. Há também muitas fantasias sobre comportamentos fatalistas nesse período, cheias de exageros a respeito da realidade. Algumas pessoas imaginam a mulher que enlouquece, podendo até maltratar seu bebê, ou pensam no conto de fadas da família feliz para sempre, que recebeu um bebê com a maior naturalidade, sem nada mudar. No entanto, considero um desperdício estereotipar ou apenas medicalizar o puerpério, seguindo orientações básicas de profissionais da saúde sobre como cuidar do corpo nesse período. O puerpério não cabe em conclusões nem recomendações simplistas e generalizadas. Acredito, sim, que o puerpério pode ser um dos melhores momentos da vida de uma mulher – vivenciei uma experiência muito potente no meu terceiro puerpério, conseguindo olhar para tudo isso e me entregar.

Já ouvi relatos de mulheres para quem o puerpério foi um momento de perda de identidade. É um ponto de vista. Eu prefiro enxergar como um ganho (ou atualização) de identidade. **Um novo olhar sobre quem somos.** Talvez nunca tenhamos nos visto da maneira que o faremos durante o resguardo, mas depois dele é possível que estejamos mais familiarizadas com outras facetas de nós mesmas. Pode ser um passo na construção de quem se é, com mais consciência e clareza.

Para aproveitar o que essa experiência traz de possibilidades, é preciso embarcar nessa jornada de maneira consciente e entregue, com disposição para mergulhar e amadurecer. Se não pegar essa onda ela pode passar deixando marcas dolorosas. É como um surfista, que quando é engolido pelo mar se entrega à correnteza e vai com ela até que as águas se acalmem. Se você remar contra a correnteza ou brigar com ela, pode acabar se machucando ou se afogando. Já se estiver disponível para fazer a travessia, lá na frente, conseguirá se olhar e perceber aonde chegou, o quanto aprendeu sobre si mesma e se transformou. Porque esse período não dura para sempre.

Eis aí uma das mais importantes informações sobre o puerpério: **se há uma certeza é a de que ele vai passar.** Por mais óbvio que seja, é fácil esquecer-se disso quando se está imersa na situação. Nos meses em que viver este momento, o que de melhor acredito que podemos fazer é honrá-lo e desfrutá-lo. Não deixar sua força passar despercebida. Ignorar essa oportunidade pode levar a enxergar só o seu lado negativo e sua força destrutiva. Pode ferir relações e impedir de aproveitar a beleza dessa fase. A mulher puérpera não precisa ser tratada, nem se comportar, como uma fera enjaulada, separada da natureza. **Deve liberar o pulso selvagem, deixar as forças da natureza, que residem no íntimo de todo ser humano, tomarem a frente e agirem sobre si.** Essa entrega pode levar a uma abertura para outro nível de consciência. Impedir isso é como represar um rio, que vai transbordar para lugares fora de seu fluxo natural e possivelmente de maneira descontrolada e indesejada.

> Somos todos capazes de mergulhar fundo para viver nossos próprios processos de vida sem seguir manuais de instruções.

Nenhum puerpério é errado ou inadequado – apenas corresponde às suas circunstâncias e ao quão consciente você está, e escolhe estar, sobre ele.

A potência da experiência permite olhar para dentro de si mesma e transformar o que precisa ser transformado. Rever comportamentos que já não consideramos saudáveis ajuda a expandir a consciência sobre quem somos, nossa vida e escolhas, atitudes, crenças e padrões. Porque **quando um bebê nasce, a mulher renasce**. A organização (ou constelação) da família muda. A casa se transforma. Ninguém volta ao lugar onde estava porque simplesmente ele deixa de existir. A vida é uma jornada e segue adiante.

A abertura após o parto e o acesso ao divino

De onde vem a força do puerpério? Tudo se consolida no parto. Quando a mulher se torna canal para a chegada de um novo ser ao mundo, além do seu corpo, seus canais espirituais, emocionais e energéticos ficam muito abertos. Ao se abrir fisicamente, ao dar à luz, há uma conexão com o divino, com o sagrado, com a energia da criação, a mãe se expande para receber essa força que está tanto em sua alma e em seu espírito quanto em seu físico. Somos como um tubo que dá passagem ao ser divino que está chegando nesta dimensão. E isso pode acontecer independentemente do tipo de parto: tem mais relação com a jornada de receber esse ser do que com o resultado (natural, normal ou cesárea, em casa ou no hospital).

É como se o corpo, principalmente o útero, tivesse se esticado a ponto de atingir um nível acima do conhecido, que descarrega uma potência antes inacessível. Tenho dificuldade de explicar em palavras – algumas coisas só podem mesmo ser sentidas, só podem ser compreendidas quando vivenciadas.

Para mim, essa sensação foi muito forte nos três partos. Não é à toa que, depois de parir, algumas mulheres entram em um estado de êxtase. É um estado que o vocabulário e o repertório não dão conta de descrever. Talvez a melhor definição seja a que empresto do meu marido, ao dizer que no parto de nossa primeira filha sentiu "ter tocado na mão de Deus pela primeira vez".

Mais do que apenas a energia que a mulher acessa e permite circular, trata-se da energia trazida pelo bebê. Aquele recém-chegado é um pulso de vida, na sua mais alta pureza. Sua presença é tão forte que todos ao redor da mulher puérpera, nos primeiros dias após o nascimento, são capazes de sentir esse campo de vibração diferente, de muito amor. Como disse uma comadre minha, que acompanhou meus três partos, "é tanto amor que dá para pegar no ar".

Estar com todos esses canais abertos e acessar essa potência requer sabedoria, atenção e cuidado. Ao mesmo tempo que é magnífico, é assustador. Por ser divino, pode ser difícil de suportar humanamente. E toda essa conexão não é fácil de integrar com a vida prática, com as tarefas da rotina e com as angústias habituais – ter horário, sair para ganhar dinheiro, cuidar da casa e do resto da família. Por isso, o resguardo.

Um puerpério respeitado e apoiado permite acessar, com profundidade, ao mesmo tempo uma sutileza e uma força. Dá para navegar entre o céu e a Terra em segundos. Como diz a psicoterapeuta argentina Laura Gutman, especializada no tratamento de crianças e casais e autora de livros sobre maternidade, "esta capacidade de conectar o céu com a terra, o espírito com a matéria, é uma das características da mulher puérpera, pois ela habita os dois aspectos simultaneamente". No entanto, essa intensidade e essa flutuação de canais parecem demais e podem se tornar pesadas se não houver um recolhimento. **Para deixar a potência fluir é preciso se fechar para o que está fora e fazer silêncio para escutar o que vem de dentro.**

O resguardo

A mulher puérpera precisa se resguardar para integrar a experiência desse momento de transição e expansão. É como quando nos machucamos. Para proteger um ralado ou um corte, colocamos um curativo. Depois, ele começa a formar uma casquinha naturalmente. Se arrancarmos essa casquinha antes da hora, a cicatrização vai demorar mais e pode até deixar uma marca permanente.

O resguardo é a camada de proteção da mulher após o parto.

O primeiro mais óbvio motivo para esse abrigo do resto do mundo é o cuidado com o corpo físico, que viveu transformações ao longo dos últimos meses, trabalhou e se esforçou muito para suprir todas as necessidades daquele serzinho em formação. Esse mesmo corpo físico se superou ao dar à luz – o esforço existe nos diferentes tipos de parto – e precisa se readaptar à ausência do bebê. É preciso semanas ou meses para a reparação do canal de parto, a cicatrização do períneo nos casos de episiotomia,[1] a recuperação do assoalho pélvico e dos músculos da região abdominal, a readequação da postura, além da reacomodação dos órgãos como a bexiga, que mudaram de posição para dar espaço ao bebê. No caso de uma cesárea, também há o cuidado com a cicatriz e, em alguns casos, maior necessidade de repouso para recuperação da pele e dos músculos.

São tantas partes tentando redescobrir seu lugar e voltando ao estado pré-gravidez que mesmo após partos normais sem complicações os exercícios físicos só devem ser retomados após algumas semanas, sem intensidade.[2] A proibição do sexo na quarentena também tem a ver com a recuperação física, para evitar dores e infecções enquanto o corpo se reestrutura. Simultaneamente, reequilibram-se aspectos

---

[1] Incisão na região do períneo para ampliar o canal de parto.
[2] Fonseca, Eleonora. Quanto tempo depois do parto a mulher pode fazer exercício? *BabyCenter Brasil*, et. 2018. Disponível em: https://brasil.babycenter.com/x4800090/quanto-tempo-depois-do-parto-a-mulher-pode-fazer-exerc%C3%ADcio. Acesso em: 31 maio 2020. Eleonora Fonseca é obstetra e integrante do Conselho Médico da BabyCenter.

energéticos e espirituais. Enquanto isso, o corpo da mulher também está fazendo um esforço enorme para se adaptar às novas necessidades daquele bebê, como a amamentação e a privação de sono.

O útero, que se esticou dando o máximo de conforto durante a gestação, agora segue no seu recolhimento, para ocupar o espaço que lhe cabe naquele corpo. Começa a fase da regeneração uterina, auxiliada pelo aleitamento, que induz a liberação de hormônios para que o órgão volte ao tamanho normal.[3] Nesse período, a mulher tem um sangramento que pode durar de quinze a quarenta dias, aproximadamente, em que o corpo termina de eliminar o material e memórias que revestiam e estavam presentes no útero durante a gestação. **Sim, nosso útero contém as nossas memórias mais ancestrais, é nele que alojamos todas as nossas emoções, aflições, medos, assim como os sentimentos belos.** É o nosso grande caldeirão, onde alquimizamos tudo que nos acontece ao longo da nossa vida. É nosso álbum de fotografias e sensações desde que decidimos vir para este mundo.

Aliás, aqui também mora um grande mistério. A mulher que quiser pode aproveitar esse momento em que o útero se torna mais evidente no corpo físico e energético para conectar-se com ele, com sua energia. É uma fase em que fica mais fácil sentir esse centro de poder feminino, na qual é possível sentir pulsar a nossa vida e a energia da Mãe Terra. O útero é uma inteligência à parte em nossos corpos. Ele sabe que se preencheu para depois esvaziar. E a mulher, por mais desconectada que esteja com esse órgão, sentirá a necessidade de resguardo porque o próprio órgão vai demandar essa desaceleração. **A potência da nossa conexão com nosso útero é o maior mistério na jornada de nos tornarmos mulher** e, no momento em que ele precisa se recolher, nós fazemos o mesmo.

---

3   Reps, Renata. O que é permitido (ou não) na quarentena. *Revista Crescer*, 28 jan. 2014. Disponível em: https://revistacrescer.globo.com/Gravidez/Pos-parto/noticia/2014/01/o-que-e-permitido-ou-nao-na-quarentena.html. Acesso em: 31 maio 2020.

A segunda razão para esse período de recolhimento é zelar o emocional. Esse aspecto passa por uma turbulência em função da enxurrada de hormônios que circulam no corpo – são eles que cuidam da descida do leite, contribuem para a criação de vínculo e para a recuperação do útero, órgão que guarda todos os nossos sentimentos desde o início das nossas vidas, como citamos anteriormente. Essa mudança brusca nos níveis hormonais pode gerar certo desânimo, melancolia, tristeza ou insegurança, resultando numa depressão pós-parto. No entanto, essa sensação não deve ser motivo de culpa. Afinal, é realmente uma loucura parir, dar à luz um outro ser, depois amamentar e vivenciar a privação do sono. **Ele estava ligado a você, dentro da sua barriga, e em um intervalo de poucas horas um se tornam dois fisicamente, mesmo ainda animicamente sendo um.** A placenta, que filtrava essa relação sem permitir que os sangues se misturassem, que zelava pela individuação de cada um, também não atua mais. Há todo um processo com líquidos – sangue, lágrimas, leite, líquido amniótico – que saem e abalam o físico e as emoções da mulher. Da mesma maneira que as Luas afetam a maré, este momento é uma grande Lua em nossa jornada. Todas as nossas águas em movimento.

E o terceiro, e não menos importante, motivo: cuidar desses canais de abertura, do campo espiritual. Nos dias seguintes ao parto, a mulher fica muito sensível. Seu canal e glândula pineal estão bastante abertos, absorvendo com facilidade o que passa perto dela, e simbioticamente o bebê também. A glândula pineal, segundo a medicina convencional, é responsável por conferir ritmos a funções neuroendócrinas, determinando, por exemplo, o ciclo sono-vigília, a atividade reprodutora e a atividade metabólica de várias espécies.[4] É ali que se

---

4 Seraphim, Patrícia M. et al. A glândula pineal e o metabolismo de carboidratos. *Arq. Bras. Endocrinol. Metab.*, v. 44, n. 4 (ago. 2000) p. 331-338. Disponível em: http://www.scielo.br/pdf/abem/v44n4/10944.pdf. Acesso em: 31 maio 2020.

produz o "hormônio da noite", a melatonina.[5] No entanto, a glândula pineal também está associada a saberes mais holísticos. O filósofo francês René Descartes a considerava a morada da alma. Para algumas doutrinas orientais, corresponde ao chacra coronário, o sétimo situado no alto da cabeça, ligado ao desenvolvimento do espírito. Os livros hindus o chamam de "lótus de mil pétalas". Para a Yoga, o chacra da pineal é o ponto de ligação entre a pessoa e o cosmo. No Espiritismo, o corpo pineal seria uma válvula transmissora de vibrações do corpo astral, regulando todo o fluxo de emissões do espírito para o corpo físico e vice-versa.[6] Em meus estudos e considerando minha crença, a glândula pineal é o que gera conexão com o mundo espiritual, mas ela vai se calcificando e se fechando conforme nos tornamos adultos e de acordo com nossos hábitos. Já a pineal dos bebês está limpa e inteira, com conexão direta com essa energia do supremo, **e o puerpério é um momento em que essa conexão com o divino se torna mais aberta e nítida para a mulher.**

Para dar conta dessa nova vibração e deixar que ela atue dentro de si, o resguardo se faz extremamente necessário. Não dá para sustentar essa energia saindo para jantar, ouvindo as preocupações do mundo que está além da sua casa. É como se tudo isso invadisse seu território e se misturasse às próprias questões da mulher, a esta grande maré em movimento, ondas do seu próprio caldeirão. Fica uma bagunça. Essa é uma fase que precisa ser respeitada. Para isso, a mulher tem de se organizar e pedir ajuda. Veremos mais detalhes adiante.

Nas palavras do pediatra Carlos Eduardo Correa, o Cacá, fundador do Espaço Nascente, o que quase ninguém conta para as mulheres puérperas é o trabalho que dá. E esse trabalho chega em um

---

5   Callegari, Jeanne. Metalonina: tudo sobre o hormônio do sono. *Veja Saúde*, 16 jan. 2018. Disponível em: https://saude.abril.com.br/bem-estar/melatonina-tudo-sobre-o-hormonio-do-sono/. Acesso em: 31 maio 2020.
6   Moreno, Alcione. *A glândula pineal*. V – Simpósio Brasileiro do Pensamento Espírita, s.d. Disponível em: http://bvespirita.com/A%20Glandula%20Pineal%20(Alcione%20Moreno).pdf. Acesso em: 31 maio 2020.

momento em que a mulher está muito frágil. Segundo ele, o amadurecimento da nova mãe é um processo solitário. Sua fala reforça minha crença de que não dá para sair por aí antes de se estruturar, de consolidar-se internamente, de **enraizar esse processo da chegada de um novo ser e de uma mulher em constante amadurecimento.**

Depois do nascimento da nossa terceira filha, que foi o meu puerpério mais consciente, fiquei sete dias no quarto onde dei à luz. A nossa parteira e amiga, Jessica Nunes, nos acompanhou cuidadosamente nesse resguardo. Ela não me explicou por que eu deveria fazer isso, apenas me garantiu que esse recolhimento me ajudaria a voltar para o mundo depois. E eu confiei nela. Nesse momento é bem importante compreendermos que o neocórtex[7] de uma mulher que acabou de parir não deve ser estimulado. Queremos, sim, que o seu sistema límbico[8] e a sua visceralidade estejam no comando. **É um período menos de explicações racionais e mais de instintos e sabedorias ancestrais. O resguardo no quarto certamente serviu para isso.**

Nessa fase eu só saía para ir ao banheiro e circulava pouco pelos outros cômodos do segundo andar. Passava a maior parte do tempo repousando. Sonhei muito também, quando adormecia durante o dia. Sequer desci a escada para o térreo nesse período – até porque, para a recuperação física, não era recomendado fazer esse esforço. Não tinha a menor ideia do que estava acontecendo no jardim, na sala e na cozinha. Metaforicamente, coloquei um capuz e mergulhei em um universo que era só meu e do meu novo bebê. Jessica foi muito sábia ao me deixar ali, porque se eu descesse certamente ficaria tentada a dar palpites nas coisas da casa, que estavam devidamente cuidadas como planejamos, e o que eu **precisava era ficar quieta para dar conta de**

---

7   A parte mais "recente" do cérebro em termos evolutivos, que nos tornou capazes de desenvolver habilidades como a comunicação, a escrita, a sociabilidade, a criatividade e a tomada de decisões.
8   A região do cérebro que cuida da nossa sobrevivência. Responde pelos comportamentos instintivos, pelas emoções, sensações e pelos impulsos básicos. Está diretamente relacionada à nossa capacidade de sentir prazer.

mim. Escrevi um diário nessa época e resgato aqui alguns trechos que descrevem como me sentia nessa primeira semana:

> Uma semana se passou da chegada da nossa terceira filha e quais são minhas sensações? Um lugar conhecido e desconhecido ao mesmo tempo. Muitas vezes a sensação é de flutuar e pisar numa grama de nuvens, um campo lindo, um lugar aberto, uma presença do divino muito forte, como se o parto tivesse me aberto novos e antigos portais [...] Estou aqui em cima, estou meio presa, resguardada na torre do castelo, e a sensação deste mundinho que é pequeno e enorme é muito boa. [...] O que encontro aqui? Um lugar aberto e profundo, um túnel para eu mergulhar. [...] Meu corpo espiritual grita e pulsa querendo me levar a um lugar que ainda não conheço e, talvez, eu tenha medo. [...] Ele me mostra que sou luz e sombra, força e fraqueza, inteira e despedaçada. [...] No quarto e quinto dia, senti muita dor de cabeça. Mergulhei no celular, quis gerenciar e decidir, comandar e controlar as coisas que também estavam acontecendo, ou seja, racionalizei demais e aí doeu a cabeça.

Se eu não tivesse me recolhido, tenho a impressão de que não conseguiria processar o que vivia. Foram muitas forças diferentes atuando em mim durante o parto e precisava silenciar e integrar a experiência. **Entreguei-me verdadeiramente ao processo.** Acessei um repouso, em que consegui olhar para questões da minha vida pessoal que havia ignorado por um longo tempo e que, de repente, ficaram evidentes. Fiz uma viagem para dentro, para observar e deixar agir essas forças todas que circulavam em meu corpo e em meu espírito, revirando todo o meu ser.

Há aspectos emocionais e espirituais que contribuem para isso, mas também físicos. Diante do cansaço e das noites maldormidas, a mente e o pensamento lógico baixam a guarda. Sem defesa, mergulhamos mais fundo. Não brigamos com a correnteza. Quando ficamos exaustas, nos rendemos.

Eu não sabia muito bem o que estava fazendo nesse momento, para onde ele me levaria. **Só sabia que precisava silenciar, como na minha lunação. Por isso, gosto de dizer que o pós-parto é uma grande Lua. Assim como quando lunamos (menstruamos) e somos convidadas pelo nosso corpo físico e alma a resguardar, ao parimos nossa tendência natural é ir para esse mesmo estado de recolhimento.**

Sinto que é importante podermos fazer o que o nosso corpo e alma nos pedem. É preciso se organizar antes para ter a possibilidade de ficar quieta se assim for solicitado pelo seu ser mais profundo.

Sinto que esses dias me deram estrutura e raiz. Foi neles que construí um alicerce para que, no momento em que eu voltasse a me relacionar com o mundo, não me perdesse nas demandas e mantivesse um centro consistente e fluido dentro de mim. Na minha experiência, isso não é frescura nem exagero, como já me disseram alguns. **O que precisei foi de ajuda para ter todo esse tempo e espaço.** Tive o apoio de outras pessoas para cuidar dos meus outros dois filhos, da casa, da comida e até de mim mesma.

No primeiro dia em que desci a escada de casa, depois de uma semana, senti até tontura. Havia múltiplos barulhos e demandas externas. O guarda da rua, a rotina do almoço, as crianças correndo ao meu redor. O que era só o normal duas semanas antes agora parecia ganhar uma intensidade inédita. Assim, até completar os quarenta dias após o parto, eu praticamente não saí de casa.

Para marcar essa passagem, há quem faça um ritual de fechamento do corpo da mulher, uma cerimônia, por exemplo, envolvendo-a em um pano. São práticas conduzidas logo após o parto ou depois de um ciclo lunar. A doula Maira Duarte, uma das minhas comadres, explica que esse ritual vem da tradição mexicana de cuidados no puerpério. Segundo ela, a prolactina, hormônio que está ligado ao processo de amamentação, amolece os tecidos e deixa o corpo mais gelatinoso. Nesse momento nos sentimos com pouco contorno, meio sem borda. "O fechamento de corpo é um procedimento que promove esse contorno", diz. O ritual contribui para integrar a experiência do puerpério e materializá-la. **Precisamos de limites para aprofundar essa vivência, da mesma forma que precisamos da pele para resguardar as nossas células, órgãos e sangue.**

A verdade é que no meu terceiro puerpério eu já tinha um caminho bem traçado e uma maturidade para acessar a potência desse momento de uma maneira diferente. Já tinha dois filhos, um casamento de dezesseis anos, um conhecimento expandido sobre mim mesma. Como disse nossa parteira, eu já tinha um "diálogo com a força", que não me chocava mais. Assim, fui capaz de sustentá-la por mais tempo e ir mais fundo nas suas possibilidades.

No entanto, nem todas as mulheres que fazem resguardo sentem dessa forma. Eu mesma, no meu primeiro puerpério, não tive uma experiência tão intensa. O nascimento foi como eu queria e foi um processo rico, com uma bebê que estava tranquila. Lembro-me de ter sido tudo muito fluido, apesar do aprendizado intenso, do cansaço e das noites maldormidas. Mas foi mais romantizado, por isso, deixei de olhar para algumas questões internas que simplesmente não vi. E o fato de eu não enxergar naquele momento foi provavelmente porque não estava pronta para acessar tantas informações. **Deixei evaporar o que ia além do meu alcance. Ainda sequer sabia o tamanho da potência do puerpério. E está tudo certo também.**

Sinto que o que aconteceu comigo na terceira vez foi uma junção de conhecimento prático, conhecimento ancestral, respeito com o meu momento e apoios escolhidos a dedo. Tudo isso me permitiu uma visão ampliada sobre a vida e uma oportunidade de processar os meus puerpérios anteriores. **Acredito que cada mulher tem a sua história e seu jeito de aproveitar essa potência para iniciar a próxima etapa de sua vida, mas ao mesmo tempo estou certa** de que a experiência de outras que vieram antes pode nos ajudar a ir mais fundo do que se caminhássemos sozinhas.

Uma nota sobre bebês que não sobrevivem

Há mulheres que perdem seus bebês durante a gestação ou durante o parto. Gostaria de mencioná-las porque, apesar de nunca ter passado por essa situação, ela existe – e algumas das experiências do resguardo são vivenciadas apesar da ausência do filho tão esperado.

O puerpério sempre é, de certa maneira, **um momento de luto. Por um momento de vida que ficou para trás**, pelo fim da gravidez, pela antiga configuração familiar, pela mulher que se foi. Com a morte do bebê, esse aspecto se aprofunda. A mulher vai conviver com as mesmas mudanças físicas, mas no aspecto emocional e espiritual tende a olhar muito mais para dentro de si. Como me disse Jessica, em muitos casos, é um resguardo ainda mais intenso, e ainda não é necessário dividir a atenção com uma criança que demanda cuidados. **A força que sucede o parto e que nos permite olhar de novo para diferentes aspectos da nossa vida estará ali, disponível para ser aproveitada se houver uma entrega ao processo**. Acredito que as mulheres precisem ter a possibilidade de viver essa passagem, resguardar também antes de seguirem em frente, aproveitando que esse momento pode trazer à tona condições até então ignoradas.

Uma pessoa que passou certa vez por um Círculo de Mulheres que conduzi disse uma frase muito forte: "ao perder o bebê, a dor é inevitável, mas o sofrimento é opcional".

Como diz a analista junguiana Eva Pattis, em muitos casos de aborto espontâneo durante a primeira gravidez, à qual se segue outra levada a efeito sem nenhum problema, tem-se a impressão de que a primeira tentativa tenha sido uma espécie de preparação espiritual, uma gravidez de prova, como para assegurar-se da fertilidade do terreno. Além disso, às vezes, ao aborto espontâneo segue-se uma tomada de consciência dos dois parceiros.[9] Pode acontecer de eles irem ao encontro da tentativa seguinte com maior maturidade. **No entanto, é difícil amadurecer se não houver espaço e tempo para digerir a experiência.**

Porque não tenho experiência para falar sobre esse assunto, compartilho trechos de relatos de duas mulheres que passaram por um aborto.

> Você foi o primeiro filho cuja presença senti desde o primeiro segundo de vida e adorava te curtir desde sementinha. Quando te vimos no ultrassom, tão pequenino e se mexendo tanto, recebi o sopro do seu nome: Vital... Você, com poucos centímetros de vida intrauterina, já tinha nome, sexo e personalidade se apresentando. Um ser bem ativo, que se fazia presente em todos os instantes.
>
> Pouco tempo depois, soubemos que havia um problema na formação do seu crânio. Exames, hoje em dia, rastreiam coisas com uma precisão e antecedência impressionantes. Treze semanas, um nome, uma personalidade e um corpo diferente da maioria dos corpos. Diziam os médicos, conforme os diagnósticos se confirmavam: "Vejam, o coração está bem, tem todas as cavidades e funcionamento perfeito. Fígado, rins e bexiga funcionando, tamanho compatível com a idade gestacional... mas uma malformação craniana. Então saibam que mesmo sendo uma gestação avançada vocês têm direito por lei de interrompê-la". Ah tá... tranquilo... meu filho tem rins, fígado, bexiga e coração funcionando e preciso escolher se deixo ele viver ou não... Resolvemos deixar na mão da natureza, como normalmente fazemos. Seguimos, te sentindo, torcendo para o crânio fechar e as sequelas não serem tão duras para você. [...]

---

9 Pattis, Eva. *Aborto: perda e renovação*. São Paulo: Paulus (Coleção Amor e Psique).

Fazia quase cinco meses que a gente era uma dupla e era dia de exame. Íamos colher amostra do líquido amniótico para triagem genética. Saber se havia alguma síndrome envolvida nos daria mais noção do prognóstico para guiar as escolhas de onde e como você nasceria. Estava apreensiva, mas disposta a realizar o procedimento. O exame inicia com ultrassom e o médico pergunta: "E aí, como estamos?". Respondo: "Estamos crescendo!". Eu não compartilhava sua gestação com as pessoas porque já era difícil administrar meus próprios sentimentos, não dava pra segurar a onda das preocupações e palpites externos. Poucos sabiam de você e me recolhi na solitude de nossa parceria.

Mas a barriga tinha dado aquele boom de segundo trimestre e estava ficando difícil disfarçar. Por isso respondi: "Vamos crescendo! Acho que ele cresceu bastante porque a barriga aumentou muito!". Nisso vejo ele olhando para a tela e silenciando. Já havia passado por isso uma vez, e silêncio do ultrassonografista é algo que me incomoda. "Você teve algum sangramento?", pergunta. Mente turva. Escuro. Câmera lenta. Não, eu não tinha tido sangramento, mas entendi aonde a pergunta queria chegar. Com a voz embargada de quem vai dar notícia ruim, fala que "não vê atividade". Começo a chorar. Não sabe bem o que dizer. Me passa um lenço. Seu pai me abraça. Ai, que duro te perder no susto.

Estava me preparando com toda minha força pra te ver nascer vivo. E pra ver você partir no seu tempo, que poderia ser segundos, eu sei, mas no meu colo, com nosso amparo. Esse preparo foi sem dúvida o maior exercício de entrega que já pratiquei.

Mas não estava preparada pra você ir tão cedo, antes mesmo de nascer. Sua presença era o que me fortalecia e me mantinha em pé naquele momento da vida em que tudo estava em crise. O casamento, o trabalho, a relação com seus irmãos. Estava tudo balançando e você me firmava. Sua potência era tão intensa que sentia uma força interna me aprumando. E quando tudo na vida foi se resolvendo, você foi embora. Não deu um sinal. Uma intuiçãozinha sequer. Fui pro exame pensando em te ver como sempre te via, se mexendo e pulsando firme e forte. O que vi foi seu corpinho parado. E nada do tum-tum do coração. Voltamos para casa em silêncio. O silêncio embargado do luto. Deixar você sair de mim seria duro. Difícil desapegar de um filho. Tive medo de meu corpo não funcionar como sempre funcionou, de tanto que te queria comigo. Achei que ia te segurar pra sempre. Passei uns dias assim, te mantendo. Mas aquela situação de estar grávida sem estar... de ter barriga, mas não ter coração pulsando, de ter hormônios e emoção à flor da pele, sem ter a vida em si não é nada gostosa nem tranquilizadora. Então decidi com o coração pleno que deixaria você ir. Assim entrei em trabalho de parto. Seu parto foi maravilhoso, um presente para mim. Decidimos que seria hospitalar por conta do risco de hemorragia. [...]

Em cinco horas e meia de trabalho de parto você veio. Precisei do dobro de tempo para te parir do que precisei com seu irmão Benjamim, mesmo você sendo tão menor. [...]

Precisei daquelas quase seis horas para me despedir. Então você veio. Empelicado. Você, a bolsa e a placenta em um ovo só. E era Páscoa. [...]

[...]

Há algum tempo não te sinto perto, como te sentia. Talvez você tenha mesmo se encaminhado. Mas a sumaúma[10] que plantamos com você, quando devolvemos seu corpo à terra, cresce forte. E quando tenho saudades vou até ela, como fui hoje. Nutrida pelo seu corpo, a planta me traz sua energia.

E desde então a Páscoa não tem mais o mesmo significado pra mim. Com seu nascimento senti a força da renovação.

---

10 Algodoeiro, planta tropical. Algumas tribos indígenas a consideram uma árvore sagrada, cultuando-a como a mãe da humanidade.

Com sua presença na nossa vida aprendi um pouco mais sobre a entrega à natureza, ao dharma,[11] à história de cada um. Sua chegada trouxe bastante união para mim e seu pai e me fez olhar com olhos mais pacientes e amorosos para seus irmãos. Por isso sou grata. Não seria a mesma mulher se você não tivesse me habitado. Não seria a mesma se não tivesse sentido a força da sua presença e a dor da sua ausência e, com ela, descoberto que consigo ser forte sozinha.

Grata, Vital, por me escolher como seu veículo, seu abrigo para viver na matéria o tempo que precisou viver. Por ser minha luz e minha potência quando estive sombreada e frágil. E por me guiar em busca da minha própria fortaleza. Aqui você será sempre lembrado por mim, por seu pai e seus irmãos como alguém da família que mora tanto em outro plano como nos nossos corações.

– Maíra Duarte

Parir um bebê morto foi ir além das ilusões vagas de um feminino sagrado em idealização e estereótipos que, agora, não sobra nem pó. E sim, agradeço por isso. Por ser moída, descascada, peneirada até o caroço, pela potência crua e visceral da existência.

Em toda minha jornada como mulher meu chamado foi permanentemente descascar camadas além de máscaras, *personae* e roteiros, e assim sigo, depois deste potente rito de iniciação, a descobrir as faces luminosas e sombrias do corpo que habito.

Em duas semanas de gestação, antes de qualquer menstruação atrasada, já havia confirmado o resultado positivo. Em quatro semanas descobri que eram gêmeos. Em sete semanas, descobri que um tinha ido a óbito. Entrando em dezoito semanas descobri que o segundo bebê havia morrido com quinze semanas.

---

11 Segundo Monja Coen, Dharma é a lei verdadeira, aquilo que rege a vida do universo.

Ali estava eu, acompanhando o ultrassom de dois bebês sem vida, sem movimentos fetais, sem batimentos cardíacos: pernas, braços, nariz, boca... tudo sem vida, dentro do meu ventre. Um aborto retido que já completava mais de três semanas.
[...]
Como em momentos de vulnerabilidade, medo e fraqueza, hesitei... Esqueci da minha força, esqueci do quanto escolho viver e das belas paisagens que ainda quero contemplar, das trilhas que quero pisar montanha acima e rio abaixo. A vida ficou cinza, o corpo flácido, as lágrimas quase secaram. *Como ser mulher assim? Como seguir adiante? Qual mesmo o sentido que pode fazer voltar o sentir?*
Olhei para baixo e vi duas perninhas soltas, penduradas, enquanto a cabeça não passava pelo colo do útero, aguardando a próxima contração para expulsar o restante do corpinho sem vida. Enquanto isso, meu companheiro, me sustentando em cócoras, me diz sorrindo sobre o quanto meu cabelo estava bonito. Sim, estou a aprender isso... precisamos incluir os homens no processo, eles precisam vivê-lo assim como nós.
[...]
Me permiti receber colo, de minhas irmãs de alma, especialmente de minha mãe. Voltar a ser pequena foi e está sendo parte importantíssima deste processo. É preciso deixar saber o que se passa. Não existe um velório, um enterro, uma cerimônia que façam as pessoas entenderem o processo. Mas a mulher não deve nem pode viver esta morte secretamente, intimamente. É preciso dar nome a este bebê, legitimar esta perda diante dos olhos dos que não enxergam a escuridão da partida daquele que nunca veio.
Ainda assim, o caminho através da floresta escura é solitário, porque ele toca universos tão íntimos e tão particulares, que nem se quiséssemos poderíamos nomeá-los ou representá--los, a fazer entender. O portal, que se caminha por entre,

exige que se soltem as mãos, recolha os fragmentos, e faz com que as madrugadas se expandam às horas de silêncio oblíquo e quase tortuosos, e não há muita mais a fazer.

[…] Em gemidos roucos chamando por potência de vida, ressurjo em força e me ponho vertical, a mover meu ventre, a respirar junto a cada dor e contrações, do ventre e coração.

Subitamente a existência pulsa, o expulsa, me impulsiona, me sangra, me purifica: escolho sair ainda mais forte. Escolho, mais uma vez, me curvar diante da magia e mistério deste ventre alquímico, que profunda e visceralmente me encara os olhos e me ensina: uma sabedoria autêntica, atemporal, eterna, crua. Sinto a força das tantas mulheres que passaram por isso e que vieram antes de mim, elas agora me suportam para a ressignificação desta experiência às novas gerações que estão por vir. Sinto as bênçãos de Nanã, que em suas águas barrentas me acolhe com seus braços de avó, me relembrando que o despertar é nada além do que simplesmente desamarrar-se de todas as resistências em aceitar o que é, assim como é. Sinto a força do meu ventre que me ecoa o sussurro do porquê de eu estar aqui: testemunhar, e facilitar o testemunho dessa misteriosa, potente e selvagem força que habita um corpo e um Ser Mulher. Sigo com a paz de quem se entrega à vida em inteireza e coragem. Escolhi estar aqui, escolhi em alguns níveis viver esta experiência, e sigo escolhendo agradecer e extrair o máximo de sabedoria de cada porção de vida que me transpassa.

– Morena Cardoso

O caos da ausência de resguardo

Na minha experiência e na de muitas mães que conheço, não respeitar o resguardo traz consequências e dificuldades. Vivi isso no meu segundo puerpério, que foi um tanto caótico. Não me preparei, fiquei muito sozinha e subestimei o trabalho que teria com um recém-nascido e com uma criança de dois anos debaixo do mesmo teto.

Olhando para trás, vejo que estava longe de mim mesma, não consegui mergulhar no processo e foi como se todos os meus monstros viessem à tona, sem que eu tivesse ferramentas para dialogar com eles e, se necessário, tomá-los para mim. Ligava para o meu marido pedindo ajuda, querendo que ele voltasse para casa no meio do expediente. Foi tão complicado que eu e o meu marido, João, nos desarmonizamos e brigamos bastante; depois, fiz um longo trabalho para me curar da culpa que criei em relação ao meu segundo filho.

Com certeza, mesmo eu já tendo experimentando um puerpério cuidado como o da Tereza, não me preparei para o puerpério do José. **E hoje sei que essa preparação faz toda a diferença. Vejo também que foi um pouco de arrogância, achando que eu já sabia tudo, e como tudo acontece para aprendermos algo, neste caso, eu precisei trabalhar também minha humildade.** Subestimei ainda a necessidade do resguardo.

Para mim, o caos também foi consequência de um parto mal preparado, no qual não me cerquei dos profissionais que estavam alinhados com o que eu desejava. Eu queria um parto domiciliar sem intervenções. Pelo menos em teoria. Naquela época, quase todos os médicos em São Paulo que faziam esse tipo de parto estavam tendo seus registros profissionais cassados, o que dificultava esse caminho. No entanto, se eu estivesse mesmo convicta de que queria ter o bebê em casa, poderia ter montado uma equipe só com parteira, sem médico. Como não o fiz, acabei tendo meu filho no hospital. A consequência também foi cuidar pouco de mim mesma, menos do que eu precisaria. Enfim, serviu para aprender e ajudar a outras mulheres com mais evidências sobre o impacto do não cuidado com o pós-parto e para me ajudar no meu terceiro puerpério.

Houve ainda uma outra lição a ser aprendida. No meio dessa loucura, fui forçada a ser menos controladora e desconstruir meu papel de comando. Exercitei minha confiança no universo e nas pessoas ao meu redor – e entreguei. Exercitei a presença para levar um dia de cada vez, evoquei minhas forças e as dos meus guardiões e guardiãs para me ajudarem. **Quanto mais presente eu estivesse, mais fácil eu lidava com minha nova configuração familiar**, com este novo momento da minha vida, do qual eu pouco sabia.

É comum que algumas de nós entrem no puerpério com alguma culpa pelo que ocorreu no parto. Aconteceu comigo. Algumas desejam parto em casa e seguem para o hospital sem evidências médicas, ou desejam parto natural e acabam precisando ou algum tipo de intervenção ou até uma cesárea, ou sendo induzidas pelo médico a isso, o que frustra suas expectativas. Outras desejam, conseguem, mas muitas vezes por estarem com essa ideia tão fixa, insistem e são tão violentadas física e emocionalmente a ponto de se arrependerem, de terem passado demais dos seus próprios limites físicos e emocionais. Quando isso acontece, é comum que a gente perca a possibilidade de acessar essa energia trazida pelo puerpério e sinta-se menos capaz de cuidar de nossos bebês, pois estamos ainda processando a decepção e a tristeza com a experiência do parto. Vi isso acontecer comigo e com algumas amigas muito próximas. Sinto que aqui o ponto é buscarmos forças nas nossas vísceras, **mergulharmos no resguardo para conseguirmos virar uma chave, para que possamos acolher essa culpa e nos liberar dela de alguma forma**. Aprendermos sobre o que aconteceu e como as nossas escolhas influenciam tudo pelo passamos. Principalmente nos perdoarmos, sermos acolhedoras conosco. **Silenciarmos, também, para lidarmos com nossas frustações de expectativas não atendidas**. Pois num momento como este não podemos dizer que não podemos ter expectativas.

O que acontece com frequência quando o resguardo não é respeitado é que as mães passam a projetar seus problemas no bebê ou no marido ou nos outros filhos. Sempre em quem está mais perto. Eu também fiz isso. "Esse menino só chora, não dorme", pensava e falava. **Toda a minha irritação, minha raiva e meu caos puérpero tornaram-se a tônica das minhas relações.**

Para a psicologia, como mostra também uma leitura winnicottiana que enfatiza a relação mãe-bebê desde seus primórdios, a saúde mental de qualquer sujeito está relacionada ao desenvolvimento emocional primitivo do bebê. O bebê pode ser olhado como um ser psicótico, sem limites, simbiótico, sem noção de que é um ou outro, com emoções intensas. Tudo é transbordante, pois o bebê ainda não tem racionalidade que o contenha. **Se esse bebê não teve aquilo de que precisava durante seu desenvolvimento, seja acolhimento, afeto, segurança, alimento ou condições para ficar confortável, não se desenvolverá de forma plena.** Nesse primeiro momento de vida, se ele teve uma mãe fria, uma amamentação que não foi suficiente, se sentiu rejeitado, crescerá com algumas fragilidades. Como dizem na psicologia, ficará com o núcleo psicótico pulsante. É forte tudo isso. Imagino que aconteça com todos nós, pois ter todas as necessidades sempre atendidas deve ser impossível.

Acontece que, quando nasce um bebê, o núcleo psicótico da mãe e do pai também são ativados. Ou seja, toda a memória da infância desses adultos é convidada a vir à tona novamente e isso é assustador. Como me ensinou minha comadre Mila Motomura, a pulsão desse núcleo psicótico em torno dos adultos se dá em ressonância, como se fosse uma corda de violão. Se você tem dois violões numa sala e toca uma corda mi de um deles, a corda do outro violão também vai pulsar. Por ressonância, portanto, essas memórias são acessadas, esse núcleo psicótico vibra, o que gera um cenário em que pai e mãe, como adultos, ficam com uma fragilidade interna que pode aparecer em forma de medo, angústia, sentimentos fortes e primitivos. Com todo esse movimento interno, os pais podem ficar muito atrapalhados, malucos e até depressivos, pois para conseguirem ficar bem, minimamente funcionais, criam uma defesa para dar conta. Os adultos tendem a ficar mais loucos e mais defensivos, porque é dolorido acessar as memórias da infância. E só o silêncio interno, olhar para nós, reconhecer e cuidar dessas nossas emoções primitivas são atitudes que podem nos ajudar. Para algumas mulheres, esse choque é tão intenso que pode originar uma depressão pós-parto, que também pode ser consequência de não integrar a experiência, de não dar tempo ao tempo, de não cuidar da própria criança interna.[12]

É difícil dar conta de tantas mudanças sem essa pausa.

Certa vez, uma paciente, refletindo sobre gerações anteriores de mães, chegou a uma conclusão que fez sentido para mim. Segundo ela, as mulheres que começaram a constituir famílias nas grandes cidades ainda tinham muitos filhos, mas passaram a acumular muitas outras obrigações, como o trabalho. **Cada vez menos elas conseguiam viver o resguardo e esse processo pós-parto não se consolidava de forma harmônica e natural.** Então, tudo foi ficando um pouco esquizofrênico, houve relações desarmônicas entre mães e filhos, mulheres e seus companheiros.

Toda essa transformação do lugar da mulher na sociedade, a exigência de produção constante que vem do patriarcado, contribuiu para que fosse mais desafiador respeitar o tempo dos seus ciclos naturais e esse contexto pode ter contribuído para causar os sintomas que, na minha opinião, estamos vivendo hoje: falta de amor e de percepção do outro; adultos imaturos, carentes afetivamente e muito confusos em suas emoções. Sinto que não poder contar com adultos minimamente harmonizados internamente durante a infância pode gerar desafios futuros. **Não estou dizendo que é culpa das mães, mas, sim, resultado de um contexto social e cultural que**

---

12   A criança interna é uma parte de nós que acolhe as nossas feridas antigas, conquistadas lá no início da nossa vida, nossas dores, medos, sensação de abandono. É também um pedaço de nós que nos permite deixar viva a inocência, admiração, alegria, sensibilidade e diversão. É o nosso olhar de criança para a vida, da forma mais pura e genuína. É uma forma de estarmos sempre vivos.

criamos, de não respeitarmos os processos naturais do ser humano e seus momentos de vida. E ainda de honrar o lugar da mulher como mulher.

Segundo o obstetra francês Michel Odent, o cuidado com o nascer e com a vinculação amorosa mãe-bebê pode propiciar a construção de uma sociedade mais amorosa, menos destrutiva e de mais respeito pelos seres humanos e pela natureza.

Aguarde e as instruções virão

O triunfo da ciência nas civilizações humanas trouxe muitos benefícios ao longo dos anos, mas nem por isso temos que nos aprisionar em uma só visão e nos esquecer de que existem outras ferramentas para resolver problemas e encontrar soluções. Sim, a ciência trouxe muitos benefícios, mas em momentos como o de receber uma criança, **quando estamos lidando com os mistérios da vida em si, a intuição e a experiência também dizem muito. Precisamos, portanto, nos escutar**. Aquilo que está dentro de mim, que trago de minhas ancestrais e minhas experiências passadas, me oferecem, junto com a ciência, recursos para navegar nos momentos desafiadores da vida. Acredito que, durante o puerpério, a sabedoria empírica e espiritual é tão valiosa quanto as descobertas da ciência.

Como já citei acima, no livro *A tenda vermelha*, de Anita Diamant – transformado em minissérie –, a autora conta a história de Dinah, filha de Jacó. Na Bíblia, ela aparece como uma personagem de menor importância, mas na trama de Anita é a protagonista. O nome do livro faz referência a uma tenda vermelha que existe na tribo de Jacó, onde as mulheres se reúnem quando estão lunando (menstruadas), dão à luz e se recolhem após o nascimento. Enquanto estão na tenda vermelha, elas adoram juntas deusas pagãs, cultivam suas intuições e "recebem" as mensagens que precisam passar para a aldeia.

No puerpério, é mais ou menos isso que acontece. Se você silenciar, ou seja, conseguir se liberar das tarefas operacionais do dia a dia por um período, dos compromissos externos e mentais, abrindo espaço interno para cuidar de você, conseguir ficar quieta em contato consigo mesma, com as suas emoções e olhar para as questões que surgirem com verdade e integridade, provavelmente receberá as diretrizes para ir em frente. **A experiência de cuidar de um bebê pode dar aquela sensação de não saber o que fazer, mas aos poucos a sabedoria de que você precisa começa a se revelar, pois ela está e sempre esteve disponível.** Basta abrir a porta e deixar o canal limpo para recebê-la e permitir que essa sabedoria, de tantas mulheres que vieram antes, se manifeste através de você. Por essa razão, muitas mulheres gostam de ficar com suas mães, tias e avós. Ouso dizer que respeitar os primeiros quarenta dias, permitindo-se se observar, se escutar, olhando para todas as suas partes – seu corpo e suas emoções – e possibilitando que elas se integrem, ajuda a compreender tudo o que você deve fazer depois, tanto em relação ao bebê quanto em relação aos seus processos internos de autodesenvolvimento. Esse período pode parecer muito ou pouco, dependendo da perspectiva. O que vejo é que quarenta dias fazem toda a diferença dali para frente. Os sinais ficam mais claros, as evidências aparecem. Nem por isso, precisamos criar expectativas ou ter a obrigação de encontrar uma revelação inédita durante esse período. **Acima de tudo é necessário, e é um dos nossos principais desafios, confiar no processo, na sabedoria já existente, confiar na vida, confiar em si mesma e no seu bebê.**

A ideia que muita gente tem de que uma nova mãe não sabe nada é muito cruel. E é falsa. Se pudesse dar um conselho a uma mulher que acabou de ter o primeiro filho seria: **desconstrua a sensação de que outras pessoas, o médico, a sua mãe, sua sogra, amigas, ou a sua vizinha sabem mais sobre seu bebê do que você**. Ao construir e nutrir uma relação de vínculo com o recém-nascido, a chance de você saber do que ele precisa é bem grande. Qual choro é de fome, qual é de sono, qual é de cada criança? Como? Por estar com seus canais abertos, terá as ferramentas para navegar pela novidade, **porque a natureza lhe deu instintos. Porque vocês estão conectados.** Se não deixarmos entrar "sujeira", se não absorvermos tanta intervenção externa, nossas "anteninhas" funcionam. A partir deste lugar de conexão, você é capaz de criar a sua própria história com o seu bebê, sem precisar seguir conselhos externos a toda hora.

Além disso, também é permitido errar. Permita-se experimentar.

A maternidade é uma potência de experimentos!

As pessoas ao nosso redor precisam entender que estamos aprendendo. Se você experimentar e não der certo, está tudo bem, siga aprendendo. Reinvente. Tente de novo. Procure outras respostas, aja de outra maneira. Nem sempre a primeira solução que encontramos para um dilema é a melhor ou poderá ser usada em qualquer situação. No entanto, não deixe de buscar o que faz sentido para você e o que, de fato, lhe serve.

É claro que as sabedorias e experiências das pessoas ao nosso redor são válidas, e podemos ir atrás delas, mas costumo dizer que essas experiências precisam estar a serviço do nosso processo. É diferente de colocar o nosso processo a serviço das experiências já vividas pelos outros ou mesmo das nossas experiências anteriores. Por que absorver influências externas que não estão de acordo com o que sentimos dentro de nós? Porque afinal, como diz Cacá, todo bebê humano mama, dorme, faz xixi e cocô, chora e quer colo. A forma como o seu bebê vai viver isso e como vocês se relacionarão, porém, é particular.

Assim, sugiro ouvirmos mais o que emerge do nosso próprio ser, do nosso ventre, coração e visão para encontrar o nosso tesouro mais precioso, conectado com as forças da Mãe Terra e das mulheres que vieram antes de nós. Por essa razão, um trabalho durante a gestação, em que a mulher possa reconhecer

sua potência única e se sentir mais forte e empoderada, faz diferença para seguir nessa viagem após o nascimento.

Ser mulher é também acessar a sabedoria ancestral e a intuição. O grande fascínio é poder viver esse mistério e ser guiada por uma força maior que se manifesta quando estamos atentas. No meu trabalho com mulheres, sempre busco provocar que cada uma se reconecte ou fortaleça sua conexão com sua própria sabedoria. Para mim, toda mulher que se coloca na minha frente para trabalharmos juntas é também uma curandeira. Todas somos! E meu trabalho é ajudar cada uma a tirar a poeira, limpar a sujeira, esfregar a fundo se necessário, para redescobrir seu caminho, suas forças, mistérios e magia. Também uso ferramentas mais tradicionais de ThetaHealing e Coaching, mas o resultado não vem somente delas. **Vem, também, de uma sabedoria interna, que todas podem acessar sem que eu diga onde está nem como é**. Até porque eu não sou elas **e cada mulher que aprende a dialogar com seu ventre e sua potência terá as ferramentas para buscar seu caminho.**

Olhando para dentro

Como me disse uma vez a nossa parteira e amiga Jessica Nunes: resguardar significa olhar atentamente. Resguardar significa, portanto, ver de novo. **Ao fazer o resguardo, existe a oportunidade de revisitar muitas questões, curá-las e renascer.**

Quando nasce um filho, tanto a mãe quanto o pai são convidados a olhar para dentro de si mesmos. O problema é que esse é um lugar escuro, que nem sempre visitamos ou gostamos de visitar. Muitas pessoas relatam rever suas infâncias e suas dores não curadas nesse período. Como bem resumiu a terapeuta argentina Laura Gutman no título de um de seus livros, a maternidade é também o encontro com a própria sombra.

Ainda que seja desconfortável, quanto mais encaramos o desafio de nos olhar, mais livres nossos filhos ficam dos nossos problemas – temos menos tendência de depositar neles nossas emoções e traumas. Gosto de experimentar trabalhar em mim primeiro as minhas sensações e frustações antes de depositá-las nos outros. Claro que nem sempre isso é possível, mas é uma busca e eterna prática.

Quando fazer esse mergulho é insuportável ou quando não reservamos tempo para isso, geralmente os filhos se tornam o problema. Acho difícil acreditar que um bebê, um pequeno ser cheio de luz, venha com defeito. Quando enxergamos dificuldades nas crianças – "esse menino é muito agitado, não para quieto" – geralmente é porque elas estão trazendo à tona emoções que não foram resolvidas ou harmonizadas dentro de nós mesmos. Quando a criança manifesta algo que te incomoda, procure olhar para dentro de você. Questione se a energia que ela manifesta não é algo que você também está irradiando.

Se algo está saindo do que parece ser saudável, será que não vale parar, respirar e fazer uma pausa? Olhar para o todo e se olhar? Em vez disso, hoje em dia, costuma-se oferecer medicamentos ou complementos ao leite materno, por exemplo, como soluções rápidas para questões que às vezes precisam de tempo e atenção para serem cuidadas. Como está a mãe? Alimentando-se bem? Descansando quando precisa? O que pode estar faltando? Um afeto? Um cuidado? E a criança está com suas necessidades básicas (motriz, sensório, afetiva) atendidas?

As mães precisam estar mais conscientes para entender do que elas estão responsabilizando seus filhos, porque geralmente são incômodos, questões não ou mal resolvidas que encontrarão nelas próprias. Só conseguimos ver o que temos dentro de nós: se está fora, está dentro. Se estamos chateadas porque alguém não nos escuta, deveríamos tentar perceber o quanto estamos escutando o outro ou até nós mesmas. Assim que reconhecemos o problema dentro de nós, podemos ressignificar as relações. Se o ignoramos, a culpa vai toda para os outros. Em vez de resolver, optamos por lamentar e responsabilizar o outro. E acabamos por não aproveitar para evoluir. Quem me ensinou essa forma de olhar, que cultivo até hoje e me faz todo sentido, foi a Ana Thomaz, amiga, educadora e pesquisadora.

No meu terceiro puerpério, revisitei com força minha necessidade de controle. Comecei a perceber várias situações, tanto com meus filhos quanto com meu marido, nas quais eu assumia a posição de controladora. Ao observar meus comportamentos, reconhecia as mudanças necessárias nas minhas atitudes e, aos poucos, conseguia aliviar. **O puerpério (respeitado) me oferecia uma visão mais ampliada, um olhar mais sensível e amoroso comigo mesma.** E sem julgamentos. Aprender a lidar com nosso lado de que não gostamos, deixando de nos julgar e nos aceitando por inteiro, é um dos principais quesitos para o nó se desfazer. A maternidade é um mergulho profundo em si mesma.

Você passa a ter acesso a certas memórias que nem sonhava existir. É muito comum as mulheres revisitarem suas próprias infâncias depois do parto – como dito anteriormente, o núcleo psicótico dos pais volta a vibrar por ressonância com a presença do bebê. Curioso é que homens também podem se sentir convidados a revisitar o passado. Outro homem também me relatou uma experiência parecida depois do nascimento de sua filha. Ele descreveu como retomou várias imagens e referências da sua infância:

> Eu me permiti fazer essa reflexão, essa pausa, para diminuir o ritmo e observar o que há por baixo dessa ponta de sentimentos que estão aparecendo. Vieram muitas imagens fortes de ressignificação. É como se eu estivesse à flor da pele, vendo tudo sobre mim que eu quiser.

No caso do meu marido, nosso segundo filho o despertou para pensar em qual referência de homem ele gostaria de ser. Sua potência masculina foi provocada. Ele foi olhar para suas referências de homens, suas realizações e a relação com seu pai e irmão. Nesse processo, nós dois juntos passamos a harmonizar de uma nova maneira nossa relação como casal. Como dois polos destas duas energias: Masculino e Feminino.

Comecei a entender que eu estava colocando uma energia masculina forte demais na nossa relação. Vale dizer: energia masculina e energia feminina não têm a ver com sexo ou gênero. A energia masculina é aquela que penetra, traz firmeza, que ancora, executa, organiza e realiza. Pensando em fluxo, é a energia que aponta para cima e para fora. A energia feminina é aquela que recebe, movimenta, traz abundância, gesta, nutre, acolhe, espalha, espirala. Aponta para dentro e para baixo. As duas precisam estar harmonizadas, como na imagem hindu de Shiva e Shakti, em que elas coexistem trazendo o divino, e também são saudáveis na sua individualidade. A beleza está na interação harmônica de ambos.

No caso da minha convivência com o João, eu estava colocando ênfase demais na minha energia masculina, não dando abertura para ele ocupar esse espaço de firmeza e me privando de ficar mais entregue e solta, como Shakti. E ainda cobrava dele essas atitudes, mas fui vendo que eu mesma não dava espaço. Eu tendia ao controle e à ação, mas isso estava minando nossa harmonia como casal. No fundo, eu não confiava e queria controlar tudo. Passei a valorizar mais minha energia feminina, me abrir mais, e me vulnerabilizei como mulher. E nesse momento tão feminino meu, escolhemos destrocar os papéis para poder me abrir e "derreter", acolhendo mais o meu masculino, acolhendo tanto a mim mesma quanto aos outros. Enquanto isso, ele também escolheu se aventurar no seu masculino, e com isso chegava em mim uma sensação de firmeza por meio da qual eu podia me abrir de verdade, espiralar nas minhas emoções e habilidades. Esse movimento acontecia entre nós e dentro de cada um de nós simultaneamente.

Sinto que quando há essa parceria e espaço para olhar de novo as relações, o homem naturalmente vai achando o papel dele como pai e homem. Na minha interação com o João, consegui me abrir mais e isso permitiu que ele chegasse mais perto na terceira gestação, que culminou em um parto no qual a potência do masculino e do feminino harmonizados apareceu de maneira bem forte – eu me entreguei e ele me ancorou. Foi também após o nascimento da nossa terceira filha que **ficou mais nítido para nós que o apoio de que eu necessitava era muito mais emocional do que físico e que eu precisava que ele cuidasse mais de mim e menos do bebê, com olhar especial para minhas necessidades, e não para as da criança recém-nascida e de nossos outros filhos**. Ele mesmo fala: "Precisei da nossa terceira filha para compreender que meu papel principal é cuidar da Maria, e não só das crianças".

Organização e preparação para viver o puerpério

Para vivenciar a potência do puerpério, é preciso começar a pensar nele bem antes do parto. Há o lado do planejamento prático: qual esquema você precisa montar para ter a possibilidade de resguardar? Para respeitar suas necessidades e se entregar a essa pausa? Qual o tempo mínimo que quer se permitir silenciar?

A mulher deve pensar no seu trabalho, em quanto tempo pode e quer ficar afastada e o que precisa organizar antes de sair para evitar pendências que a angustiem. O mesmo vale para a outra parte do casal, ainda que no Brasil o tempo para o resguardo para os pais seja tipicamente mais curto.

É preciso criar um círculo de apoio. **Para isso funcionar, porém, a mulher precisa se permitir receber.** Muitas de nós ainda lidamos com a síndrome da Mulher-Maravilha, aquela que tem que dar conta de tudo e fazer tudo perfeito. Superada essa fase de confiança e entrega, comece a pensar nas alternativas. Quem pode cozinhar? Quem pode cuidar da casa, das tarefas rotineiras, dos outros filhos? Quem e como cuidará dos recursos financeiros? Nem toda família tem condições financeiras de pagar vários ajudantes, mas mãe, irmã, sogra e amigas também podem contribuir. Uma sugestão que uma amiga deu e achei bem interessante é a mulher criar um grupo em um aplicativo de mensagens com dez a quinze amigas e deixar claro quais são suas necessidades (alimentação, cuidado com outros filhos, supermercado, massagem, escuta). Então, essas amigas se organizam para ajudar a cuidar dessas necessidades e dessa mulher.

O que é certo é que uma mulher sozinha nesse período certamente sentirá mais dificuldades e pode até enlouquecer. Aquele provérbio "é preciso uma aldeia para educar uma criança" vale para o puerpério no sentido de que é necessário costurar muitas formas de suporte. Se voltarmos no tempo, a aldeia era o local onde havia, de fato, sororidade, compartilhamento e convivência entre mulheres. Hoje, muitas doulas assumem essa função de cuidar. **Então, onde está sua aldeia? Você é responsável por achá-la ou construí-la e acessá-la, se abrir para receber, o que também se torna parte do desafio para muitas mulheres.**

Certa vez, tive que passar alguns dias de cama tomando antibiótico por conta de uma infecção muito forte no ouvido, que deixei passar, indo além do meu limite – a "Mulher-Maravilha" precisando ser revisitada. Precisei, inclusive, suspender a amamentação por alguns dias por conta do medicamento. Meu marido estava viajando e eu já tinha três filhos em casa. Minha mãe e minha irmã vieram me ajudar, me dar suporte para que eu pudesse vivenciar essa crise, essa dor – e não me tirar dela. Nessas horas, o **apoio de que precisamos não é para nos consolar ou nos desviar da dor e dos desafios, mas, sim, para nos auxiliar, sustentando um campo que nos permita fazer nossa travessia com dignidade.**

Elas me deram a maior força e, consequentemente, espaço interno para me recuperar. Com isso, tinha minha casa e minha família cuidadas. As crianças recebendo amor e afeto, tendo o que precisavam, e ficaram ótimas. **Com esse cuidado eu pude parar e rever a rota, para onde estava indo.** Para mim, estava claro que uma infecção no ouvido me trazia evidências de ruído. Com esse apoio mergulhei, mais uma vez, nas minhas questões internas e tomei decisões que me auxiliaram na continuidade dessa jornada, em ser mulher, mãe de três e de seguir casada com o homem que escolhi. A comunidade que construímos para nos ajudar pode ser tão óbvia quanto a nossa própria família, vizinhos ou comadres.

Na minha primeira gravidez, eu sabia que precisava me organizar para receber a nova integrante da família. Fiz muitas escolhas importantes até o parto, incluindo dar à luz na minha casa. Eu me organizei na empresa da qual era sócia para ficar um ano sem trabalhar. Financeiramente, deixei tudo preparado para que não perdesse energia com essas questões nos primeiros meses. Sabia também que poderia contar com a Nilzinha, nossa parceira em casa, que faz as vezes de anjo da guarda, além da minha mãe e da minha irmã.

No segundo parto, não tive tanta ajuda. Meu marido ficou apenas cinco dias comigo antes de voltar a trabalhar numa emergência e eu me vi sozinha com duas crianças. **Me senti abandonada e acessei minha criança carente com tamanha força que foi quase enlouquecedor.** Na terceira vez me organizei ainda mais do que na primeira para conseguir viver intensamente o momento de mergulho dentro de mim mesma. Meu marido ficou vinte dias sem trabalhar; eu fiquei sete dias sem descer escada. Ele cuidou dos dois mais velhos, da alimentação e também de mim. Minha mãe e minha irmã sempre por perto para quem de nós precisava. Também contei com parcerias no cuidado da casa de diversas formas, de ajudantes na limpeza a confidentes me auxiliando a organizar a minha casa interna.

É muito lindo de testemunhar a potência do feminino quando nos juntamos de verdade.

É maravilhosa a força do feminino que nos rodeia, estes círculos que se instalam atuando a todo vapor, quando nós permitimos e sustentamos uma conexão de ventre a ventre.

Precisamos também nos esforçar para romper com paradigmas e nos desapegar da rotina que tínhamos antes. Se você gostava de tomar banho de manhã, talvez comece a fazer mais sentido tomar à noite. Com a privação de sono, talvez precise aprender a descansar a qualquer momento do dia. Se você nunca dormiu à tarde, pode se abrir para essa possibilidade. É preciso se arriscar e entrar nas novidades que a maternidade traz. Mais uma vez, a potência da experiência.

Há outro lado da preparação que tem mais a ver com a vida interior do que com as preocupações materiais ou da rotina. É o trabalho de autoconhecimento, de fortalecer a conexão com o que está dentro. Enquanto a mulher está na gestação, pode começar a observar e curar dores, raivas, medos e padrões. **Essa "limpeza" prévia ajuda a entrar no puerpério e a parir com mais leveza.**

Aprendi com Michel Odent, obstetra francês, que a gestação é um período convidativo para trabalhar o autoconhecimento, pois há uma tendência de ampliação da consciência. Nesse momento estamos com os canais muito abertos, conectadas diretamente com a força da vida, com essa luz que vem de cima. Isso pode facilitar a experiência de transformação e escolhas, aproveitando esse potencial.

Mas como podemos passar por esse processo?

Eu recomendo que, durante a gestação, a mulher comece (ou continue) um processo de autoconhecimento com a ferramenta que lhe fizer mais sentido: terapia, Constelação Familiar, ThetaHealing, ayurveda, medicina chinesa, acupuntura, ioga. **Precisamos olhar para nós mesmas, para nossas questões, nossos medos, nossas crenças**

limitantes e sermos verdadeiras com nossos sentimentos. O que virá depois – após o parto – será diretamente impactado pela qualidade desse mergulho que fizemos. **A qualidade com que nos preparamos antes vai dar o tom de como vamos vivenciar a profundeza (e, às vezes, escuridão) trazida pelo puerpério.** É como o preparo de uma viagem: escolhemos o tamanho da nossa mala, o que vamos ou não levar, e isso vai refletir diretamente em quanta flexibilidade teremos para nos locomover e vivenciar o passeio.

Com toda essa abertura, a mulher pode também explorar mais seus sentidos. Não só a visão, o olfato, o paladar, a audição e o tato, mas também a conexão, o instinto, a intuição, a ressonância, a sincronicidade, a telepatia, a clarividência e o desdobramento (capacidade de ir para outra dimensão). Esses são lados do feminino que nem sempre cultivamos e que conheci por meio dos meus estudos e trabalho com a Memória Ancestral da Tribo da Lua.[13] **A consciência do antes prepara a mulher para o depois**, deixa o seu repertório mais afinado. E, claro, ficamos mais preparadas para o que vier.

Isso não vale só para a gestante. Os companheiros ou companheiras também podem começar a olhar para si mesmos. As pessoas mais íntimas ao redor da mulher mãe e que está se preparando para receber este bebê podem e devem começar a desenvolver mais o seu repertório sensorial. Por imposições sociais, o homem geralmente tem menos recursos nessa experimentação, tende a ser mais rígido. **Acontece que um recém-nascido é pura sensorialidade – e para se relacionar com ele será preciso se conectar com sua pele, seu cheiro, seus movimentos.**

E a mulher mãe, que está inundada nesse processo de gestação, parto e maternidade, também se tornará pura água, pura sensação e emoções aflorando pela pele. Seu sistema límbico passa a ser mais necessário. Neste cenário, o homem ter um repertório sensorial e

---

13   Coletivo de homens e mulheres medicinas que se dedicam a processos de cura por meio de estudos das Memórias Sagradas das Abuelas do Pacífico Norte.

compreender um pouco desse momento da mulher ao seu lado ajuda muito. Quando digo repertório sensorial, um simples toque incondicional como um carinho no bebê e na mãe já acolhe e conecta. O melhor apoio é aquele que não vitimiza.

O processo do puerpério, como já falamos, é desafiador e pode ser desconfortável, porque **o que ele nos faz enxergar nem sempre é belo e leve. No entanto, apoiar uma mulher puérpera significa cuidar do que está ao seu redor para deixar que ela silencie em paz. Mais do que isso, requer não interferir nessa jornada.** Enxergá-la como coitada ou como alguém fragilizada pode levar à conclusão de que é preciso afastá-la ou blindá-la do processo porque é pesado demais – e não acredito que esse seja o caminho. O que ela mais precisa é de alguém que confie nela e que possa ajudar cuidando da roupa, da comida, dos filhos e das contas para poder fazer o mergulho e o enraizamento, conectando-se com a Mãe Terra e com o que há de mais profundo dentro de si, e assim entrar nesse mar emocional e espiritual e estar dedicada ao seu bebê. O melhor apoio é aquele que a libera da rotina e das preocupações mundanas, por um tempo. Um apoio que libere o neocórtex e possibilite o sistema límbico de atuar acima de tudo. A experiência é visceral, selvagem e reveladora para a mulher. E eu prometo que a bonança[14] surge depois de você se reconhecer no novo lugar que ocupa.

Percebo muita gente tentando ajudar mulheres retirando-as do papel de protagonistas enquanto elas estão entrando em contato com essa parte de si pouco conhecida, com aspectos seus que se revelam nesse caminho e descobrindo, num nível mais profundo do que antes, suas sombras e suas forças. A mensagem implícita que podemos passar, mesmo bem-intencionadas, é de muita fraqueza e falta de potência – "descanse, você está exausta", "é muita coisa, deixa eu fazer para você". Acredito que deveríamos agir de maneira oposta: empoderar a mulher nesse momento. É verdade que são

---

14   Boas condições para navegação no mar; período bom, tranquilo e feliz.

várias descobertas simultâneas, mas qualquer ajuda precisa dar força em vez de sinalizar uma incapacidade. Muito importante a mulher ter clareza do que precisa para poder se entregar ao repouso, a esta pausa. Para mim, o mais adequado seria: "Sinta o que você precisa agora. Pode ser muita coisa. **É preciso silenciar, se centrar, enraizar como as árvores fazem para poderem se fortalecer e depois crescer e dar frutos** (este é o segredo); assim, achará sua maneira. E estou aqui para o que você precisar". Gosto muito de uma frase, de Carl Jung, que diz: "Qualquer árvore que queira tocar os céus precisa ter raízes tão profundas ao ponto de tocar os infernos".

Laura Gutman diz que a principal contribuição que pode ser dada a uma mãe é ajudá-la a avaliar suas necessidades e sua intuição, para tomar decisões com respeito à criação de seu bebê. "Há milhões de maneira ótimas de criar os bebês, tantas quantas há mães no mundo, desde que as adote com total sinceridade em relação a elas próprias", afirma. "Estar perto das mulheres puérperas é, antes de tudo, defendê-las de exigências sociais absurdas." Concordo com ela.

Quando a mulher começa a se acreditar incapaz ou vítima, a insegurança se instala, a criança mal resolvida e insegura vem à tona e cria-se um problema. Há muitos motivos para ela assumir esse papel. Afinal, toda sua vida se transforma, e nunca mais será a mesma. Ela está exausta física e emocionalmente. É justificável e até mesmo confortável colocar-se como coitada, **porém, se ela se aceita nessa condição, deixa de revelar sua força, de usufruir da potência e da beleza do puerpério e da magia de se ter um recém-nascido nos braços.**

Uma das maneiras que enxergo de não entrar nessa espiral é saber pedir ajuda e ser honesta com suas reais necessidades. Pode ser que ela não precise de apoio para colocar as crianças para dormir, mas, sim, que o repouso verdadeiro para seu corpo, mente e alma venha de alguns minutos a sós, ou com o companheiro ou companheira, ao final de cada dia. **É fundamental reconhecer do que precisamos e comunicar os desejos ao mundo.** A técnica da Comunicação Não Violenta (CNV) me ensinou isso: a clareza ao colocar suas necessidades faz toda a diferença. Se não identificamos o que de fato queremos nem comunicamos isso para quem está ao nosso redor, surgem ruídos e desentendimentos.

Soube de um casal, por exemplo, que teve um bebê durante o processo de construir uma nova casa. A mulher sentia que estava dando conta de cuidar do recém-nascido nas primeiras semanas e tudo o que mais queria era preservar sua caverna e sua intimidade, aquele espaço intangível preenchido por mãe e filho. Ela não exigiu que o marido acordasse de madrugada ou trocasse a fralda do bebê. Pediu que ele respeitasse o seu resguardo e que continuasse trabalhando na construção da casa. Sua necessidade era ele concretizar os planos da nova morada, enquanto mantinha seu espaço e de seu bebê protegidos. Com este arranjo, ficaram muito bem resolvidos. **Talvez a fórmula mágica seja esquecer todas as fórmulas e estar sempre atento para o que a relação está pedindo.**

No caso do pai, eu acredito que o papel mais importante nos primeiros meses do bebê é acolher a mãe. Ao zelar por suas necessidades físicas e afetivas e se responsabilizar mais pela rotina da casa, criará um ambiente saudável para que a mulher sustente sua potência e não se perca no turbilhão, estando mais apoiada para olhar para si mesma e estabelecer as conexões com o recém-nascido. **Uma puérpera também precisa de afeto, pois as memórias afetivas da primeira infância vêm à tona e a mulher mãe encontra-se com suas feridas mais profundas.** Suas necessidades básicas, como comer e dormir, devem ser satisfeitas, mas para dar conta de verdade do processo é necessário muito amor e carinho ao seu redor. Em essência somos seres vinculares e afetivos.

É curioso que o apoio às vezes vem de fontes improváveis. Em um dos fins de semana que viajei com as crianças para nosso sítio, passei uma noite maldormida, com febre que não baixava de jeito nenhum. Só tinha energia para fazer o básico com minha filha mais nova: dar o peito e trocar a fralda. No domingo, a mais velha avisou que iria com o irmão para o quarto onde ficavam as banheiras. Eu não deveria subir lá para espiar, ela disse. Achei que eles fossem tomar um banho de espuma e espalhar tudo pelo teto, como costumavam fazer. De repente, os dois reapareceram, pediram para eu fechar os olhos e segui-los. Eles haviam montado as banheiras com flores e pedras para mim e para o pai. "Agora você deita e vamos cuidar de você", decretaram. Eles me fizeram massagem com óleo quente e depois me colocaram para relaxar na banheira. Ao sair da água, estava praticamente curada. Uma hora antes, estava com dor e me sentindo absolutamente podre, largada. **Com essa dose de afeto e cuidado, foi como se reencontrasse o eixo.** Ninguém me disse que eu estava imprestável e chata ou que não poderia ficar daquele jeito – apenas me protegeram enquanto eu atravessava um momento difícil. E o mais lindo para mim foi que quem me cuidou nessa situação foi outra mulher, de apenas oito anos. Outro ventre conectado ao meu. Ela ouviu os gritos das entranhas do meu útero e, na sua pureza e delicadeza, me trouxe exatamente o que estava precisando, aquilo de que nem eu tinha me dado conta: afeto e carinho.

A construção do vínculo como um todo: integração entre luz e sombra

A reflexão mais intensa que fiz durante meu terceiro puerpério teve a ver com a construção de vínculo. Era um tema que eu já vinha observando, mas subitamente meus pensamentos tomaram uma forma mais clara. Fui descobrindo que o tal do repertório sensorial (saber se tocar e ser tocado, sentir frio, calor, prazer ou arrepio) é fundamental para navegarmos nos movimentos de vida e morte dessa fase, em suas luzes e sombras.

A verdade é que não dá para falar de puerpério sem falar de relações. A mãe e aquele novo ser que veio ao mundo necessitam, por instinto, seguir construindo uma conexão. Enquanto isso acontece, o puerpério, com tudo o que ele movimenta em nós, impulsiona a reavaliar as nossas interações. Com os filhos mais velhos, com nossos pais, com os(as) companheiros(as) e conosco.

Durante o puerpério, abre-se uma espécie de vazio.

É como se tudo virasse um mingau, um grande mar de águas calmas e agitadas ao mesmo tempo. Perdemos a forma, as bordas do nosso próprio corpo e de nossas relações; viramos um líquido em que tudo é misturado. Nesse campo de visceralidade, nos vulnerabilizamos e somos privadas de nossas facetas, nossa rigidez. É um contexto propício para fazer emergir as sombras, as questões mal resolvidas que varremos para debaixo do tapete. No entanto, é um momento que também possibilita a existência de um campo de afeto. **Está tudo molinho para ser mexido e modelado de uma nova forma. Façamos isso antes que enrijeça novamente.** A prolactina, hormônio que também estimula a produção do leite materno, tem a função de amolecer. Usemos tudo isso ao nosso favor! Amolecer, rever, remover, limpar, recriar!

Apesar de ser um processo difícil, entendo agora que ele é muito rico para a criação e o fortalecimento dos nossos vínculos. Porque o vínculo verdadeiro com qualquer ser humano depende de sermos capazes de olharmos para ele de maneira integral, ou seja, considerando suas luzes e sombras, enxergando-o como multifacetado. E só conseguimos enxergar no outro aquilo que reconhecemos em nós mesmos. Se não olhamos nossas sombras, não nos aceitamos por inteiro e, portanto, não é possível nos relacionarmos com o outro por inteiro. Se não olhar para minhas sombras e me enxergar como "ser imperfeito", como posso me relacionar ou, até num nível mais primário, suportar o lado escuro do meu bebê e da minha relação com ele? E percebo que **quando não suporto o vínculo crio relações só baseadas em papéis, em funções.** Por exemplo, a mãe tem o papel de cuidar dos seus filhos, mas quando alguma situação exige um vínculo mais profundo, como um filho pedindo presença e chamando para brincar, é difícil se conectar. A resposta é rápida: "Estou na correria. Não dá. Tenho que preparar o jantar de vocês". É difícil encarar a rigidez dessa resposta. Cumpro o papel, mas perco a oportunidade de vivenciar o vínculo. E isso explica muito sobre esse lugar mais obscuro da mãe.

Percebi que, em muitas relações, nos conectamos apenas com um dos lados, tanto nosso quanto dos outros. Vejo só o que há de bom e belo no outro e só quero me relacionar com essa faceta porque, do meu lado, também só quero mostrar o que há de bom e belo em mim. Isso gera um aprisionamento terrível. Queremos que todos sejam perfeitos, ainda que saibamos a perfeição no ser humano seja mera utopia. Às vezes, ocorre o contrário: só vemos e mostramos o que é ruim e feio, criando relações negativas e destrutivas. No entanto, qualquer uma dessas dinâmicas é frágil. **Ao ignorarmos uma parte do ser, o vínculo fica superficial.** Nós nos relacionamos apenas com as metades de pessoas inteiras. Como num ímã, a junção dos lados iguais não permite a ligação. Por tudo isso, **o vínculo não é sinônimo de uma relação em paz, é também da necessidade de diálogo e de lidar com ameaças. É uma ameaça ao controle e um convite ao diálogo.** É vulnerabilidade e visceralidade. É a integração de todas as partes, na sua integridade.

Fazendo uma conexão com a natureza cíclica da mulher e suas facetas, a disposição de aprofundar nossos vínculos é também uma possibilidade de aceitarmos a nossa vulnerabilidade para honrar cada fase do nosso ciclo menstrual. Às vezes, estamos mais iluminadas, espelhando a Lua Cheia; outras, mais escuras, espelhando a Lua Nova.

Da Igreja Católica aos filmes da Disney, a sociedade percorreu um longo caminho dualizando luz e sombra, como se fosse possível separá-las e como se fôssemos de apenas uma delas. Ambas, porém, fazem parte de nossa existência, de nossas experiências no mundo. O amor, da forma como enxergo e busco, não é condicionado apenas ao que é luz. É um processo que, para ser verdadeiro, precisa que eu esteja nua, expondo todas as minhas facetas. O amor incondicional é aquele que aceita e permite o todo.

E o que o puerpério tem a ver com isso?

Tudo. Ele traz tudo à tona. É um espaço para emergir o que passamos muito tempo tentando (conscientemente ou não) ignorar. É a oportunidade de olhar de novo. As mulheres se "derretem", desconstroem-se e, se preservarem esse período para se revisitar, poderão descobrir muito sobre si mesmas e sobre a dinâmica que construíram com as pessoas ao seu redor. E remodelar se assim sentirem necessidade.

Após o nascimento da minha filha mais nova, passei a olhar especialmente para minha relação com a mais velha. Colocava sobre ela uma cobrança muito forte, limitando-a de expor qualquer defeito e criando conflitos sempre que entrava em contato com seu lado com o qual eu tinha mais dificuldade de me relacionar, pois julgava errado, de alguma forma. No entanto, eu não estava aceitando todos os seus lados porque não conseguia aceitar minhas próprias sombras e "imperfeições". Depositei nela questões da minha infância mal resolvida, como querer questionar tudo e ser tolhida. Descobrimos juntas um caminho em que o questionamento é saudável e não precisa ser evitado, por questões sociais e morais, como aconteceu comigo. Ao começar a observar minhas limitações e harmonizar o meu lado mais escuro, consegui, aos poucos, aliviar essa cobrança e criar um vínculo mais profundo. **Quando compreendo que não sou perfeita, ela também não precisa ser. Aceitando que eu erro, fica mais fácil aceitar ela como é.** Não fiz nada complexo, ainda que tenha sido doído, mas simplesmente reconheci, o que me permitiu finalmente enxergar e, por consequência, respeitar incondicionalmente.

Essa conclusão abriu um novo caminho para nossa relação e levou a mudanças simples no dia a dia, que nos aproximam e permitem que ela faça suas próprias descobertas. Tenho buscado ser menos reativa a seus pedidos e mais calma para observar suas necessidades, mais equilibrada para ver a menina doce e intensa que se tornou. Uma noite, depois que os outros já estavam dormindo, ela me pediu um chá para tomar com mel. Dei a ela a xícara e observei enquanto ela despejava sem parar o conteúdo do frasco. Meu impulso era dizer que era um exagero. No momento seguinte, ela se irritaria pela opinião sobre suas experiências sem ao menos saber aonde queria chegar. Respirei, calei e esperei. Assim que se deu por satisfeita, bebeu o chá e ela mesma constatou, sem que eu precisasse interferir: "Nossa, mamãe, estava doce demais". Ao vê-la inteira, deixá-la viver sem a obrigação de ser perfeita e sem meus medos, respeitei seu tempo para fazer as próprias descobertas e evitei por uma fração de segundo criar um ruído desnecessário em nossa relação. Não foi fácil, mas valeu a pena. E, claro, era mel no chá – se fosse algo que de fato não a faria bem eu talvez interrompesse.

Mas por que eu demorei três puerpérios até que essa dinâmica ficasse mais clara? Talvez eu não estivesse pronta, porém, em parte acredito, que se deve a ninguém nunca ter me falado que isso existia e que eu poderia resguardar de verdade. Isso significa parar sem sair para o mundo nas primeiras semanas do bebê, para poder ver as coisas que estavam se mostrando para mim. Aos poucos, me abri para que essa sabedoria viesse. Tem a ver com o que eu me permiti viver e acredito que também com uma sabedoria ancestral com a qual me conectei, e que está disponível para todas nós.

Amamentação

Falando em vínculo, não dá para deixar de fora o assunto da amamentação, uma das principais maneiras de criar uma conexão entre mãe e filho em seus primeiros meses de vida. Para mim, o leite no puerpério equivale ao sangue durante nosso ciclo de lunação. Precisa ser tratado não apenas como um líquido que escorre de nossos corpos, mas como algo sagrado.

O leite é alimentação e nutrição física, mas é também nutrição emocional, para a mãe e para a criança. Como ensinou Laura

Gutman, "o bebê se alimenta de leite, mas, acima de tudo, se alimenta do contato corporal permanente com sua mãe". Segundo a especialista, o que geralmente impede a produção de leite é a falta de apoio e de informação adequada. Dizer para uma nova mãe, por exemplo, que seu leite não é suficiente, é um atentado ao seu potencial. Uma pega errada também pode machucar os seios a ponto de a mulher desistir de vez. Uma especialista em amamentação – cuidadosa, amorosa e que empodere as mulheres – pode ajudar a adequar a pega. Para aquelas que não têm essa possibilidade, a troca com outras mulheres que já passaram pela experiência também pode auxiliar. Hoje, já existem muitos grupos gratuitos de troca com profissionais especializados.

Gutman diz que métodos, horário, conselhos, relógios ou cursos são dispensáveis para amamentar. O mais importante é ter proteção, confiança, permissão para ser o que se é, fazer o que se quer e deixar emergir nossos aspectos mais selvagens. Ela diz: "A maioria das mães que me consultam por dificuldade na lactação está preocupada em saber como fazer as coisas corretamente, em vez de procurar o silêncio interior, as raízes profundas, os vestígios de feminilidade e apoio do homem, da família ou da comunidade que favoreçam o encontro com sua essência pessoal."

Segundo o pediatra Cacá, a amamentação é uma experiência individual, ainda que hoje a maior parte das informações tendam a definir limites entre o certo e o errado – posicionamento, ângulo do pescoço, abertura de boca, lábio virado, língua para fora. Para ele, a experiência está mais para um "mamasutra", um encaixe corporal que cada mãe encontrará um jeito de fazer. **Aprender novas maneiras de nos relacionar com nossos corpos, antes mesmo de parir, pode dar essa base de "molejo" que permite encontrar caminhos particulares para dar o peito e sentir as sensações que isso gera**, a fim de que essa experiência possa também ser um deleite sensorial para a mulher e o bebê. Ele explica que outro fator que contribui para o sucesso da amamentação é o acompanhamento. Mulheres que têm ajuda costumam lidar melhor com esse processo.

Apesar de não ser especialista em amamentação nem ter as referências técnicas, sinto que é um momento que nos leva para dentro e que fortalece a relação. É uma convivência tão intensa e potente que, para algumas mulheres, transforma-se em prisão. Porque dar o peito é o símbolo mais profundo de que aquele pequeno ser depende de você e se mistura a você – as bordas de cada um desaparecem de vez. Tê-lo agarrado ao seu corpo frequentemente pode parecer um martírio, se nos encontramos rígidas e presas às obrigações, aos afazeres diários e a questões morais e culturais, que podem estigmatizar o ato como algo sensual. É preciso se permitir uma pausa para levitar. Nos primeiros dias com meus bebês, sentia como se estivesse levitando. **A amamentação me trazia muito prazer.** Depois de uns três ou quatro meses, quando começava a abrir para o mundo externo, essa sensação ia diminuindo; aquele oásis se dissolvia em meio a outras montanhas. E, com isso, perdia-se aquela sensação de plenitude e prazer ao amamentar. Imagino que seja algo comum, já que o bebê vai crescendo e aquele campo inicial vai se dissolvendo. Seus interesses começam a mudar.

Inclusive, muitas vezes o peito se torna uma chupeta ou até um "cala a boca" para o bebê. Difícil falar disso, mas é verdade. A falta de presença e conexão pode levar ao uso da amamentação como um sonífero para impedir bebê e mãe de encarrar seus sentimentos e lidar com suas frustrações.

Porque – e, a essa altura, você já não deve se surpreender com isso – a amamentação também tem seu lado escuro. Para algumas mulheres – ou, até ouso dizer, para todas nós em algum momento –, o peito se transforma em chupeta. Toda dificuldade é resolvida dando de mamar, algo que no curtíssimo prazo de fato acalma a criança. Eu também fiz isso em diferentes situações com todos os meus filhos, mas sinto que **não dá para usar essa ferramenta de poder indiscriminadamente.** Além de desempoderar a própria criança, não permitindo que ela acesse também suas sensações, ainda perdemos a chance de nutrir as possibilidades desse vínculo disponível. E este não se constrói somente nas situações confortáveis, ele também se fortalece em situações desafiadoras.

Outro lado sombrio é usar a amamentação como uma fuga, até mesmo inconsciente, para não voltar ao mundo ou olhar de novo para a relação com o parceiro ou parceira. Enquanto amamentamos, nos afirmamos (conscientemente ou não) como fundamentais e poderosas. **Para algumas mulheres que não têm poder dentro de suas relações, é difícil abrir mão dessa sensação de importância.** Além disso, parar de amamentar significa retomar com mais firmeza a relação com a sexualidade, e nem todas se sentem prontas para mergulhar nesse aspecto novamente. Cada um tem o seu tempo, e não existe tempo certo para isso. Pensando na jornada da mulher e seu feminino, essa é uma questão fundamental que deve ser observada na fase pós-amamentação.

Falando de corpo físico, quando paramos de amamentar a prolactina vai diminuindo e aquele mingau vai ganhando firmeza na forma que foi conquistada. Muitas questões morais aqui também se apresentam com uma nova força, como a nossa relação com sensações prazerosas. E isso é assustador para muitas de nós. Algo mudou e agora não sabemos o que vem depois, se tem volta.

Certo dia, quase três meses depois de a Ana parar de mamar, tive uma experiência peculiar. Estávamos somente nós duas. Dormindo. No meio da madrugada ela acordou, eu meio sonolenta, sem consciência nenhuma, dei o peito. Ela mergulhou no escuro da noite nos meus seios e eu senti um prazer enorme naquela situação. Surpresa comigo mesma, fiquei até com vergonha. Quando percebi que estava racionalizando, decidi me entregar à experiência. Foi ficando cada vez mais prazeroso, até que num determinado momento me esqueci de que ela estava lá. Ela adormeceu e me percebi em estado puro de deleite comigo mesma. Naquele dia me libertei de algumas coisas; depois disso, nunca mais ela veio para o meu peito. Foi como se estivéssemos fechando um ciclo de experiências e aprendizado.

Em relação à criação de vínculo, um desafio para as mulheres que são bem resolvidas com a amamentação, se é que isso existe, é encontrar outras maneiras de se relacionar com o bebê conforme ele cresce e encontra outros interesses. **Não considero saudável que amamentação seja o único momento em que a criança tenha uma relação afetiva com sua mãe.** Porque, se não há outras opções, ela não largará esse hábito nunca – e ambas se tornam reféns, condicionando o afeto. É preciso interagir e criar vínculos de outros jeitos, como brincando e passeando, mantendo-se presente. Fica mais difícil e desafiador, mas criar novos momentos para dar atenção de qualidade que não envolvam a rotina da mamada, da troca de fraldas e do banho é essencial para o desenvolvimento da relação, para estar presente com seu bebê. **Como é estarmos presentes e suportar a presença pura de um recém-nascido?** Um exercício interessante é nos observarmos na relação com nosso bebê, em que o vínculo tem essa qualidade visceral. Como fico? Suporto olhar mais profundamente? Suporto ser afetada por aquele ser pleno? Permito me envolver? De que maneira me incomoda o nível de intimidade que essa relação me pede? O que me incomoda?

A experiência dos pais

Aqui falarei sobre a minha relação tendo um homem comigo como pai, mas sinto que qualquer adulto, sendo ele mulher ou homem, envolvido com essa intimidade, com a chegada de um bebê, também vivencia o seu puerpério, seu mergulho profundo em si mesmo. E ainda imagino que nas relações entre mulheres o processo seja mais visceral, já que são dois úteros conectados. Esta é uma linda pesquisa a se fazer, duas mulheres conectadas num puerpério.

Assim como boa parte das gestantes, os homens estão acostumados a receber apenas informações técnicas sobre a paternidade, dos médicos e dos cursos que os ensinam a trocar fraldas e dar banho. Não são conhecimentos inúteis, mas acredito que ser pai, ou ser a parceria, durante o puerpério, principalmente, é muito mais do que isso.

Não sou pai ou acompanhante de outra mulher gestante, então o que vou trazer aqui é resultado de pesquisa, observações e trocas com João e alguns amigos pais. **A convivência com um bebê deveria ser o momento de os homens também acessarem mais a experiência pura e simples, de escutar a voz de seus corações**, pois o recém-nascido traz esse campo espiritual expandido em si. O trabalho de que um adulto precisa para se conectar com o divino na presença de um serzinho que acaba de chegar é bem menor do que em qualquer outra situação cotidiana. O caminho é encurtado, pois o campo está lá, ele vem até você; é só se abrir e recebê-lo. O bebê vibra pura luz e muitas vezes não suportamos o contato com essa qualidade de presença ou de energia. O que é melhor para sua família nem sempre é o que o especialista decretou ou aquilo que os parentes sugeriram. Claro que, diferentemente da mãe, o pai não opera nesse mingau do pós-parto em que a consciência vai além da lógica e da causalidade. Como diz Laura Gutman, ele não foi devastado pela erupção do vulcão interior depois do nascimento e conserva suas capacidades intelectuais e sua conexão com o mundo. Ainda assim, pode aproveitar o campo que se cria para estar mais conectado aos seus próprios sentimentos e verdades, ao seu coração (enquanto o centro de poder da mulher é o útero, a Lua, o do homem é o Sol, o coração).

Acredito no que escreveu Kalaf Epalanga, escritor e músico: a vida é simples. Ser pai passa essencialmente por se reconectar com nossos instintos mais primários. Já estivemos no lugar do bebê que agora temos nos braços, só não temos memória desse tempo.

Segundo Laura, o pai tem cinco papéis fundamentais no puerpério, e sinto que podem se expandir para as acompanhantes da mulher puérpera:

> Facilitar a fusão mãe-bebê e assumir tarefas que não sejam imprescindíveis para a sobrevivência da criança;

Ser uma muralha entre o mundo externo e interno, resguardando o ninho dos palpites e críticas e transformando a casa em um lugar de intimidade;

Apoiar a introspecção da mulher para que possa explorar sua sombra; proteger no sentido de liberar a mãe das preocupações materiais, como o dinheiro;

Aceitar e amar sua mulher, sem questionar suas decisões intuitivas.

Basicamente (e resumindo muito), a função masculina consiste em sustentar emocionalmente a mulher, enquanto esta sustenta emocionalmente seu processo e os filhos.

Em seu livro *Origens Mágicas, Vidas Encantadas*, o médico e orientador espiritual indiano Deepak Chopra fala sobre o papel dos pais. Segundo ele, "ser bem-sucedido como pai exige resistência física, e cuidar da própria saúde o capacitará a estar numa posição melhor para dar apoio à sua mulher e a seu bebê". Ele sugere que os companheiros estejam atentos, cuidem de sua nutrição, pratiquem exercícios, encontrem maneiras de administrar o estresse e criem rotinas para dormir bem, na medida do possível. Assim, estarão mais disponíveis para a mulher e o bebê. Os pais também devem criar seus próprios sistemas de apoio e contar com alguém quando estiverem se sentindo esgotados e sobrecarregados. Na minha experiência com o João, depois de três filhos, percebemos que um papel muito importante do pai é cuidar da mãe, estar a serviço de suas necessidades. Reforçando o pensamento de Deepak Chopra, **para cuidar da mãe, ele também precisa se cuidar, pois a gente não dá o que não tem.** Ele também pode trocar a fralda ou colocar o bebê para dormir, desde que o motivo seja aliviar a mãe, pois é disso que ela está precisando naquele momento. Cuidar do bebê só porque a paternidade ativa é muito legal pode levar os homens a uma posição perigosa de quererem dividir igualmente as tarefas – e não é disso que a relação precisa. O pai não precisa fazer tudo o que a mãe faz. **A mulher-mãe precisa do homem-pai, e não só do pai.**

Após nossas experiências, sinto que o apoio incondicional pode significar cuidar do bebê quando a mulher está exausta, mas também fazer algo gostoso para matar a fome ou simplesmente sair para a rua, porque a mulher precisa de um tempo sozinha, ou dar um colo sem fazer muitas perguntas ou suposições. É muito mais estar perto da mulher para o que ela precisar, dar o suporte para ela poder se largar se quiser, sabendo que o companheiro ou companheira está firme. **A firmeza do masculino com a entrega do feminino. Essa habilidade de interpretar as necessidades sem questioná-las, de estar presente para o que for necessário, incondicionalmente, sem expectativas, ajuda muito a manter a relação harmônica no puerpério.** Imagino o quanto tudo isso também seja desafiador para um homem e para aquela que acompanha a mulher que recém-pariu, por isso sinto que quem acompanha também tem nove meses para se preparar – e, como não sente no seu corpo as transformações, seu lugar nessa transição é bastante delicado.

Importante também os homens-pais e as companheiras saberem que esse período termina e que em algum momento depois poderão ser cuidados e acolhidos pela sua mulher, após ela sair da caverna. Como na lunação. Um homem que sabe surfar nas fases do ciclo menstrual da sua mulher aprendeu que quando ela está lunando não é o momento para chegar com questões a serem definidas ou exigências; é tempo de cuidar dela. No entanto, logo após essa fase, com a chegada da ovulação, o terreno fica mais fértil para novas experiências e esse homem passa a ser cuidado de forma saudável e natural pela companheira.

Para mim, foi fundamental entender a importância da firmeza masculina dentro do meu casamento e como dançar com essas energias em mim e entre nós. Eu sempre assumi o papel de firmeza e de "dar conta", mas tudo na vida é construção e aprendizado. Como diz Chamalú, um líder espiritual colombiano, para ser mulher não basta nascer mulher, com biologia, anatomia e fisiologia femininas. **Ser mulher "é consequência de um trabalho interior, de um processo de autoconhecimento".** Conforme venho caminhando nesse processo de me tornar mulher, a relação com meu marido amadureceu, até chegarmos ao terceiro filho.

Consegui dar espaço para que meu companheiro ocupasse esse papel e trouxesse mais o seu masculino para a nossa dinâmica, me possibilitando aflorar mais as minhas qualidades femininas e largar o controle que me impedia de fluir. Sua firmeza me proporcionou tranquilidade e confiança, o que fez toda a diferença neste último puerpério.

Não estou dizendo que nós, mulheres, não podemos ser firmes, mas num momento de vulnerabilidade como no pós-parto é muito gratificante termos essa energia presente mesmo ela não vindo da gente, podendo vir de um homem ou de outra mulher. Simplesmente sabermos que não somos autossuficientes.

No entanto, depois de mergulhar nos processos da mulher, de estudar linhas diversas de conhecimento, de vivenciar três puerpérios e de muitas conversas com amigos com filhos, **estou certa de que o homem não apenas traz sustentação ao processo da mulher, como também vive um momento de transição importante após o parto.** Assim imagino que seja também com as mulheres parcerias da gestante. Quem acompanha a mulher puérpera também precisa de um tempo introspectivo e de uma reorganização de si mesmo. Para o homem, o nascimento de um bebê representa uma passagem no sentido de ele deixar de ser filho para ser pai, deixar de ser apenas companheiro para ancorar e dar firmeza para sua mulher. O homem maduro, ancorado em seu masculino curado harmonizado com seu feminino. **Assim como as mães, os pais que querem viver o puerpério em toda sua intensidade precisam ter disposição para crescer, amadurecer, tornar-se mais homens e ter a consciência de que precisarão responder por alguém além**

de si mesmos. O mesmo se aplica às mulheres que escolhem acompanhar uma mulher puérpera.

O João relata que sair do papel de filho para ser pai o ajudou a se posicionar com mais assertividade. Ele, que sempre foi o filho mais diplomático, enfrentou questionamentos com firmeza e deu o recado de que as escolhas que faria para sua família precisariam ser respeitadas. A dificuldade de se afirmar aos poucos diminuiu, mas esse processo não foi tranquilo. Em suas próprias palavras, "ser pai é ganhar o diploma primeiro para depois aprender como funciona".

Um episódio que vivemos ilustra exatamente essa passagem do menino para o homem. Com a nossa primeira filha, tivemos diversos desafios com nossas famílias, que não compreendiam a nossa escolha por um parto em casa. Além disso, ainda tinham muitos medos e crenças de que tudo poderia dar errado. Resultado: eu me senti muito invadida e atrapalhada por pessoas como minha sogra, cunhada e minha mãe.

Com minha mãe, consegui logo após o parto da Tereza conversar e ressignificar a nossa relação para que ela percebesse e aceitasse que eu não era somente filha, que agora me tornara mãe. Nossa relação mudou e senti que ela passou a me respeitar de forma diferente. Já no caso das relações com a família do João, não havia nada que eu pudesse fazer, além de colocar um limite saudável nas conversas sobre o tema. De fato, este seria um trabalho para ele, quando estivesse preparado.

Anos se passaram. Nosso segundo filho, José, nasceu no hospital e em 2017 nos vimos grávidos novamente. Desta vez, ninguém iria me impedir de ter nossa filha na nossa casa, com a presença dos seus irmãos. Quando tínhamos completado 36 semanas da gestação da Ana, vieram fortes o chamado e a lucidez de que precisávamos conversar com a mãe e irmã dele – mulheres que eu amo, respeito e admiro, mas que não permitiria interferirem nos meus planos. Ter um parto em casa ainda era um grande tabu para elas. Um monstro de sete cabeças. **Enfim, chegou a hora de o menino se tornar homem e defender,**

diante de suas outras mulheres, os seus desejos e posições. E assim foi. De uma forma muito respeitosa e amorosa, convidamos a mãe dele para jantar e ele compartilhou com ela sua escolha. Pedimos que nosso desejo fosse respeitado e que confiasse em nós, já que não estávamos fazendo nada de inconsequente. Senti que, além de um respeito, havia uma grande admiração dela por ele. O fato de ele se colocar, de forma diferente talvez do que desejasse, e ela respeitar de verdade, fez o vínculo entre eles só se fortalecer.

Quem também me ajudou a organizar as ideias sobre a paternidade foi outro amigo, com seu sincero relato sobre as sensações que o invadiram após o nascimento de sua filha. Diz ele que se sentiu convidado a habitar uma qualidade interna até então desconhecida de vínculo, amor, potência e humanidade. Percebeu-se capaz de qualquer coisa para proteger, cuidar e nutrir sua pequena família. Entrou em contato com sua própria infância. Por outro lado, deparou-se com abismos, profundos e escuros. Seus desafios sociais, suas preocupações com o trabalho e seus traumas com o mundo pareceram vir à tona de uma só vez. Ele encontrou na posição de provedor um enorme fantasma. Nos dias em que se esforçava para dar conta de tudo, terminava por se sentir exausto e com uma vontade de chutar o balde. Quando via sua mulher acabada e a bebê demandando ininterruptamente, algo dentro de si gritava que aquele negócio não era para ele.

Um dos desafios para os homens, segundo ele, é se adaptar ao entra e sai de casa nos primeiros meses. Dentro do lar, a mãe e o bebê vivem em uma frequência diferente do mundo externo. O homem passa algumas horas ali, banhado de visceralidade, mas depois volta ao trabalho, paga contas, gerencia a rotina, retoma a funcionalidade. Em alguns dias, a vontade é fechar a agenda por meses e não ir para o mundo. Em outros, é de não voltar para casa, porque parece mais fácil lidar com o mundo do que com um recém-nascido e com a mulher puérpera.

João também passou por essa experiência. Quando nossa primeira filha nasceu, ele sentiu muito esse campo energético nos primeiros dias em casa, como se um portal se abrisse. Percebeu a transformação da família e uma comunhão muito forte comigo e com Tereza. No entanto, ao voltar para o mundo, estava rachado. No escritório, tinha a impressão de estar devendo em casa, mas quando estava em casa pensava no trabalho. Ficava agoniado porque não encontrava conforto e, ao mesmo tempo, entrava em contato com muitas indagações suas, questionando-se como homem e como pai. Esse sentimento só se intensificou quando José nasceu, especialmente porque nesse momento ele mal conseguiu ficar os cinco dias após o parto com a gente. Os dilemas diminuíram quando voltamos a mergulhar em trabalhos para cuidar de nós mesmos, da nossa alma e da nossa relação. Aos poucos, ele encontrou-se como homem, marido e pai, com menos culpa e mais segurança. Os homens também precisam de espaço para criar vínculo com os bebês.

Conforme a criança cresce e cria outras possibilidades de conexão que não apenas com o peito, com o corpo, o pai ou a companheira podem encontrar novas formas de interagir. Um hábito muito tóxico é o de a mulher desqualificar as tentativas de suporte que o homem oferece. **Quantas vezes não gritamos para dizer que a fralda está errada, a roupa está quente demais, que o banho foi demorado, sem permitir que ele também se conecte com a criança, à sua maneira, e construa seu próprio aprendizado?** É uma pena ver um homem se esforçando e uma mulher dizendo como ele está errado. Além de ser destruidor, desencoraja o outro a tentar. Aqui também encontramos muitas patologias presentes nas relações entre homens e mulheres, maridos e esposas. Nesse período, elas vêm à tona com toda força, por isso também um trabalho de preparação durante a gestação, antes do parto, pode ajudar ambos a se olharem com verdade e integridade. Esse trabalho pode se dar de diversas formas, quando o casal escolhe se preparar junto. Pode ser um processo individual em que cada um vai olhar para suas questões, mas também uma reflexão entre o casal sobre o que está incomodando ou aparecendo.

Quais padrões gostariam de desinvestir? Quais os pactos tóxicos da relação? Do que precisam cuidar? Quem será a rede de apoio da família? Que tipo de ajuda precisarão pedir? Algumas parteiras e doulas, que compreendem o trabalho da gestação e parto não só como algo físico, mas também emocional, podem auxiliar nessa preparação.

Quando não há um companheiro na relação

Fiz questão de trazer a discussão sobre o papel dos pais porque foi uma sabedoria que construí ao lado do meu marido, mas sei que muitas mulheres criam seus filhos sem um companheiro ou companheira, ou até mesmo numa relação com alguém, mas sem essa parceria. Nesse caso, acredito que esse apoio pode vir de outras pessoas. **Ser mãe sozinha significa que a ajuda precisará ser encontrada em referências diversas.** Talvez alguém da família, como uma irmã, um irmão ou uma tia. Talvez uma comadre ou uma funcionária parceira. O que sinto é que **a solidão no puerpério pode deixar feridas por um bom tempo**.

Certa vez, no encontro do nosso sistema límbico – aquele que permeia nosso puerpério –, de forma muito intencional e intensa, uma mulher que acompanho, ao resgatar sua memória do puerpério, compartilhou que após seis anos do nascimento do seu único filho ela acessou uma dor profunda que relacionou com sua solidão nessa fase. Sentiu não só uma dor emocional, uma tristeza, como também uma dor insuportável no seu corpo físico, no alto do peito e no maxilar. Referindo-se ao período que se sentiu muito sozinha quando seu filho nasceu, ela dizia: "Isso aqui vem deste lugar". Assim que tomou consciência dessa dor, muita coisa, mesmo seis anos depois, pôde morrer dentro dela e abriu espaço para uma nova experiência nas suas relações em que o abandono é uma tônica. Escutei uma vez da Sajeeva Hurtado: "Quando atravessamos a dor, chegamos ao amor". **Cercar-se de pessoas que oferecem amor, apoio e segurança, portanto, é fundamental, independentemente da configuração familiar.**

No entanto, nem sempre isso é possível, como aconteceu com uma mulher que conheci e que passou por um puerpério desafiador. Ela apaixonou-se por um homem com quem manteve uma breve relação, que acabou quando ele partiu para morar no exterior. Logo depois de sua mudança, ela descobriu que estava grávida. Compartilhou a notícia, mas teve uma resposta enfática: ele não tinha condição de ser pai ou de ajudá-la.

Saber desde o início da gestação que seria mãe solteira não tornou o processo mais fácil. Os três primeiros meses após o nascimento de sua filha foram um misto de exaustão e solidão. Sem uma ajuda firme, privada de sono, afastou-se completamente da vida social, mal saía para passear com o bebê. Sentiu-se completamente vulnerável e insegura.

Ela precisava de tanto cuidado quanto seu bebê e se sentia tão desprotegida quanto ele. O que achava que teria como instinto natural, como amamentar, foi mais difícil do que pensava. Via-se abandonada e incompreendida. Apenas três pessoas eram mais presentes, mas não tanto quanto ela gostaria. Sua mãe, que a visitava diariamente, ficava um pouco com a neta e trazia a comida, mas logo ia embora. O primo, com quem dividia o apartamento e que, fora do horário de trabalho, conseguia dar um suporte para ela se cuidar minimamente, como tomar banho. E a faxineira, cuja presença evitava que ficasse completamente sozinha em casa. Seus amigos diziam que ela podia contar com eles, mas na prática poucos tinham tempo para se doar.

A sensação de que não ia dar conta durou anos, ia e vinha, por isso sente que seu puerpério foi infinito. Encontrou apoio inicialmente em grupos de mães no Facebook. Depois, começou a participar de encontros presenciais. Tentava dar sentido ao seu processo falando de sua experiência e ouvindo outras mães em situações parecidas. A prática da meditação também a ajudou, especialmente para separar a realidade das fantasias alimentadas por sua mente exausta. Conseguiu viver um processo de autoconhecimento enquanto expunha suas feridas e vulnerabilidades.

Hoje, olha para sua filha de sete anos e sente-se realizada ao testemunhar seu desenvolvimento. Enxerga uma criança sem mimos, que consegue resolver problemas e cresce feliz e resiliente. Enquanto isso, como mãe, aprendeu a viver momento a momento, sem tentar compreender o todo de cara, sem pensar no que está perdendo ou ganhando em cada situação. Entendeu que a vida vai se apresentando, e as coisas têm o próprio tempo. Ainda sente falta de ter um espaço só seu de criação, além do filho, pois ainda não encontrou um novo emprego. Voltar a criar algo, a empreender, retornar ao mercado de trabalho – pela minha experiência com outras mulheres –, de fato podem ajudar no processo de se reencontrar consigo mesma além da função de mãe.

Uma outra mulher que acompanho descobriu, quando estava com 36 semanas de gestação, que seu marido havia tido um caso com outra mulher meses antes. Foi dolorido para ela finalizar a gestação e parir com todas as suas emoções à flor da pele. Ela sentia-se abandonada e com muita raiva daquele homem que estava ao seu lado. Com sete dias de vida do seu filho, ela me procurou pedindo ajuda e fui aos poucos entendendo o que ela estava vivendo. Muita confusão mental e emocional e pouco tempo para silenciar, para se resguardar e poder se escutar e integrar todo esse processo. E ainda tendo que gerenciar a logística da filha mais velha, com um marido que pouco ajudava nesse sentido. Eu me juntei com mais uma amiga dela e decidimos criar um grupo de apoio para que ela não fizesse nada, somente cuidasse de si e do seu bebê, para que pudesse silenciar nos próximos quarenta dias. Uma dessas amigas ajudou a organizar a casa, cuidando da alimentação dela e do supermercado; outra ficou responsável pela logística da primeira filha – quem buscaria onde e a que horas. Algumas outras se revezaram indo a sua casa uma vez por dia simplesmente para lhe dar amor, carinho e apoio, ajudando no que fosse necessário para que essa mulher mantivesse o seu momento de silêncio e resguardo, por mais dolorido que isso pudesse ser para ela. Olhar para todas as suas sombras e dores. Dores em relação à traição, dores e culpa em relação à filha mais velha, sensação de fracasso por não dar conta da casa e afazeres que antes eram tão triviais, dores da sua infância que vieram à tona rapidamente. Foi desafiador largar a rédea e confiar nas suas amigas e nos familiares, mas enfim ela conseguiu.

O marido dela ficou muito incomodado e ainda dizia que também precisava de ajuda, que estava muito deprimido e cansado. Sim, de fato os pais também necessitam de auxílio, mas precisam pedir apoio a outras pessoas, e não à mulher nesse momento.

As fases do puerpério

A duração do puerpério não é um consenso nem na medicina convencional. A maior parte dos especialistas considera os aspectos físicos, definindo o final do puerpério como o momento em que a fisiologia da mãe volta ao estado anterior, o que costuma durar, em média, seis semanas. No entanto, para outros esse período pode se estender por até um ano ou, ainda, ser definido pelo fim natural da lactação ou do retorno da menstruação.[15]

De maneira prática e com evidências físicas, eu consigo enxergar o puerpério durante até a primeira lunação da mulher após o parto, mas, emocionalmente, acredito que ele finaliza quando a mulher

---

15 Costa, Maria Cristina Guimarães da. *Puerpério: a ambivalência das estratégias para o cuidado*. Dissertação de Mestrado em Enfermagem. Ribeirão Preto: USP, 2001. Disponível em: http://www.teses.usp.br/teses/disponiveis/22/22133/tde-28082006-163012/pt-br.php. Acesso em: 31 maio 2020.

começa a deixar de ser absolutamente necessária para o bebê, **quando a criança conquista mais autonomia, ganha musculatura no seu corpo**. A relação simbiótica entre mãe e bebê fica menos intensa e se apresenta um processo de individualização mais evidente, em que tanto mãe quanto criança estão querendo ir mais para o mundo e não precisam somente uma da outra para isso.

As evidências físicas e emocionais podem aparecer de maneira simultânea. Ou seja, quando o bebê ganha autonomia, a mãe se torna menos necessária e o útero começa a abrir esse espaço para lunar novamente, porque já chegou o momento em que a mãe pode voltar a ter um espaço mais seu e um cuidado consigo mesma. É como se voltar a lunar selasse este primeiro **período de individualização.** Um aspecto está conectado com o outro, sinal de que aquele corpo já está pronto para criar vida novamente ou qualquer projeto que essa alma feminina almeje criar, nutrir e dar vida.

No entanto, várias mulheres voltam a lunar enquanto seus bebês ainda precisam muito delas. Tive uma paciente, por exemplo, que voltou a lunar quando seu filho tinha 4 meses. Nenhum dos dois estava preparado para retornar ao mundo. Por outro lado, ela havia tomado alguns medicamentos para estimular a amamentação e controlar uma depressão. Assim, entendemos que a lunação veio muito mais por uma sabedoria do corpo, que forçou uma limpeza e desintoxicação, e muito menos como um marco do fim do puerpério. Seu útero não estava pronto para a separação de seu bebê, mas precisava de um processo de limpeza. Assim, acredito que vale olhar para as diferentes evidências antes de concluir que esse período se consolidou.

Seja qual for sua duração, durante o puerpério a mulher vivencia fases distintas. Pessoalmente, prefiro dividi-las por ciclos lunares, mas arrisco aqui uma aproximação das datas para pensar em tempos do calendário a fim de facilitar a compreensão.

Os primeiros dias após o nascimento do bebê são os momentos em que todos os portais (físico, emocional, energético e espiritual) estão abertos. A mulher vê tudo o que ela quiser ou que for capaz de sustentar. É uma fase curta – e acho que nem suportaríamos que fosse longa. Há um renascimento como mãe e como mulher. Dura cerca de uma fase lunar, de seis a nove dias. Os dois primeiros dias são especialmente marcantes, com a descida do leite e as sensações do parto ainda muito presentes. Relaciono esse período à Lua Minguante, a qual, nos meus estudos, nos inspira a olharmos para a energia de nutrição. Como estamos nos nutrindo? Nutrindo os outros? Nutrindo nossas relações? Nutrindo esta nova mulher? **Ela é uma passagem da Lua Cheia (gestação, potência, redondo) para a Nova (morte, introspecção, união consigo mesma, escuridão), em que mergulhamos nas entranhas da Mãe Terra e das nossas profundezas.**

Nas semanas seguintes, vive-se a famosa quarentena, conhecida pela proibição das relações sexuais. É também quando a mulher está se acostumando ao seu bebê e pode ou não retomar lentamente o contato com o mundo. Os primeiros quarenta dias, cinco ou seis fases lunares, podem ser um caos se não houver a aceitação de que é um período de caverna, de ficar dentro. Voltamos à importância do resguardo, como as mulheres que possuem a memória do passado tentam nos ensinar até hoje. Não dá para cuidar de tudo, ir ao supermercado, à festa de aniversário da amiga, estar toda bonitona como manda os acordos sociais. **Se não reconhecemos e não honramos a natureza do recolhimento, o selvagem e instintivo da mulher que esse momento exige, o caos se instala. Muitas desarmonias acontecem simplesmente porque não respeitamos as fases da vida.** Ainda mais nós, mulheres, que somos cíclicas. Após o parto, podemos sincronizar com as energias do inverno e da Lua Nova, que nos convidam mais ao recolhimento, ao silêncio e a olhar para dentro. A nos unirmos conosco.

Passada essa fase, há um marco físico e energético de a mulher estar pronta para novamente receber algo dentro dela, com o recomeço das relações sexuais.

Sincrônico que minha terceira filha nasceu logo que entrou uma Lua Cheia. Veio ao mundo no dia 2 de março de 2018 e a Lua Cheia havia entrado às 21h51 do dia anterior; portanto, comecei meu puerpério sincronizada com o início de uma fase lunar. A cada nova fase, ia percebendo as mudanças em mim. Nos primeiros dias, com a força da Lua Cheia, senti muita potência e entrei profundamente em contato com o processo de dar à luz e recebê-la. Na Lua seguinte, Minguante, senti vontade de estar mais recolhida e observadora. Pratiquei sustentar o silêncio, especialmente em minha relação com meu marido, olhando para minha necessidade de ocupar sempre os espaços, de ser sempre ativa, de puxar um assunto, perguntar ou fazer cobranças. Exercitei o calar e observar como estava nutrindo minhas relações. Na entrada da Lua Nova, dezesseis dias após o parto, senti a força da união, comigo mesma, com meus corpos, com toda a minha família. Foi quando celebrei com nossa parteira e família o fechamento do meu corpo para dar um contorno ao que ainda estava por vir no puerpério. Esses rituais buscam trazer membrana e limites para um corpo que só expandiu nos meses anteriores.

Passados esses dias, percebi que aos poucos o campo que bombava de amor e conexão começava a se misturar, a se dissolver. A rotina começava a ocupar um tempo que já não deixava óbvia a energia – tão sutil quanto elevada – do pós-parto. Era preciso me concentrar para entrar em contato com ela. Na entrada da Lua Crescente, dos sentidos e do despertar, viajamos para um lugar rodeado por natureza, pela primeira vez como a nossa pequena família, agora de cinco pessoas.

A chegada novamente da Lua Cheia despertou minha libido e coincidiu com o final da quarentena – geralmente nas Luas Cheias sinto minha energia sexual mais aflorada. Tive minha primeira relação sexual com meu marido alguns dias depois, após uma mamada das 2 horas da manhã. Foi potente. Meus seios, útero e vagina estavam muito sensíveis e ao mesmo tempo muito vivos, e pude sentir cada movimento que fazíamos juntos. Ao final, sentia meu útero pulsar junto com o coração dele bater. Pensei em como a presença do masculino pode ser uma ajuda para o despertar da energia feminina. Meu sentimento, ao final dessa terceira experiência de quarentena, era de gratidão e aconchego. Sabia que havia respeitado o tempo do meu corpo, da minha alma e do meu espírito, estando fortalecida e acolhida.

No entanto, a primeira experiência sexual após o fim da quarentena é completamente diferente para cada mulher e após cada parto. Mariana Stock, comunicadora, sociopsicóloga e psicanalista, fundadora do projeto Prazerela, relatou nas redes sociais seu primeiro orgasmo depois de parir, que aconteceu 64 dias após o nascimento de sua filha. Ela sentiu uma certa tensão no ar: "Eu estava um tanto implicante e aborrecida com tudo. Me dei conta de que eu precisava gozar!".

Naquela noite, quando sua bebê dormiu, ela convidou seu marido para um carinho íntimo. Reproduzo aqui parte de seu relato, pois foi uma vivência diferente da minha – e cada mulher vai viver a sua. A Mari, por exemplo, tem uma grande intimidade com seu corpo e com processos de orgasmo feminino.

> Meu amor começou a fazer um toque sutil em mim... Já estava toda arrepiada e sentia a tensão ir se dissipando. Logo chegou um toque carinhoso na minha vulva. O Claudio ficou surpreso quando me olhou de perto, disse que a vulva parecia estar menorzinha e o clitóris mal aparecia. Meu genital estava como um caramujo recolhido.
>
> Depois de já estar à flor da pele com todos aqueles toques delicados, senti o vibrador chegando no meu clitóris. Que nervoso, que delícia, que horror, que maravilha!!! Quantas sensações contraditórias navegando no meu mar. Não demorou muito para sentir aquela tensão subindo até chegar ao clímax. Nessa hora meus seios se encheram de leite e um megaorgasmo explodiu com peitos jorrantes!
>
> Seguimos nos carinhos íntimos e então senti uma ardência na vagina. Era a pontinha do dedo mindinho do Cláudio na

> entrada do canal vaginal. Fiquei chocada, a sensação era de algo gigantesco entrando em mim. Pedi pra ele tirar o dedo e voltar a cuidar só do meu clitóris. Outros dois orgasmos vieram e eu me dei por satisfeita com a experiência orgástica inédita.
>
> Conclusões: meu corpo materno está todo concentrado na amamentação. Já o meu genital parece estar fechado pra balanço. Minha lubrificação está bem baixa em função da prolactina, hormônio responsável pela produção de leite. Biologicamente, o corpo realmente não tá querendo transar com ninguém! Eu não tenho nem ideia de quando estarei pronta para voltar a ter relação com penetração. Ainda bem que eu tenho um companheiro maravilhoso que não me pressiona em nada. Nessa fase tudo o que preciso é de uma parceria respeitosa, dedicada e amorosa.

Até completar três meses, ainda é o momento de muita integração entre mãe e bebê, de conhecerem-se um ao outro e de concentrarem-se nessa relação. É um campo amórfico e de junção total desses dois seres – o já citado mingau. Essa força simbiótica é um instinto de sobrevivência, como aprendemos com Keleman. Os hormônios deixam a mulher com toda sua musculatura voluntária amolecida e com uma potência para amar e cuidar daquele pequeno ser. Sem isso, os recém-nascidos seriam tão abandonados pelas mães quanto são pelos pais. Alguns autores, como o antropólogo Ashley Montagu, dizem até que os primeiros meses do bebê fora da barriga da mãe são como o quarto trimestre de gestação, quando a criança ainda está se adaptando a existir fora do útero.

Nessa fase, o vínculo é criado pelo afeto, pela amamentação e pela troca de sons e expressões. Por exemplo, quando o bebê contorce o rosto, fazendo um sinal, e a mãe responde, ele entende sua presença. Quando ele emite um som e a mãe responde, também. É um diálogo sem palavras.

O final dessa fase é marcado por mudanças explícitas de comportamento: o bebê começa a perceber mais o mundo ao seu redor, levanta a cabeça, gira, observa, pega objetos nas mãos. Ele se movimenta e a interage mais. Essa dinâmica é sincronizada com a da mãe, que também consegue se movimentar e volta a se relacionar com o mundo com mais frequência e intensidade. O mais bonito a partir de então é que **cada mulher esteja presente e atenta e conecte-se às fases do seu bebê, sentindo as mudanças nele e em si mesma, a fusão que aos poucos se transforma**. Cada dupla de mãe e bebê tem seu próprio tempo para esse desenvolvimento.

Acredito que a velocidade com que eles ganham autonomia tenha a ver com o campo simbiótico que se cria e por quanto tempo ele se sustenta. Atendi a uma mulher de 21 anos que teve uma gravidez não planejada. Ela assumiu o bebê e seu puerpério foi saudável. Sua filha começou a andar com 10 meses. Pode parecer mais cedo do que a média, mas esse foi o tempo da relação delas. **A busca de autonomia do bebê veio também de acordo com a necessidade da mãe.** Tão jovem, ela provavelmente não conseguiria dar conta de permanecer nesse mingau. Queria voltar a sair com os amigos, retomar sua individualidade. E a filha dela, mesmo que incapaz de verbalizar, sinalizou que estava tudo bem, que estava ganhando autonomia suficiente para ficar com os avós em casa.

Claro que as mudanças também trazem crises e conflitos. Quando o bebê começa a desenvolver autonomia, exige que nos relacionemos com ele de uma nova maneira. Fui aprendendo que **todos os processos de crise do puerpério têm a ver com esse balanço entre visceralidade e autonomia**. Quando a criança ganha uma força de individuação, altera a forma como usa seus músculos, muda seu ritmo e sua frequência, criando um novo ajuste de campo, como uma onda que atingisse todos dentro da casa. É preciso crescer com ela, entender suas novas necessidades e viver a força de cada momento.

É fundamental que a mãe também fique atenta para não se acomodar no espaço do pós-parto. Conforme o bebê se desenvolve, é preciso encarar o mundo de novo, um novo mundo, seguir em frente. É muito bom ser cuidada, mas sentimos que é possível dispensar alguns apoios e retomar algumas responsabilidades. É preciso muita consciência e maturidade para não enganarmos a nós mesmas. **Não deixe de continuar a jornada.** Se você estiver indo além do que é capaz, alguns sinais te mostrarão que é preciso ir mais devagar: seu bebê ou seu próprio corpo poderão manifestar sintomas de doença. Aconteceu com frequência comigo quando estiquei a corda mais do que deveria. Inclusive, no terceiro puerpério, "chamei minha Lua", ou seja, desejei que meu ciclo menstrual voltasse. Sentia que era hora de voltar ao mundo e, hoje percebo, no meu inconsciente, estava bastante influenciada pelos acordos sociais. Ela quase veio, mas eu estava confusa, fiz um mergulho interno e percebi que ainda não era tempo de voltar para o mundo. Senti uma desarmonia, me desalinhei, silenciei; ainda não estava pronta, então refiz meu pedido ao Universo e ela acabou não vindo. Voltei a lunar quando a Ana já estava com mais de 10 meses, de forma muito natural e sem atropelos, pronta para mais um reinício.

Entre o quarto mês do bebê até ele completar 2 anos, a interação entre mãe e filho varia muito de acordo com o contexto de cada mulher.

Cada puerpério é único.

Com minha primeira filha vivi um puerpério mais longo, porque ainda era a única. O segundo se integrou rapidamente à dinâmica da família e entrou na dinâmica conosco de maneira muito natural. Já a terceira chegou numa fase muito diferente que vivíamos, com dois filhos já maiores, e com ela também fiquei um pouco mais até voltar ao mundo, já que também estava dedicada a estudar esse momento na vida das mulheres.

No final do puerpério, a mulher já estará ansiando por ocupar novamente um lugar no mundo. De reconstruir a sua individualidade e de se reconhecer não somente como mãe, ainda que essa "função" seja uma parte de si. **Depois de viver a simbiose do pós-parto, é hora de ela e seu bebê começarem a caminhar por trilhas que honrem suas individualidades e necessidades, sem medo e culpa.** Nessa fase, a qualidade do vínculo criado e mantido sobre o qual falamos anteriormente faz diferença na harmonia do processo.

Foi ao final desse terceiro puerpério que este livro nasceu.

Rompendo o casulo

Durante o puerpério, é como se a mulher, tal qual uma lagarta, entrasse em um casulo.

Nesse período de resguardo, no qual o seu ritmo mais lento e mais visceral se descola completamente da correria e da materialidade do mundo externo, há uma mutação. **Ela se transforma física e emocionalmente – e, arrisco dizer, espiritual e animicamente.** No entanto, da mesma maneira que a borboleta morre se o casulo for rasgado antes da hora, a mulher também precisa encerrar esse ciclo no seu tempo, sem violar ou violentar o próprio resguardo. E essa é uma equação muito individual; cada mulher sentirá o seu momento de ruptura, de sair do casulo e alçar seu voo!

É natural que a mãe queira ir ao mundo depois de alguns meses. Sair da caverna, voltar a ter realizações fora do seu papel maternal. **Mas quando ela está pronta para romper o casulo?** Temos períodos estabelecidos socialmente. Quatro ou seis meses de licença-maternidade, por exemplo. Eu, que parei de fazer os atendimentos assim que minha terceira filha nasceu, tive a impressão de que seis meses eram o suficiente para dar a ela dedicação total – ainda que na primeira eu tenha tirado um ano completo. Comecei a colocar a cabeça para fora e assumir compromissos, até que um aperto no coração e uma infecção no ouvido, que me deixaram acamada por dois dias, sinalizaram que eu estava exagerando.

Entendi que não é uma questão de conseguir fazer as duas coisas ao mesmo tempo, trabalhar e cuidar da minha filha. É muito mais um exercício de fechar o processo do puerpério, honrar a oportunidade de viver esse momento e voltar ao mundo fortalecida e mais lúcida, sem a pretensão de assumir tudo de uma só vez. **Enraizar esta nova mulher antes de colocá-la no mundo**. É preciso também valorizar essa camada sensível que o puerpério permite, de fluidez e confiança, e nos entregar aos sinais sutis. Em vez de nos perdermos no "tenho que" e na lista de tarefas, que possamos sentir qual é a nossa direção. Para ter essa compreensão, entrar em contato com nossos ventres, com seu pulso e com nosso corpo, ajuda muito. Mais uma vez silenciar, mas com a intenção clara do que se quer.

Silenciar com propósito

Geralmente, quando nos sentimos pressionadas por questões sociais e externas, acabamos por nos atropelar. Sempre que você sentir que está se desarmonizando, antes de agir, sente e conecte-se com seu corpo, por meio da respiração.

Respire fundo, solte o ar e desapegue de tudo. Entre em contato com seu corpo.

Agora concentre a sua atenção no seu útero, no seu ventre. Como lhe parecem? Observe a sensação. O que você percebe?

Quando estiver pronta, feche os olhos e inicie uma série de respira-prende-solta a partir do seu útero. Para começar, inspire profundamente, contando até seis, para o seu útero. Retenha a respiração em seis tempos. Sinta-se consciente, atenta e viva. Retenha o ar no útero contando até seis enquanto sente as ocupações da vida afastando-se, e perceba o seu centro calmo, concentrado. Em seguida, solte o ar a partir do útero em seis tempos, desapegando de tudo o que não te serve mais. Sinta o ar saindo através da sua vagina, atravessando seus lábios vaginais. Repita esse fluxo algumas vezes. Se contar até seis está fácil demais, aumente para oito, dez e assim por diante.

Até se sentir plenamente centrada e concentrada antes de retomar[16]

Esse exercício irá te ajudar a se enraizar, a centrar-se em si mesma, e está disponível também no canal de *podcast do Natureza Íntima*. Saiba mais em www.naturezaintima.com.br/podcast.

A partir desse lugar interno que você conquistou se faça algumas perguntas: "O que ainda preciso lapidar para sair do casulo? Sinto que estou pronta? Algo me assusta? O quê? Como quero lidar com isso? Quais são minhas opções? Ainda preciso de mais um tempo de resguardo ou sinto que já consegui entrar profundamente em contato comigo, meus desejos, necessidade? A qual qualidade de experiência meu corpo e minha alma estão chamando agora?". Equilibrar as exigências sociais com o que o momento pede. Sair antes do tempo ou se esquecer dessa experiência tão bela que o puerpério nos coloca cobra seu preço – **se não os respeitamos, ele volta para nos chacoalhar**.

Quando se completaram nove ciclo lunares desde que pari minha terceira filha, comecei a sentir o início de uma nova fase. A vontade de voltar a ser um ser social veio com tudo. Até então, eu tinha um bebê que levava comigo no colo, no *sling* ou no carrinho, e podia sentar com alguém no café, responder a mensagens, ler um livro, fazer supermercado e arrumar a casa. Passados esses nove meses, não dava mais. Ela queria ir para o mundo, desbravar, na mesma intensidade que eu. Foi também ganhando autonomia motriz, começou a engatinhar, o que trouxe novas necessidades de movimento. Essa ruptura

---

16   Essa é uma prática da deusa Tara ensinada no já mencionado livro *Oráculo da Deusa*, de Amy Sophia Marashinsky, p.181.

gera uma grande confusão, como o desconforto de não caber mais naquela roupa. **O casulo não dá mais conta**.

Pode ser que, nesse momento de transição, venha uma crise. Assim como a criança fica com febre e dor quando dá um salto de desenvolvimento, a mulher que anseia por deixar a visceralidade para trás e construir sua individuação também necessita de uma ruptura que não passará batida por quem está ao seu redor. Para enfrentá-la, a mãe precisa ter um tempo só seu, redescobrir seu corpo e suas sensações, e, muitas vezes, se afastar da família, que representa aquele campo amórfico ao qual ela não quer mais pertencer – o que pode causar muita angústia no homem, que estava justamente com a expectativa de ter a mulher de volta uma vez encerrada a entrega total ao bebê. **Ir para o mundo sozinha faz parte.**

Uma experiência que vivi no meu último puerpério e que talvez algumas mulheres vivam logo no primeiro filho foi uma desarmonia entre meu eu mulher e meu eu mãe. Tive minha terceira filha cinco anos após o segundo, num momento em que o eu mulher estava em ascensão, meu eu selvagem, desbravador. De repente o meu eu "gestante/reprodutora" cresceu novamente, deixando o eu mulher com raiva, frustrado, de luto. Minha terceira filha foi muito bem-vinda, mas essas minhas duas faces duelaram pela primeira vez. A Mulher e a Mãe. Como são essas duas Marias em mim? Como elas dialogam? Entram em conflito? Como se alinham e se desalinham? Como as minhas expectativas ferem uma ou outra? Pois ambas estão vivas aqui dentro o tempo todo.

Tive que buscar ativamente o reencontro dos meus "eus", para reconhecer seus valores – isso já perto de minha bebê completar 10 meses. Tentando harmonizar e integrar o que sou, ressignifiquei essa vivência dentro de mim, sabendo que posso e sou canal não só no meu trabalho, mas também ao gerar vida. Reverenciei a minha parte feminina reprodutora e mãe e fiz o mesmo com meu lado mulher desbravadora e independente. Ser capaz de olhar para ambas sem julgamento me torna um ser humano mais integral e, certamente, me deixa mais segura para continuar minha jornada, com esse dilema curado. **O puerpério me deu mais intimidade com todas as Marias dentro de mim.** Minhas facetas Deméter (a mãe, a criadora, a nutridora e cuidadora) e Ártemis (a virgem, a guerreira, a livre) se harmonizaram.

Perto de Ana completar 1 ano, senti que estava vivendo um resgate da essência da minha alma feminina, como me ensinou Clarissa Estés Pinkola em seu livro *Mulheres que correm com os lobos*. Tive uma experiência durante uma de minhas terapias na qual enxerguei essa necessidade de olhar para dentro e fazer as pazes para trazer minha alma de volta, dar voz à minha psique instintiva mais profunda. Era como se, para mergulhar na maternidade e vivê-la com intensidade, durante um tempo eu a tivesse guardado em uma caixinha. **A relação com o bebê é tão forte e simbiótica que, para dar conta de ser mãe, diminuímos o volume da nossa própria mulher selvagem.** Depois de um tempo, porém, especialmente com a volta da lunação e o ganho de autonomia da criança, é como se nossa alma nos pedisse para ser resgatada. **É hora de voltar, mas para isso precisamos relembrar quais são os caminhos para escutá-la.**

Na minha experiência, foi um processo de fazer as pazes com esses ciclos de vida e morte que fazem parte da natureza cíclica da mulher. Reconhecer o fim de um processo que foi vivido e consolidado para partir para o próximo. Eu precisava encerrar aquele ciclo do puerpério para me preencher novamente de mim mesma. Morrer mais uma vez para renascer. **A Maria que havia antes da Ana já não estava mais ali. Caminhou se transformando durante esse processo. Teria que abrir espaço para uma nova fase, com outra maturidade.** Isso se refletiu no meu trabalho de consciência corporal. Um dia eu tive dificuldade para me reconhecer no meu próprio corpo físico. Estava estranha para mim mesma, como se eu fosse uma argila que, após ser moldada, endureceu e se quebrou. Seus pedaços foram espalhados e agora se encontravam ali para uma nova "formatação". A necessidade de me reconstruir estava latente e eu me sentia pronta para começar o processo de me separar da minha filha, da melhor forma.

Um dos grandes aprendizados que tive com a experiência de três filhos foi entender que a mãe não precisa necessariamente morrer para resgatar os outros espaços da mulher. **A alma da mulher volta, aos poucos, e o lado mãe torna-se parte desse novo arranjo, sem precisar dominá-lo ou ser dominado por ele.**

Esvazie-se de obrigações

O puerpério é uma grande aventura, é um processo visceral da mulher, e quanto mais ele for vivido de maneira autêntica, mais rico será em termos de aprendizados e amadurecimento. Acredito que as mulheres devem, sim, informar-se e preparar-se para a chegada de uma criança em sua vida, mas elas precisam estar empoderadas para saber que são as únicas responsáveis por escrever suas histórias. As referências existem não para serem imitadas, mas para embasar decisões conscientes. Não fique amarrada a obrigações e a conselhos batidos. Seja grata por todas as sugestões, porém, acima de tudo, **experimente**. Vá pelo caminho que está de acordo com sua experiência, seus valores e sua intuição, seu ventre e coração. E nunca tenha vergonha de pedir ajuda. Muitas mulheres e muitos homens corajosos estão aí para, de verdade, te apoiar. Digo corajosos, pois não é para qualquer um mergulhar nesse universo multifacetado de luz, sombra e muita água!

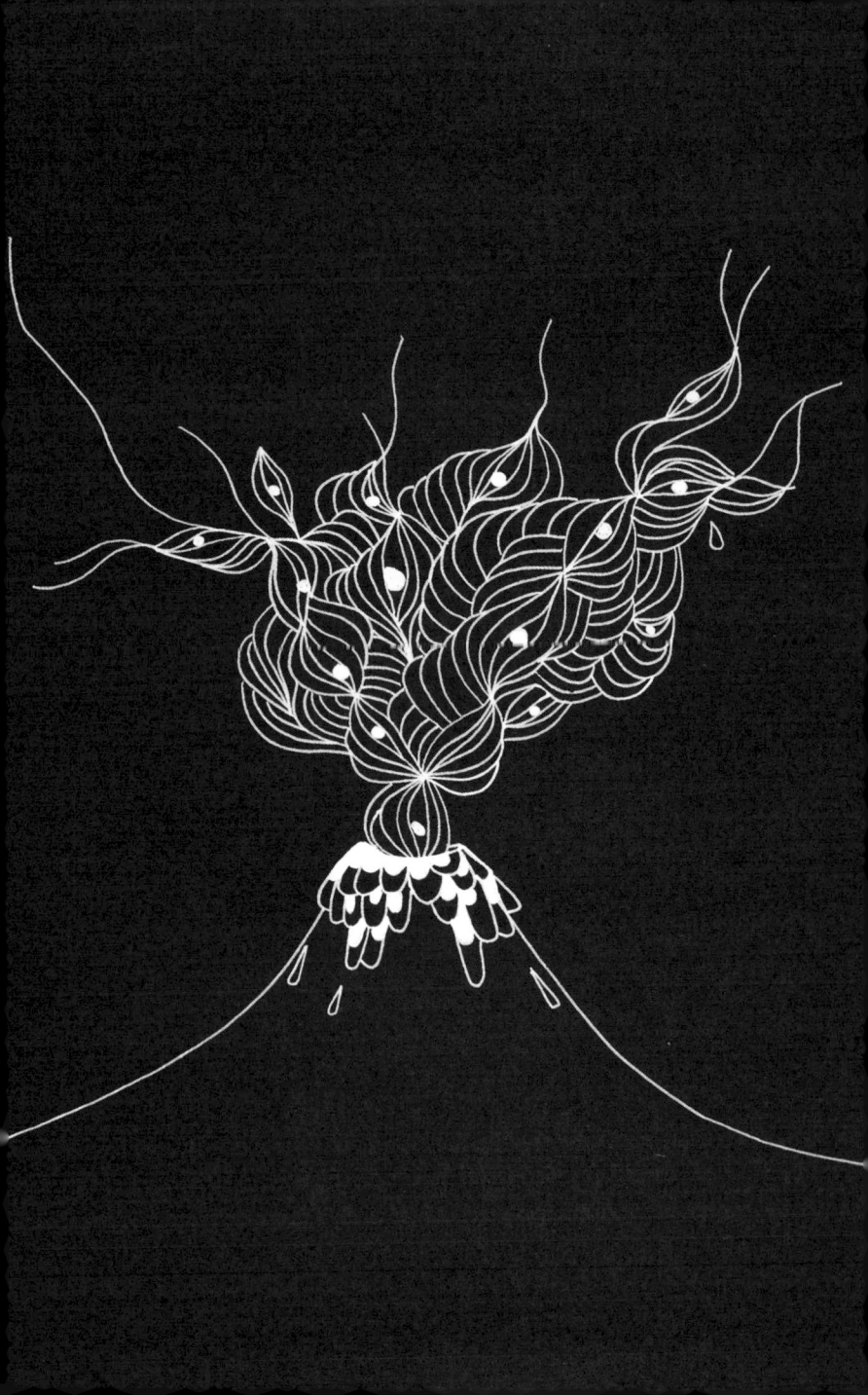

CAPÍTULO 7

PROCESSOS INICIÁTICOS

Seja como for, um processo iniciático é uma oportunidade de transformação. De morrer e renascer. E esse chacoalhão pode vir de diversas maneiras. Desde um acidente, uma doença, uma endometriose, um aborto natural, um abuso, uma separação, uma morte, uma ruptura, um parto, um puerpério, menarca, iniciação sexual, menopausa...

Em junho de 2015, eu quebrei o dedão do pé esquerdo. Alguns dias depois, caindo de uma cadeira numa festa de criança, fiz um corte tão profundo na perna direita que precisei tomar pontos. Nenhum desses sinais me fez reduzir a velocidade com que estava conduzindo minha vida. Segui, aplicando uma energia enorme em um projeto no qual estava extremamente envolvida: criar um espaço para um grupo de famílias e educadores para explorar a educação do ponto de vista das necessidades do indivíduo. O projeto era baseado nos valores que eu, o João e outros adultos, pais e educadores, acreditávamos ser essenciais na formação de nossos filhos.

No entanto, toda essa potência, em mim, era utilizada sem contorno, limites definidos ou raízes. Eu estava voando cada vez mais alto sem uma base para me sustentar. E aquele projeto, como mais tarde entendi, não era mais um chamado da alma. Meu ego havia assumido as rédeas e, apesar de não ser um processo consciente, era isso o que me afastava de mim mesma e do motivo certo para estar envolvida no grupo. A arrogância não me permitia formar relações com vínculos fortes e sinceros de que o projeto necessitava e, como consequência, acabava atropelando pessoas à minha volta.

Minha interpretação, hoje, é que a vida havia me dados dois sinais para desacelerar – o dedão do pé e o corte na perna, membros que me fazem caminhar. Precisava enxergar o excesso que eu mesma estava promovendo e não conseguiria fazer isso enquanto continuasse na roda-viva, sem pausas. Acredito que o Universo e nosso corpo dão recados, que nos forçam a olhar para dentro quando é necessário. Naquele momento, porém, eu não ouvi nenhum chamado. Não atendi a nenhum alerta. E, assim, foi necessária uma intervenção radical.

Um dia, estava no carro com José, que naquela época era meu filho mais novo. Ele dormia na cadeirinha e eu, com o carro parado, mas não desligado, estava sentada dando aquele tempinho para o seu descanso enquanto trabalhava pelo celular. Ele acordou com vontade de ir ao banheiro. O carro já estava estacionado e eu, às pressas querendo evitar um xixi na calça, saí com o carro ligado mesmo, breque puxado, mas ainda engatado. Claramente estava sem presença nenhuma. Tirei ele da cadeirinha e fui colocá-lo para fazer xixi ali na calçada mesmo, porém parei por uma fração de segundo e pensei melhor. *Não, vamos dentro de casa.* A chave para entrar estava no mesmo chaveiro da chave do carro, que seguia encaixada no cilindro de ignição. Sem pensar, me debrucei sobre o banco do passageiro para arrancá-la. Como o carro era automático, ela não saía se a marcha não estivesse no P, mas eu havia deixado no D. Então, segurei José no meu colo, apoiei meu joelho esquerdo no banco do passageiro, mantendo meu outro pé no chão da rua, e fui tentar tirar a chave. Num impulso, mudei a marcha para o P sem ao menos pisar no freio e o carro começou a deslizar para trás. As rodas se mexeram. Sem tempo de reagir, a roda dianteira passou por cima do meu pé direito e, como a porta do passageiro estava aberta, eu e José nos encontrávamos meio dentro e meio fora. A porta ficou apoiada num poste que tinha logo ao lado e o carro ficou pendurado por essa porta. Enquanto isso, o pneu ficou roçando no meu pé. Num instinto, passei por debaixo na porta, com José no colo, e com meu pé ainda preso embaixo do pneu. Assim que a porta se quebrou, o carro desceu de uma vez e parou batendo numa lixeira. Felizmente, ninguém estava passando na rua naquele momento. Quando vi, meu pé estava destruído. Restava somente o dedão, que saiu intacto, como o meu filho, para a minha sorte. Deceparam-se meus outro quatro dedos, todo o peito e sola do meu pé. Começava, assim, o meu mergulho mais profundo na escuridão.

Gritei e o socorro apareceu. Uma amiga que estava dentro da casa saiu, e uma outra que estava por sincronicidade dentro de um prédio próximo ao local disse que escutou a minha voz e logo estava lá.

Com o celular tirei uma foto. Mandei para o meu terapeuta ayurvédico querendo saber o que fazer e ele me deu a seguinte orientação: "Vá para o hospital, porque é para isso que ele existe, respira e habite o seu corpo". Na época, pelas memórias do meu último parto, eu relutava em ir ao hospital por qualquer razão que fosse.

Foi um longo processo até chegar lá, no carro dos bombeiros, e deixar meu filho são e salvo aos cuidados de outras pessoas. No hospital, silenciei e entrei para uma caverna na qual fiquei por 62 dias. A situação era grave. Havia um risco de eu não conseguir mais andar, perder para sempre o movimento do meu pé. Ao seguir o conselho de me habitar e exercitar a minha fé, tive que confiar que os médicos fariam o melhor possível. Tive que entregar meus filhos para minha família e amigos, que cuidariam deles enquanto eu estivesse entrando e saindo das longas cirurgias e me recuperando. Assim foi. Aproveitei a oportunidade que me foi dada para voltar para minha casa interna, retornar a mim mesma e criar uma base de sustentação a fim de dar contorno a toda essa energia criativa. Como?

Ficando sozinha de verdade, acessando a minha dor, olhando de frente para as minhas sombras e escolhendo morrer e renascer a cada cirurgia.

Foram catorze ao todo, todas elas com anestesia geral. Nessa fase rezei e escrevi muito. Juntei meus corpos físico, emocional e espiritual e pedi para que eles trabalhassem juntos para nossa cura. Tomei ervas, consultei oráculos, recebi muito amor e carinho. Confiei muito.

Não foi uma jornada fácil. O caminho era escuro. Não sabia como e se voltaria a pisar no chão. Na cama do hospital, realizava meus rituais e desintoxicações. No fim, os médicos fizeram um trabalho excelente. Do ponto de vista físico, garantiram minha saúde. Sou grata a eles até hoje. Contei também com os conhecimentos de Reiki e Ayurveda de Plinio Cutait, Luciana Sion e Gil Kehl, que contribuíram para meu bem-estar físico e emocional. João me amou incondicionalmente, cuidou de todas as minhas partes e de tudo que era importante para mim. Essa conjuntura me possibilitou uma profunda conexão espiritual.

Contei sobre esse acidente algumas vezes nos capítulos anteriores porque as semanas que passei internada foram um mergulho tão profundo que transformaram do meu casamento à relação com minha mãe. Meu problema no pé foi, afinal, um processo iniciático: **um ponto de ruptura por meio do qual entrei numa espiral do meu desenvolvimento e pude retornar à minha alma**.

Às vezes, nos perdemos de nosso caminho. Esquecemos a nossa origem, as nossas motivações, a conexão que precisamos nutrir conosco. Quando isso acontece, eventualmente, a vida nos dará um chacoalhão, obrigando-nos a perceber que é hora de repensar, voltar para o centro. Pode ser que, nesse momento, uma mulher descubra que se doou demais e precisa resgatar sua própria identidade. Pode ser que conclua que deixou de lado o que era mais importante na sua vida. Ou pode ser que entenda que é preciso fazer uma grande mudança, pois suas escolhas recentes não refletem verdadeiramente seus desejos.

Seja como for, um processo iniciático é uma oportunidade de transformação. De morrer e renascer.

E esse chacoalhão pode vir de diversas maneiras. Desde um acidente, uma doença, uma endometriose, um aborto natural, um abuso, uma separação, uma morte, uma ruptura, um parto, um puerpério, menarca, iniciação sexual, menopausa...

Pele de foca

O conto folclórico da mulher-foca pode ser encontrado entre diversas sociedades, como as celtas, as escocesas, em tribos da América do Norte e nos povos da Sibéria e da Islândia. Nessa história, um homem que se sentia constantemente solitário saiu para caçar à noite e encontrou várias mulheres nuas sobre as rochas. Ficou admirado com sua beleza. Elas eram, na verdade, focas que saíam para dançar e se banhar à luz da Lua. Suas peles de foca estavam reunidas sobre as pedras e ele roubou uma delas, escondendo-a em sua bolsa. Quando chegou o momento de voltar para o mar, as mulheres vestiram-se e mergulharam. Com exceção de uma, cuja pele havia sido roubada.

Ouvindo seus gritos de lamento, o caçador a abordou e a pediu em casamento, prometendo que devolveria sua pele dali a sete verões. Ela concordou e se foi com ele. Juntos, tiveram um filho chamado Ooruk. Com o passar do tempo, a pele da mulher foi se ressecando, uma vez que estava longe de sua casa e do mar. Seu cabelo começou a cair e até mesmo sua visão foi prejudicada. O oitavo inverno estava próximo quando ela demandou sua pele de foca. Ele não queria devolver, com medo de que a mulher o abandonasse.

Em meio a esse dilema, Ooruk despertou certa noite ouvindo um chamado vindo do mar. Ele seguiu sozinho, enfrentando os desafios de uma noite escura, e, quando chegou às pedras, viu uma foca prateada na água. Aproximando-se, tropeçou em uma trouxa que continha a pele de foca da sua mãe. Voltando para casa, entregou-a para sua mãe, que depois de um processo de reconexão com sua origem e força logo começou a vesti-la. O menino implorou para que ela não o abandonasse. A mulher-foca soprou ar para dentro dos pulmões do filho e o carregou em seus braços. Saiu correndo da casa em direção à água. Quando mergulharam, Ooruk percebeu que não tinha dificuldades para respirar nas profundidades do mar. Ficou maravilhado com aquele novo mundo. Conheceu seus avós e as outras mulheres-focas.

Depois de sete dias, a pele da mulher voltou ao seu brilho original; sua vista e seus cabelos se recuperaram. No entanto, havia chegado a hora de devolver o filho à terra. Ela lhe disse que sempre estaria com ele, bastava que tocasse em seus pertences, como as esculturas de focas e sua faca. Assim, sopraria um fôlego especial nos pulmões do menino para que cantasse canções. Ooruk se tornou um músico famoso e, em algumas noites, podia ser visto falando com uma foca na beira das pedras do mar.

Esse conto é interpretado por Clarissa Pinkola Estés em seu *Mulheres que correm com os lobos*. Segundo ela, a pele de foca representa a pele da nossa alma, um estado profundo que pertence à natureza feminina selvagem. **Ao vestir essa pele, a mulher se encontra em comunhão consigo mesma. Enraizada na sua casa interna, se sustenta para trabalhar no mundo lá fora.** Além disso, a pele representa a proteção do nosso calor e a nossa intuição. É ela que nos guia ao longo da vida quando estamos diante de tantas influências, chamados e violências, para seguir apenas aquilo que faz sentido dentro de nós. Às vezes, porém, nos distanciamos da nossa alma e passamos a agir de forma que outras pessoas esperam, e não como realmente desejamos.[1] Distraídas ou seduzidas, deixamos que nossa pele de foca seja levada embora.

Vejo que essa proteção nos é roubada em diferentes momentos e das mais variadas formas. São renúncias, que fazemos ao longo da vida e nos afastam da nossa alma. Podem ser ações rotineiras, como deixar de ter momentos que nos nutrem: abandonar uma prática de meditação ou não ir a festas com amigos. Podem ser pactos que exigem o sacrifício do contato com a nossa alma por um longo período: projetos e relacionamentos que não nos permitem o mergulho de volta para casa. Apesar de ser impossível manter uma consciência ativa para qualquer sinal de roubo a cada instante do dia, podemos evitá-lo ao ficarmos atentas aos ciclos da alma e ao chamado, que

---

1   Estés, Clarissa Pinkola, op. cit.

nos alertam que estamos longe dela.[2] Percebo, na minha experiência e junto a muitas mulheres a que atendo, que **parte dos processos iniciáticos são justamente o reencontro com nossa pele de foca**.

E aqui está mais um motivo para as mulheres se aprofundarem em seus ciclos. Nós possuímos em nossa natureza uma oportunidade a cada mês de vestirmos nossa pele de foca: a lunação. Quando recebemos nossa Lua, somos convidadas a nos recolher, voltar para a caverna e conversar conosco. Entramos nessa fenda em direção ao mundo subterrâneo para revisitar nossas raízes, fortalecer nossa sustentação. Além do mais, nossa alma também possui seus próprios ciclos, alternando-se entre as necessidades de realizar, de se recolher, cercar-se de pessoas ou permanecer solitária.[3]

A mulher que fica longe demais da sua alma se cansa – e não podia ser diferente. Faz parte da natureza instintiva dela buscar sua pele de foca e revitalizar seu sentido e identidade e alma.[4] Quando a mulher é impedida de se nutrir e de se cuidar, fica sem o pulsar da sexualidade, que faz as águas internas circularem. Assim como a mulher do conto, começa a ressecar, fica sem energia ou criatividade para fazer aquilo que ama. É então que podem aparecer os sintomas e doenças mais sérios, como miomas, endometriose e até um câncer.

A dificuldade para realizar esse mergulho natural se manifesta quando o patriarcado, assim como o homem no conto da mulher-foca, priva as mulheres de vivenciar seus ciclos e voltar ao fundo do mar. Ao exigir a produção constante, impedindo-as de viver seus períodos de recolhimento e de retorno às suas casas internas, rouba sua pele.

Na minha experiência, sinto que foi o desejo exagerado de o projeto se tornar realidade que me afastou de mim mesma e o acesso a uma energia tão forte de criação e sexualidade que eu não tinha contorno nem condições de sustentar sozinha. Isso resultou no acidente do pé. No entanto, não é necessário um grande trauma para

---

2 Idem.
3 Estés, Clarissa Pínkola, op. cit.
4 Idem.

nos fazer acessar novamente essa pele. Antes, é preciso aproveitar as oportunidades que são colocadas em nossos caminhos para fazermos esse mergulho e a iniciação. A primeira ocasião pode ser escura e difícil – assim como foi para Ooruk ao ouvir o chamado do mar –, cheia de questionamentos e pensamentos de desistência, mas, a cada vez que repetimos esse recolhimento, a jornada se torna mais fácil. Imagine uma trilha que ainda não foi aberta, e cada uma de nós precisa cortar os galhos, afastar as folhagens e contornar pedras até chegarmos em casa. Na segunda vez, o caminho estará um pouco mais bem definido. Nas tentativas seguintes, bastará seguir as pegadas.

Joseph Campbell[5] definiu a iniciação como uma etapa da aventura do protagonista de todas as lendas e mitos. É o momento em que, após dar início à aventura, atravessando o primeiro limiar, o herói deve passar por uma série de provas – "cumpre agora matar dragões e ultrapassar surpreendentes barreiras repetidas vezes".[6] Esse momento representa conquistas e sabedorias da iniciação. É o início de uma longa trilha, repleta de novos e perigosos desafios. Uma "descida, intencional ou involuntária, aos tortuosos caminhos do seu próprio labirinto espiritual".[7] Acredito que processos iniciáticos são qualquer episódio que marcam o começo de um novo ciclo na vida da mulher, com novos desafios e aprendizados.

Um dos exemplos que Campbell usa para falar sobre a iniciação é quando as meninas em sociedades de culturas primárias se transformam em mulheres a partir da menarca. No entanto, a primeira menstruação por si só não constitui uma iniciação. Ela acontece somente quando essa jovem faz o mergulho em si mesma, vai se isolar em uma cabana e passar alguns dias refletindo e tomando consciência sobre quem é e quem se tornou.[8]

---

5 Em seu livro *O herói de mil faces*, Campbell descreve a Jornada do Herói, ou Monomito, estrutura pela qual a história de diversos heróis mitológicos e religiosos é narrada.
6 Campbell, Joseph. *O herói de mil faces*. São Paulo: Cultrix/Pensamento.
7 Idem.
8 Campbell, Joseph. *O poder do mito*.

Tenho certeza de que a menarca pode ser um processo iniciático muito lindo para as mulheres se for conduzido com esclarecimento e sem tabus. É quando a menina se torna mulher. Agora, ela pode experimentar sua natureza cíclica mais profundamente, vivenciando suas fases de criação e introspecção. Além disso, ela conquista o poder de conceber e gestar um novo ser. No entanto, já recebi muitas adultas, em círculos e atendimentos, que acessam traumas enraizados pelo sofrimento que tiveram nessa passagem. Algumas viveram um processo muito solitário, sem outra mulher com quem compartilhar experiências. Outras sofreram com dores e impossibilidade de escutar e respeitar os sinais de seu corpo. Há ainda aquelas que foram aterrorizadas com o medo de uma gravidez precoce ou com o fato de que nunca mais poderia conviver com seus pais e irmãos da mesma maneira.

Outro exemplo de processo iniciático é a iniciação sexual, a primeira relação de uma mulher, a descoberta de seu corpo e de seu prazer, da sua potência sexual e de criação. Nesse momento, a menina também se torna mais mulher, assim como Coré quando desce ao mundo subterrâneo e se torna Perséfone ao experimentar a romã de Hades. O puerpério, já abordado em capítulos anteriores, também pode ser um processo iniciático, com a mulher fazendo um mergulho profundo na escuridão, sendo colocada frente a frente com seus medos e sombras para depois renascer transformada.

E se a menarca registra uma das primeiras grandes oportunidades de transformação das mulheres, igualmente relevante é a menopausa. A mulher deixa de sangrar e de poder conceber uma vida em seu ventre. É uma fase de diversas mudanças biológicas, sociais e psicológicas e pode ser vivenciada como um processo iniciático, da mulher que testemunha a vida morte e vida no seu próprio corpo. Morre aquela mulher ainda conectada com todos e nasce uma mulher com muita sabedoria, que a partir daí poderá focar principalmente em si mesma e nos seus feitos. Uma pesquisa feita pela psicóloga Silvana Parisi com mulheres na menopausa revelou questões relativas a mudanças na identidade e na sexualidade, feridas na identidade feminina, emergência de aspectos da sombra, medo da solidão e do envelhecimento. O tema da morte surgiu em vários depoimentos, coexistindo com sinais de renascimento e renovação.[9] Eu gosto de olhar a menopausa como esse processo iniciático que evoca a nossa mulher sábia para a linha de frente. É a morte dos resquícios da menina-mulher para dar lugar à vida da velha, da bruxa, da sábia.

Um abuso pode ser parte de um processo iniciático. Certa vez, uma paciente que eu acompanhava me relatou que havia sido abusada por uma pessoa próxima. Naquele momento, ela apagou a memória de sua vida, negando que isso tivesse acontecido. Durante seu trabalho de autodesenvolvimento, se deu conta de que precisaria olhar para isso. Mergulhou, encontrou-se com questões profundas da sua sexualidade e da sua capacidade de criar e parir e conseguiu ressignificar essa experiência. Foi também uma oportunidade para deixar a postura de vítima que sustentava havia algum tempo nas suas relações, empoderando-se. Ela se fortaleceu como mulher e com o tempo foi liberando mais algumas travas sexuais, por traumas, medos e inseguranças.

Um aborto também pode ser um processo iniciático, como exploramos no Capítulo 6.

Círculo de Mulheres

Acredito que as mulheres podem se ajudar muito durante o mergulho nos processos iniciáticos e de individuação. Podemos chamar nossas amigas, mães, irmãs e avós para cuidarem das coisas práticas, como as crianças, os afazeres da casa e do trabalho, enquanto vivenciamos a lunação com profundidade ou saímos para o mundo.

---

9 Parisi, Silvana. *Menopausa e iniciação: vivências de morte e renascimento no desenvolvimento da mulher*. Tese em Psicologia. São Paulo: USP, 2002. Disponível em: https://bdpi.usp.br/item/001307551. Acesso em: 31 maio 2020.

A sororidade também se dá no apoio energético e emocional, do qual precisamos durante os caminhos escuros e difíceis ao longo da descida da fenda.

O caminho é também se nutrir de experiências que geram prazer. Em vez de se fechar numa caverna escura, é possível buscar o riso para ter leveza nesse momento tão intenso de emoções, que também é fundamental para redescobrir a nossa potência. O riso é uma porta de entrada para o prazer, uma maneira de superar impasses e continuar nossa jornada da individuação.

Como nas piadas apimentadas e obscenas de Baubo, que encontra Deméter escondida após vivenciar um grande trauma com o sumiço de sua filha. A deusa é responsável por reacender a libido da mãe e, assim, despertar seu interesse pela vida. A mensagem que Baubo nos envia é de que um pouco de obscenidade pode ser a cura para uma depressão. A risada sexual chega mais fundo na psique do que piadas comuns.[10]

Certa vez, preparei um Círculo de Mulheres centrado em Baubo, relatando a história da deusa e sua importância para a jornada de Deméter. Ao fazer o ritual do *Oráculo da Deusa*, vimos que quem abençoaria aquele encontro seria Uzume – deusa do xintoísmo japonês responsável por tirar Amaterasu Omi Kami, a deusa do Sol, de seu estupor ao fazer os deuses gargalharem com suas danças obscenas. Uzume é a equivalente de Baubo na mitologia oriental. Durante as conversas, chegamos a temas profundos e sensíveis que cada uma vivenciou, o que incluía desde violência sexual, aborto até superproteção dos filhos. Ao compartilharmos histórias, conseguimos trazer leveza para o encontro e curar feridas profundas.

---

10 Estés, Clarissa Pínkola, op. cit.

O momento da individuação

Cada vez mais tenho observado que, ao passar por uma transformação profunda, as mulheres sentem a necessidade de sair pelo mundo, distanciar-se do contexto em que se encontram. O motivo é visceral: renascer, reencontrar seu lugar na família, no trabalho e no mundo simplesmente como mulher – não desempenhando um papel, mas experimentando aquilo que sua alma está pedindo. É a necessidade de uma individuação, de estar consigo mesma, com seus próprios sonhos e desejos. A jornada é solitária, por meio da qual a mulher questionará quem ela é e o que quer a partir de então.

Percebo o chamado da individuação especialmente nas mães, alguns meses ou anos depois do nascimento da criança. O hormônio prolactina exerce um papel fundamental para marcar essa passagem. Ele é produzido durante a gravidez e atinge seu ápice na amamentação. É responsável pela produção do leite materno e causa a diminuição do desejo sexual nas mulheres, além de inibir a lubrificação genital.[11] Durante essa fase de aleitamento, a mulher e o filho possuem um vínculo simbiótico e visceral, muito próximo, uma vez que a criança conta com a mãe inteiramente.

À medida que o bebê começa a ganhar independência – a amamentação deixa de ser o único canal de vínculo, a criança tem mais autonomia na alimentação e sobre seus movimentos, e sua relação se desloca da mãe para o resto do mundo –, a simbiose, aos poucos, é dissolvida. Para a mãe, não é mais necessário doar-se de corpo e alma, entregar-se por completo à criança. No lugar daquele vínculo anímico que existia com seu bebê, surge um vazio no qual não é mais possível entender quem é, o que sente e o que deseja. A mulher está transformada e com a necessidade de reassumir seu corpo e sua autonomia.

Na minha experiência atendendo a mulheres e vivenciando a relação com meus três filhos, a necessidade de individuação surge com

---

11   Berenstein, Eliezer. *A inteligência hormonal da mulher*. Rio de Janeiro: Objetiva, 2001.

maior potência quando a criança está a idade entre 1 e 4 anos. **Com a queda da prolactina no organismo da mulher e o retorno da lunação, a pulsação sexual retorna, assim como a vontade de estar no mundo novamente e criar outras coisas.** Aquela energia que estava mais voltada para o arquétipo da mãe agora se mistura novamente a outros desejos e necessidades, inclusive com a volta da lunação, que passa a nos brindar mais claramente com as suas quatro fases – vibração, silvestre, mãe e sabedoria. A força de mulher selvagem torna a se manifestar. Cada vez mais tenho testemunhado que essa mulher que nos habita nunca morre. Pode passar períodos adormecidos, renovando-se, mas sempre busca se revelar e ressuscitar a nossa alma.

Após o mergulho intenso e profundo na maternidade, enfim chega o momento de se redescobrir como mulher e ressignificar o papel da mãe. É a oportunidade de voltar a explorar sua sexualidade, realizando a passagem do ciclo de fertilidade para o ciclo do fazer, de colocar sua energia no mundo para fluir e criar outras coisas e nutrir outras relações. Jogar luz novamente nas necessidades da mulher, que já não precisa mais ser mãe na mesma intensidade dos primeiros meses de um bebê ou se doar de corpo e alma a um único papel, mas buscar aquilo de que ela também, de fato, precisa.

Ressignificando relações

A qualidade dos vínculos que a mulher estabeleceu até então guiarão esse processo de individuação. A necessidade de se distanciar dos filhos é comum, afinal, a mulher terá que entender quem é sem cumprir apenas o papel da mãe e esposa, mas, ao mesmo tempo, interagindo com sua nova configuração familiar. Há também a necessidade de se descolar do casamento. No processo da individuação, algumas vezes a mulher vai em busca de novas referências de masculino, além daquelas do marido, do pai e de outros familiares. Geralmente, isso acontece quando, numa relação, a mulher e o homem se tornam somente mãe e pai, esquecendo-se das diferentes energias que habitam em si.

Assim como o arquétipo da mãe pode engolir a mulher, o mesmo pode acontecer em relação com casal, que por um período se relaciona mais como pai e mãe do que como homem e mulher. No dia a dia com um filho pequeno, é um desafio viver um romance, ter momentos de conexão e comunhão. A troca de fraldas, a amamentação, as novas responsabilidades, a falta de sono e todos os cuidados envolvidos na proteção de uma criança recém-chegada exige muito dos pais. No meu casamento, aprendi a cada maternidade e, na terceira vez, ficou mais clara nossa necessidade de cuidarmos para manter esse vínculo homem e mulher, protegendo-o dos papéis de pai e mãe.

A individuação pode ser um processo mais suave se o casal tiver mais autonomia na relação. Não vai ser tão estranho e incômodo para o companheiro assistir a essa ruptura, encarar a vontade de a mulher ir para o mundo, reencontrar um novo amante, para depois reconstruir um novo vínculo. No entanto, se as pessoas tiverem uma relação de maior codependência, a separação poderá ser mais árdua.

Com esse momento de vínculo fragilizado, quando o olhar da mulher está mais para fora do que para dentro de casa, é maior a chance de surgir um Dioniso, deus da mitologia grega, filho de Zeus, divindade da abundância da vida, do vinho, das festas e do teatro, responsável pelas bacantes[12] – mulheres adoradoras dos cultos dionisíacos. Uso o arquétipo aqui para me referir a um outro homem,

---

12 Para saber mais sobre o assunto, consulte: Azevedo, Cristiane Almeida de. O delirante Dioniso: o divino da vida a partir do trágico. *Aisthe*, n. 5, 2010. Disponível em: https://revistas.ufrj.br/index.php/Aisthe/article/view/11887/8600. Acesso em: 31 maio 2020; As bacantes, de Eurípides. Marques, José Manuel Gonçalves. *Dioniso, entre cena e mito*. Tese de Mestrado em História e Cultura das Religiões. Lisboa: Universidade de Lisboa, 2010. Disponível em: https://repositorio.ul.pt/bitstream/10451/2040/1/ulfl078321_tm.pdf. Acesso em: 31 maio 2020; Geraldo, Lidiana Garcia. *Dioniso nas* Bacantes*: uma análise interpretativa da tragédia e das representações mítico-rituais da religião dionisíaca*. Tese de conclusão de curso em Letras – Português. Campinas: Unicamp, 2014. Disponível em: http://www.bibliotecadigital.unicamp.br/document/?code=59332. Acesso em: 31 maio 2020.

de fora do núcleo familiar, que surge para seduzir a mulher e ajudá-la a resgatar-se para além da figura maternal. No entanto, Dioniso é fanfarrão, não constrói vínculo. Apenas traz um despertar, um prazer temporário, e vai embora. No entanto, é o suficiente para fazê-la se lembrar do seu pulso, do seu desejo, da sua energia mais sensual expansiva. Ela pode, sim, acolher e criar, ser esposa e parceira, mas também pode ser misteriosa, intensa, sedutora e até solitária.

Acompanhei o processo de individualização de diversas mulheres a que atendi e observei como algumas delas se envolviam emocionalmente com homens, às vezes tendo uma relação física e até emocional com eles. É possível e muitas vezes saudável buscar o prazer fora de casa, mas sinto que é preciso ter muita integridade e acolhimento nessa hora para não precipitar o fim de uma relação com um desejo súbito e passageiro. Com as mulheres que chegam até mim, meu trabalho é ajudá-las a entender por qual momento está passando, pois podem estar simplesmente buscando um caminho para se redescobrirem, que não precisa passar por uma traição, se assim isso for encarado.

Tive uma paciente que viveu a seguinte situação. Dedicada aos primeiros anos de suas duas filhas, tinha um companheiro parceiro e envolvido na paternidade ativa. De repente, ela sentiu a necessidade de sair de casa, afastando-se da família. Precisava dançar, divertir-se, resgatar seu pulso em outros ambientes. Ela passou pelo renascimento da sua sensualidade, da mulher selvagem que habita em todas nós. Durante essa jornada, encantou-se por um outro homem, um jovem. Nessa nova relação, não havia tarefas, obrigações ou pactos preestabelecidos de gestão da rotina, finanças e da família. Era um relacionamento leve, que lhe trazia prazer. Em determinado momento, percebeu o quanto estava envolvida e o quanto aquela relação lhe fazia bem. Começaram os questionamentos: o que fazer? Amava seu companheiro, mas ao mesmo tempo se nutria dessa nova relação.

Seu marido começou a questioná-la, uma vez que já estava incomodado e sentia falta de sua mulher, a quem esperava havia tempos enquanto seus processos com a maternidade se desenvolviam. Ela conversou com ele, contando sobre suas necessidades e sobre os últimos acontecimentos. A partir de então, o casal decidiu abrir o casamento, ou seja, refizeram os pactos de sua relação e hoje permitem que ambos se relacionem sexual e afetivamente com outras pessoas. Até onde acompanhei, eles seguiram firme nessa jornada, e checam constantemente para saber como está a relação entre eles.

Para outra paciente, que tinha uma filha de dois anos quando o pulso da mulher selvagem voltou a se manifestar, o processo iniciático se deu após avaliar as suas relações com o marido e com o Dioniso – que também era casado. Ambas lhe faziam bem. Enquanto sentia um amor e uma cumplicidade profundos com o seu parceiro, tinha atração sexual pelo amante. No entanto, não conseguia estar inteira nas duas relações. Além disso, havia uma outra mulher, também mãe, na família do outro homem.

Assim, tomou a decisão de se afastar desse relacionamento e observar o próprio casamento. Não chegou a compartilhar tudo o que viveu, mas o casal escolheu cuidar conscientemente do homem e da mulher, deixando os papéis de mãe e pai um pouco de lado. Eles seguiram crescendo em sua jornada. O homem se tornou ainda mais capaz de encarar e sustentar a potência da mulher e vice-versa. Poucos anos depois, tiveram mais uma filha. Com o aprendizado obtido anteriormente, usufruem da maternidade e da paternidade com maestria, sempre fortalecendo o homem e a mulher da relação.

A separação ou o divórcio não deixam de ser ocasiões para dar início a processos iniciáticos. Ao longo do casamento, firmamos alguns pactos os quais precisamos cumprir ao longo do relacionamento. Eles acabam por nos afastar de nós mesmas, impedindo-nos de mergulhar de volta à nossa casa interna. A separação é uma possibilidade de entrar novamente em contato consigo mesma e evoluir, desfazendo acordos que impediam sua jornada.

Em outra pesquisa, desta vez sobre divórcio, a psicóloga Silvana Parisi descreveu que um tema comum manifestado pelas mulheres de meia-idade em processo de separação foi a sensação de perda de identidade. A pesquisadora identificou que em alguns casos a identidade estava alicerçada no vínculo simbiótico mantido com o parceiro. "Reconhecer a raiva que estava na sombra do relacionamento, recolher as projeções depositadas no parceiro e ter que enfrentar a solidão se revelaram como oportunidades de diferenciação necessárias ao processo de individuação."[13] **Divórcio também é sobre enfrentar a solidão, apropriar-se da sua própria vida e escolher vivenciar esse luto do que ficou para trás, essa passagem.**

Acompanhei uma mulher que vivenciou esse processo após seu divórcio. Executiva, era a imagem da mulher perfeita e de sucesso. No entanto, seu contexto familiar era machista, o que se refletiu no casamento. Ao contar para o marido sobre o que estava passando com Dioniso, o casamento acabou e ela foi rejeitada pela própria família. Assim, ela ressignificou seu papel dentro daquele núcleo. A transgressão a humanizou, resgatando-lhe o pulso da mulher selvagem. O relacionamento que teve com outro homem quebrou a personagem que sustentava havia tanto tempo da mulher perfeita e todos aqueles pactos. Foi preciso tirar essa armadura para voltar a vestir sua pele de foca.

Muitos papéis em uma

Percebo diversas mulheres a que atendi presas no arquétipo da mãe, mesmo com filhos já mais velhos. A doação e o acolhimento podem ser uma luz quando se trata do cuidado com a família, mas

---

13 Parisi, Silvana. *Separação amorosa e individuação feminina: uma abordagem em grupo de mulheres no enfoque da psicologia analítica*. Tese em Psicologia. São Paulo: USP, 2009. Disponível em: https://bdpi.usp.br/item/001793667. Acesso em: 31 maio 2020.

também podem se tornar uma sombra se não conseguimos nos afastar das exigências familiares e sociais que acompanham a maternidade. Ficamos perdidas em relação a quem somos e o que queremos. Vivemos para o outro e nos esquecemos de nós mesmas.

Uma das consequências de se fechar no papel de mãe é a infantilização dos filhos, especialmente dos homens. As mulheres que não se ressignificam e não se abrem novamente para as outras possibilidades do mundo e de si mesmas tendem a ter mais dificuldade de liberar seu filho para o mundo, mantendo sempre um controle maternal sobre ele. Isso pode alimentar sua necessidade de doação e acolhimento, mas é uma cilada. Elas não conseguem se distanciar da família e viver a mulher que são. Com isso, se prendem à energia masculina da criança, e não se relacionam à energia masculina do companheiro, do mundo ou delas próprias. O filho pode se tornar um homem fragilizado em sua potência e não viver sua emancipação até a vida adulta.

Além disso, o arquétipo da mãe pode enredar a mulher numa relação de poder com aqueles que dependem dela. As necessidades da criança se tornam uma justificativa para escolhas e ações. Inconscientemente, ela pode seguir seu caminho guiada apenas pela família, sem se relacionar com aquilo de que, de fato, está precisando, com seu chamado de alma, nutrindo-se apenas da maternidade sem cultivar (ou mesmo reconhecer) todas as suas facetas.

> A boa notícia é que a mulher selvagem está sempre disponível para ser resgatada.

Em vez de a reprimirmos, devemos encontrar uma harmonia entre esses arquétipos e entender o quanto da mãe cabe na mulher. **Como a mulher consegue se manter viva entre tantas demandas morais, sociais e cotidianas da maternidade, equilibrando os papéis de executiva, trabalhadora, amante e mãe?** Quão conectada ela está com seus desejos, vontades e necessidades? Quais são seus momentos de prazer diários? Que pactos ela cria para se manter importante, fundamental e insubstituível dentro da família? Ela se utiliza do papel da mãe para manipular o(a) companheiro(a)? Ou, então, esse(a) parceiro(a) se utiliza do papel de provedor para manipular a liberdade dessa mulher?

A individuação não se dá apenas após a maternidade. Somos cíclicas, portanto essa necessidade pode surgir em diversos outros momentos da vida, quando precisamos nos descolar de uma identidade que exigiu uma entrega intensa ou nublou nossas tantas facetas. Venho observando que diferentes cenários podem soltar a faísca para despertar a mulher em direção a uma nova descoberta de si mesma, desde um novo emprego até um divórcio ou um acidente, um aborto, um abuso. Onde estava a mulher quando nos dedicamos de corpo e alma a um único projeto ou emprego? Onde estava ela quando mantivemos por tanto tempo relacionamentos pouco felizes que não nos nutriam, mas que nos drenaram? Onde estava essa mulher quando um outro invadiu seu espaço? Que medos e inseguranças nos guiaram cada vez mais longe de nossas almas?

Podemos soterrar nossa potência por muitos anos, até que chega o momento de nos distanciar e fazer um balanço das relações e acordos feitos durante nossa trajetória até então. A mulher terá que escolher se esses laços deverão permanecer, se soltar ou se transformar. O Dioniso pode se mostrar através de outras formas além de um homem, como uma viagem inesperada ou um novo desafio no trabalho. São provocações que lembram à mulher de que ela não é apenas o que se limitou a ser, que a incitarão a se separar da realidade em que se encontram para redescobrir suas almas.

Será preciso se despedir do que estava sustentando até então. No meu processo iniciático do acidente, tive que deixar o projeto educacional para trás e permitir que outra pessoa assumisse a liderança. Outras mulheres terão de renunciar o papel da mãe protetora, ou o emprego e até mesmo relacionamentos. No entanto, são separações necessárias para que voltem ao mar.

Depois desse reencontro, na qual a mulher lembra que é um ser que pulsa e ressignifica sua sexualidade e as relações que precisaram mudar, começa um novo ciclo da sua jornada. Seu comportamento muda, as relações se dão por vínculos novos ou modificados, e ela decide o que e como quer construir e criar a partir desse ponto, tendo mais consciência sobre si mesma, seus desejos, sua potência e suas diferentes energias.

Quase quatro anos depois do acidente do meu pé, recebi mais um chamado para voltar para casa, de maneira bastante semelhante. Era um dia de Lua Cheia e minha força criadora sexual estava no máximo de sua potência. Naquela semana, havia criado mais coisas do que em todo o mês e estava trabalhando muito mais do que nos meses anteriores, pois sentia forte o chamado de retornar ao mundo após o puerpério da minha terceira filha. João estava viajando e, de novo, havia estacionado o carro para tirar dele as crianças, que estavam dormindo. O guarda que costuma ficar na rua estava próximo. Peguei a mais velha no colo quando tirei a chave da ignição e o carro começou a andar para trás. A diferença é que, além de a rua não ser inclinada, eu estava presente. Enquanto o guarda segurava o carro, eu coloquei a Tereza na calçada, entrei de volta no veículo e pisei no freio. Era impossível ignorar aquela cena. Entendi que era mais um chamado, um pedido para dar um contorno àquela energia de criação; não a tolher, mas começar a me recolher e olhar para mim mesma, sustentando o que dava conta. Costumo dizer que os processos realmente voltam numa espiral acima. Vamos evoluindo e aprendendo com o que acontece; assim, o Universo nos traz as situações para checarmos se estamos no caminho. Nesta segunda vez, o trajeto já estava mais claro e foi mais fácil seguir as pegadas e tomar atitudes mais presente.

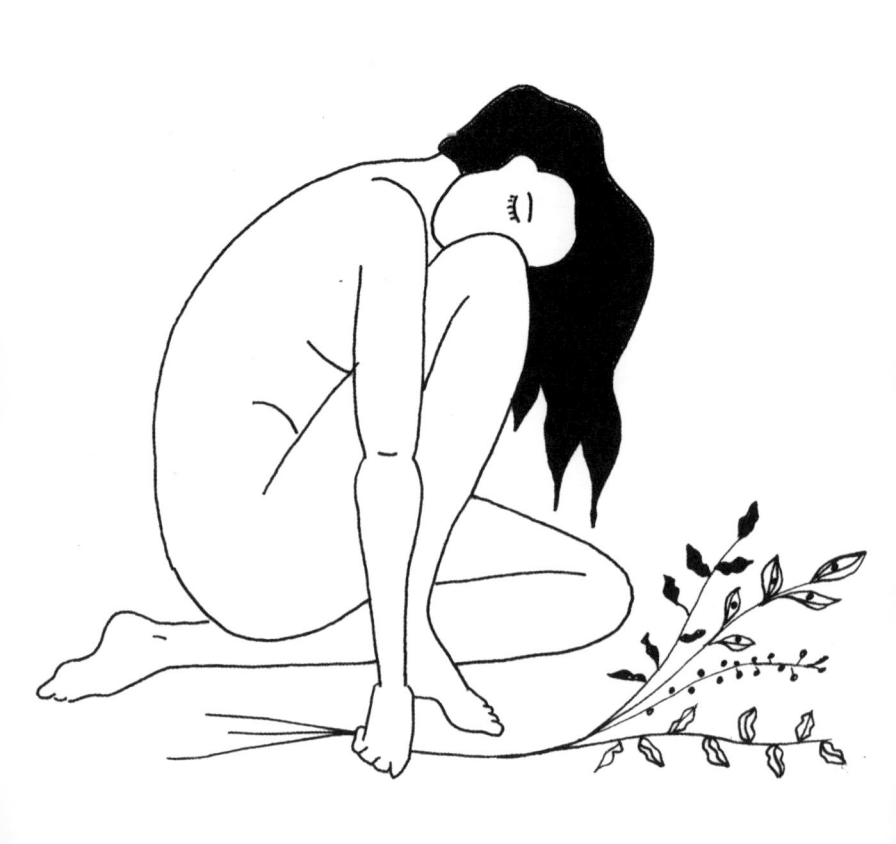

CAPÍTULO 8

CONECTANDO COM A NATUREZA, A CURA E AS ERVAS

Cada planta é um universo particular, assim como a mulher. Não podemos esperar que uma erva resolverá uma mesma necessidade em corpos diferentes, que passaram por experiências singulares e contêm em si sua própria ancestralidade.

Acredito que o contato com a natureza e com as plantas é um dos caminhos para as mulheres se reconectarem com sua natureza íntima, feminina e selvagem. O manuseio das ervas e seu uso, seja como tempero na cozinha, como princípio ativo de um banho de assento ou até em processos de curas mais profundos – por exemplo, o preparo de uma planta para uma vaporização –, despertam múltiplas sensações e nos colocam novamente em contato com nosso lado misterioso, nossa faceta bruxa, aquela que escuta as vozes da natureza. Enquanto, para os homens, o contato com a terra é um caminho para eles se aproximarem do feminino, para as mulheres é uma oportunidade de cada uma evocar a curandeira que existe dentro de si e criar sua própria medicina natural. É também uma maneira de olhar e compreender os ciclos. Planta tem época para crescer e necessidades que precisam ser cuidadas. Algumas preferem o verão; outras, a primavera. Muitas necessitam do recolhimento no inverno. É essencial semeá-las, nutri-las, para então realizar a colheita – e da mesma forma trabalhamos nosso útero e nosso ciclo interno.

Para voltar à natureza, algumas mulheres precisam apenas andar descalças sobre a terra, sentindo o úmido da grama e o cheiro dos arbustos. Outras têm de cultivar flores e frutos. Há também aquelas que preferem a alquimia, a transformação da planta a partir de sua forma bruta em cura para o corpo e a alma. Não importa a forma pela qual o processo se dá. Quem pretende entrar nessa jornada de autoconhecimento e de contato com o sagrado feminino pode se aprofundar muito a partir dessa relação com a natureza e com os saberes, cheiros e texturas que ela nos oferece.

Meu contato com as plantas teve início na infância, quando passava os dias com uma moça que morava na fazenda da minha avó. Ela se chamava Sá Maria e manuseava tudo o que brotava ao redor da sua casa. Acho que seguia as receitas dos antigos. Por exemplo, usava as folhas de eucalipto para benzer a sala de sua casa. Apesar de naquela época ainda não ter o mesmo conhecimento que agora acumulo, algo se fixou nas minhas lembranças. Era uma relação genuína, uma entrega verdadeira àqueles momentos. Até hoje utilizo óleo de eucalipto para fazer a limpeza nos espaços.

Anos mais tarde, voltei a manusear muitas ervas na cozinha. Sabia cozinhar, mas sempre havia encarado essa tarefa de maneira mais mecânica. Conhecia o básico e estava longe de considerá-la um hobby. Quando a minha primeira filha começou a comer, passei a experimentar novos alimentos, temperos e modos de preparo. Ainda não havia aprendido sobre as propriedades e o espírito de cada erva e escolhia manjericão, alecrim, tomilho ou gengibre pelo sabor que cada um desses ingredientes acrescentava ao prato. Sem muita consciência sobre o que aquilo significava, estava praticando minha própria bruxaria. Afinal, na cozinha os alimentos são transformados em fontes de energia.[1]

Essa relação se intensificou depois do acidente em que perdi os dedos do pé, quando pude aprofundar os meus conhecimentos sobre a ayurveda, filosofia que realiza tratamentos e curas através de medicamentos naturais. No hospital, precisei tomar muitos remédios e fiquei sob o efeito de anestesia geral por vários dias – ao todo, passei por mais de uma dúzia de cirurgias. Para nutrir e limpar o corpo de todas as toxinas, dois parceiros de trabalho, amigos e terapeutas ayurvédicos me ofereceram um mix de ervas (Arjuna e Amalaki) que, combinadas ao ghee[2] e ao leite, faziam meu desjejum. Preparava a

---

[1] Camargo, Adriano. *Rituais com ervas – banhos, defumações e benzimentos*. São Paulo: O Erveiro, 2007.
[2] Manteiga clarificada, muito usada na culinária indiana.

"vitamina" em cima da cama – o que já não era nenhuma surpresa para as enfermeiras, acostumadas com os meus rituais.

Foi também depois do meu acidente que fui para o Festival do Saber e do Sagrado Feminino, em Curitiba. Lá estavam as Abuelas de várias tribos da América Latina, mulheres sábias que praticam as antigas medicinas das florestas e trabalham com os espíritos das plantas (em vez de racionalizar sobre suas propriedades biológicas). conheci Maory Atumchury, guardião de memórias ancestrais e das sagradas cerimônias de povos originários de Abya Yala, e o trabalho da Tribo da Lua, que passei a frequentar, iniciando um estudo de plantas e curas. A partir desse encontro com as Abuelas da Tribo da Lua, muitos caminhos foram abertos para mim neste trabalho com as medicinas naturais. E isso continua até hoje.

Durante o meu primeiro processo na Tribo, de cura da minha ancestralidade, fui orientada a fazer uma vaporização com arruda. Basicamente, eu precisava pegar uma folha dessa erva, colocar em uma panela com água quente, chamar a força da planta e sentar-me sobre a água, para que o vapor de arruda chegasse até meu útero e fizesse a limpeza necessária. Colhi a arruda e rezei a planta durante a preparação. De volta à minha casa, num dia de Lua Nova, quando a cura é realizada, senti um chamado da planta para colocar um maço inteiro em vez de apenas uma folha. No dia seguinte, minha pele explodiu com espinhas e outras lesões, que ficaram comigo por quatro dias.

Fiquei assustada e estava quase agendando uma consulta no dermatologista, mas o pânico durou pouco. Logo entendi que a quantidade de arruda que havia colocado não foi um erro de cálculo – estava muito acima da quantidade recomendada –, e que não era necessário ir ao médico. Afinal, aquele era o processo de cura da planta. Foi como se a arruda tivesse falado que o meu corpo estava cheio de toxinas e a grande quantidade serviria para limpar todo o meu organismo, que estavam sendo expurgadas pela minha pele.

É esse o trabalho com as plantas: conectar, chamar sua força e confiar no seu poder de cura. Lembro-me da deusa britânica Sulis, da Doença e da Saúde. Ela vem para lhe dizer que é hora de reservar um tempo para si mesma, alimentar a sua energia, pedir aquilo de que você precisa e deixar que isso entre na sua vida. Doença e saúde são apenas energias em constante movimentação. A primeira é a possibilidade para a segunda.

A doença pede para descansarmos ou sairmos de uma situação complicada para, enfim, voltarmos a viver com potência.[3]

Trabalhar com intenção, honrar as ervas

Os processos com plantas não estão apenas nas tribos e nos redutos mais profundos das florestas. Não é preciso estar no meio do mato, sem sinal de celular, ouvindo o barulho da cachoeira para se relacionar com o poder das ervas – ainda que isso seja maravilhoso. A curandeira é interna, assim como seus rituais. É possível realizar os preparos, manejos e curas com plantas em qualquer lugar: numa praça no centro da cidade, nos vasos do apartamento ou no sítio com um vasto jardim. Independentemente de onde estiver, **o que mais importa é a intenção e fé colocadas sobre as plantas. São esses os dois elementos necessários para praticar qualquer magia**.

Não preciso de uma panela de cobre tradicional da China para preparar a calêndula, ou estar em volta de uma mata densa para defumar a arruda. Podemos fazer tudo isso na simplicidade de nossas casas, nas pequenas hortas que cuidamos com tanto zelo. **Os**

---
3 Marashinsky, Amy Sophia. *Oráculo da Deusa*. São Paulo: Pensamento/Cultrix, 2000, p. 177.

acessórios podem ser bonitos, mas não definem o ritual. A força e a intenção que estão dentro de cada uma, sim. Somos nós quem ativamos esse poder. **A nossa conexão com o espírito das plantas é o que nos traz o processo de cura e a guiança para cada procedimento.** O que torna esta conexão possível? A prática e a intenção; assim, cada uma achará o seu caminho.

Os trabalhos com plantas não funcionam como remédios ou comprimidos. Não há uma receita pronta para cada enfermidade, não se compra o poder de cura em uma farmácia. O que o alecrim faz por mim talvez não tenha o mesmo efeito em outras mulheres. **Acredito que as plantas demandam um relacionamento profundo e sincero.** Antes de mais nada, precisamos amá-las. Para Adriano Camargo, erveiro e autor do supracitado livro *Rituais com ervas – banhos, defumações e benzimentos* (uma das minhas referências para esse assunto e cuja leitura recomendo), isso significa acreditar nos benefícios que as plantas podem trazer para nossas vidas e respeitar sua forma de uso. Enfim, é preciso ter fé e a vontade de realizar o bem. Uma planta sabe quem a ama, quem a respeita e quem deposita sua fé nela.[4]

Desde o plantio de uma muda, até a colheita da erva e o preparo para o ritual, devemos amá-la e pedir licença; ao colhê-la, explicar o que pretendemos fazer, dizer-lhe que será útil a alguém. Ao fazer isso, a erva responderá com suas forças, concentradas para realizar a cura. É uma relação. Ao ativar esse processo, colocamos a potência da planta para aquilo que queremos. **Precisamos, portanto, nos posicionar e nos concentrar para criar um estado mental que nos ajude a formar uma imagem do que desejamos, seja uma cura, um relaxamento, uma limpeza energética ou uma injeção de ânimo.** Um pedaço de terra é um local de crescimento para ervas e para o desenvolvimento de nossa percepção psíquica, para o

---

4 Camargo, Adriano, op. cit.

cultivo do nosso potencial de cidadãos sensíveis, responsáveis pelo planeta e gratos mantenedores dos tesouros herdados.[5]

Quando cuidamos de uma planta que está na natureza, é preciso observar suas necessidades e se conectar com ela em sua forma bruta. Talvez seja o período de podar, para que cresça com ainda mais vigor, ou de acrescentar (costumo usar esterco) e deixar que outros seres vivos lhe deem energia pela compostagem. Pode ser que seja o momento de plantar a Lua em uma erva que está precisando de nutrição. Após esse cuidado, as plantas retribuem nos oferecendo seu poder de cura.

Sempre que vou cuidar de ervas que utilizo nos atendimentos de pacientes, tenho uma cautela extra. Se uma mulher está buscando mais acolhimento, compaixão, amorosidade durante um processo de cura e decidimos usar lavanda, rosa ou gerânio, por exemplo, não posso colher as flores e prepará-las para uma vaporização enquanto estou angustiada ou com raiva de alguma situação pessoal. Sempre presto atenção para garantir que estou passando para uma mulher bons sentimentos e energias, que irão contribuir para seu objetivo.

No caso das ervas secas, que já foram colhidas e processadas, a ativação de seu poder de cura também precisa de um cuidado especial. Uma vez que já foram manipuladas e desidratadas, não sabemos quem as colheu, como essa pessoa estava se sentindo durante o trabalho e quais energias passou para aquela planta. Assim, acordar uma erva seca requer fé de que sua alma está apenas dormente naquele momento, mas sempre viva.

Seja a planta fresca, semeada e colhida na nossa própria casa, seca ou importada, somos nós as ativadoras desse processo, por meio de nossas intenções e forças que colocamos sobre as ervas. É o poder do rezo. Somos curandeiras, magas e bruxas, e o ritual é apenas a forma de execução dessa magia. Seja qual

---

5   Dawson, Adele G. *O poder das ervas – Um guia sobre o uso medicinal, culinário e paisagístico de plantas selvagens e cultivadas.* São Paulo: BestSeller, 2006.

for a técnica – uma defumação, um chá, um banho ou vaporização –, qualquer um pode praticar.

Um ritual com ervas, por mais simples que seja, pode seguir os princípios de quaisquer rituais. É um ato de fazer uma pausa e aprender. É quando afirmamos nossas percepções e definimos nossas expectativas.[6] Precisa ter uma busca clara, que manifeste algo dentro de nós. O ritual pode se beneficiar das palavras, sejam as nossas ou as de outras pessoas, pois por meio delas afirmamos com força a nossa intenção. Pode ser combinado com os nossos ciclos internos e externos, como a fase da Lua e a estação do ano. Antes de cada trabalho, podemos nos perguntar: "O que eu quero? Do que preciso? Por quê? Como quero me sentir?".

Já contei esta experiência aqui. Certa vez, participei da cerimônia da Mística da Lua. Subi na montanha, onde fiquei sozinha por três noites e dois dias. A primeira noite choveu muito, e minha missão era cuidar do fogo, responsável por me trazer calor e que representava o fogo do meu centro. Fiquei nua e dobrei meu próprio corpo para formar uma espécie de cabana sobre a fogueira. No segundo dia, mal conseguia abrir os olhos devido à fumaça. Assim, fui obrigada a olhar para dentro de mim mesma e a perceber a natureza ao meu redor. Ouvia os sons, sentia os cheiros, tateava o chão. Me conectei com as forças da natureza como nunca. Ao anoitecer, chegou o momento de tomar a medicina preparada pelas Abuelas, a ayahuasca. Foi um dos dias mais fortes da minha vida. Senti como se derretesse, sendo levada até o centro da terra, o útero de Pachamama. Senti meu útero pulsar como nunca antes, e tive a compreensão do que é ser mulher e ser um ventre na sua essência mais natural. Muitas vezes, ainda hoje, relembro esse momento em preparos mais intensos de plantas e medicinas, honrando a força da Mãe Natureza e toda sua abundância e pedindo guiança.

---

6   Orr, Emma Restall. *Ritual, A Guide to Life, Love and Inspiration*. Nova York: Thorsons, 2000.

Gosto de agradecer às plantas pela abundância e possibilidades de cura que elas nos trazem. Percebo que hoje temos mais dificuldade em fazermos um momento de pausa, seja preparar um chá e esperar o seu tempo de ficar pronto, esfriar um pouco para podermos degustá-lo e receber em nosso corpo as propriedades desse alimento que pode ser também uma medicina. Hoje se tornou desafiador no dia a dia agitado das cidades um momento da pausa, da admiração por tudo o que nos cerca. As plantas pedem justamente isso: confiança e simplicidade. Precisamos do cuidado e da leveza ao plantar, colher e preparar uma erva. Há um poder em observar as plantas. Por meio delas, podemos ouvir a voz do Criador – de Deus ou da Deusa, como queira chamar. Ao observarmos como as crianças se relacionam com as plantas e com a natureza, aprendemos muito sobre a beleza e simplicidade dessa relação. Às vezes, meu filho colhe uma erva com a qual cultivou uma relação e simplesmente a coloca dentro de suas roupas.

Atendi a uma mulher que estava grávida e nunca havia construído uma relação forte com a natureza, ou mesmo com a cozinha. Certo dia, começou a preparar um ritual de cura que recomendei e juntou um punhado de ervas na água fervente. Depois ela me relatou que foi a partir daquele momento que percebeu que precisava criar um autocuidado e que era possível fazer pausas para cuidar de si mesma em sua rotina.

Experimentações

Todo conhecimento e aprendizado que acumulei ao longo dos anos tem pouco de científico. Foi há pouco tempo que me apaixonei pela natureza, cultivando uma horta que mais tarde se transformou em um canteiro de ervas. Passei a gostar de enfiar os dedos na terra, semear as sementes, plantar as mudas, colher, secar e preparar as plantas, que, mais tarde, tornaram-se os veículos para a minha própria medicina.

A partir de minhas necessidades, busquei a melhor planta ou erva, o modo de preparo ideal e o ritual. Tenho aquelas com as quais me relaciono melhor. Entre elas estão o alecrim, a arruda, a calêndula, a camomila, a lavanda, a sálvia, a tanchagem, o tabaco e a rosa, além do gengibre e da cúrcuma, que não são ervas, mas raízes curadoras. Essas relações foram e vêm sendo construídas por meio de abertura, confiança, sensibilidade, experimentação e, claro, intenção que emerge ao trabalhar com cada uma delas. Cada mulher, ao entrar nesse universo, construirá suas próprias preferências, cultivará suas próprias conexões, que poderão ser muito diferentes das minhas.

Não acredito que seja lógico, ou até mesmo saudável, recomendar a mesma planta para todas as mulheres mesmo que o sintoma que elas manifestem seja igual, pois a causa dele pode ser completamente diferente em cada uma. Repito que a erva não é um comprimido. **Cada planta é um universo particular, assim como a mulher.** Não podemos esperar que uma erva resolverá uma mesma necessidade em corpos diferentes, que passaram por experiências singulares e contêm em si sua própria ancestralidade. Para tratar a candidíase – infecção causada por fungos na vagina –, muita gente recomenda o uso da calêndula. No entanto, é preciso entender o que está causando esse incômodo. Seria um estresse? Ou um medo? Quem sabe é uma relação sexual invasiva que a mulher vivenciou e que, agora, precisa ser curada? **Claro, a calêndula pode ajudar nos sintomas e nas curas.**

No entanto, o convite é para irmos mais fundo, entrarmos em conexão em vez de seguirmos uma apostila.

Se o ritual com ervas é trabalhado por meio da intenção, que seja para a cura de uma doença ou de uma limpeza em relação a algo específico, nos ajuda a conhecermos as origens do incômodo. Então, começamos a ter pistas de onde vêm as feridas e os bloqueios nos corpos, nos úteros. Podem aparecer abusos, arrependimentos, questões com a mãe, aspectos da sexualidade, infinitas possibilidades. Tendo mais intimidade com a causa, vem o chamado da planta com a qual a mulher criou uma conexão e o melhor modo, e em qual Lua, prepará-la para o ritual. Pode ser uma vaporização, ou um banho, um emplasto, ou até mesmo um chá.

Assim como a mulher, a natureza possui seus ciclos, que se entrelaçam e se sucedem, repetindo-se em um movimento sem fim; por isso, é preciso também prestar atenção ao ciclo lunar. E escolher a melhor Lua e suas energias para fazer aquela cura. Se a origem daquele sintoma que precisa ser curado reflete uma carência, uma falta de nutrição, o processo de cura possivelmente terá melhores resultados se for realizado na Lua Minguante. Se as raízes são mais profundas, com camadas mais fibrosas, a Lua Cheia, da forma com que trabalho com essa energia, poderá contribuir para esse ritual. Não é uma ciência exata, mas, sim, baseada na fé e na experimentação. A partir da intuição, é preciso testar os processos e entender quais são seus ciclos na prática.

Para dar início a essa conexão com as plantas, ao entendimento das propriedades de cada e sua utilização para cada situação, faço um convite. Escolha algumas plantas e as experimente! Como escolher? Pense em algumas plantas de que você gosta ou conhece e fique aberta se algo novo te surgir. Você pode também pedir que as plantas se apresentem a vocês, já que tem a intenção de aprofundar esse estudo. E fique atenta aos sinais que receber. Ao escolher algumas plantas que quer estudar, organize um espaço em que possa trabalhar com elas. Cubra seus olhos com uma venda e reconheça essas plantas através de seus outros sentidos. Sinta os diferentes cheiros e aromas e reflita sobre quais sensações e emoções despertam em você. Sinta suas texturas e observe em si o que elas lhe trazem. São mais suaves? Mais ácidas? Mais adstringentes? Mais doces? Salgadas? Amargas? Picantes? O que sente ao tocar e cheirar cada uma dessas ervas? Quais delas te chama mais? De quais delas não gostou, ou pelas quais não sentiu uma conexão tão forte, e por quê? Vá adentrando neste universo sensorial, você pode amassá-las para sentir melhor, degustá-las ou simplesmente exalar seu aroma. Se quiser, converse com elas, pergunte suas propriedades, para que deveria usá-las. As Abuelas **se conectam com o espírito da planta, não com as propriedades delas**. Parece meio doideira, mas muitas vezes as plantas falam com a gente. O mesmo pode ser feito na cozinha, testando diferentes ingredientes e combinações para ver quais são os resultados e o que cada um provoca em você. Quais sabores lhe despertaram? Quais foram aqueles que a lembraram de memórias antigas? Quais lhe trazem bem-estar? Quais te dão a sensação de limpeza?

O caminho da curandeira não tem resposta pronta para nada.

Depois, comece utilizando em seus rituais e curas aquelas de que mais gostou. Cada vez que trabalho com uma planta, seja semeando, observando seu desenvolvimento, colhendo suas folhas e as preparando para uma cura, bênção, relaxamento, embelezamento, ou até mesmo uma refeição para amigos e família, aprendo um pouco mais sobre ela e os mistérios que a envolvem. Por exemplo, o manjericão para mim foi por muito tempo apenas tempero. Com o tempo, fui utilizando-o mais na culinária e me encantando com seu aroma e seu frescor. Hoje em dia eu o utilizo também em banhos e limpezas. Faço um chá, deixo esfriar e despejo no meu corpo sem molhar a cabeça. Muitas vezes, quando passo tempo em lugares com muita energia e vibração, tenho a necessidade de fazer esse banho e me sinto bem melhor depois. O Guiné é outra planta que uso para limpeza. Para estudar mais as histórias, origens e propriedades das plantas recomendo o livro *As ervas do sítio – História, magia, saúde, culinária e cosmética*, de Rosy Bornhausen.

Vale dizer que não devemos utilizar uma erva que não conhecemos. Muitas delas podem ser tóxicas e trazer problemas graves à saúde. Antes de começar a experimentar com novas espécies, procure perguntar, pesquisar e comparar a outras plantas. Igualmente importante é saber de onde elas vieram, sejam ainda sementes, mudas ou já desidratadas.

Somos cíclicas e, ao trabalharmos com processos de cura e rituais com plantas e ervas, precisamos prestar atenção também aos nossos próprios ciclos internos. A cada Lua, temos sentimentos e percepções diferentes, com cada fase nos trazendo diferentes memórias e reflexões. Eu, por exemplo, quando estou muito introspectiva na lunação, às vezes uso artemísia para ampliar minha capacidade de visão e intuição. Para quem sente cólicas nesse período, recomendo testar outra planta, como a camomila, que pode ajudar bastante.

Não há uma receita pronta. Cada mulher deverá experimentar suas próprias conexões com as plantas e os chamados de cada fase de seu ciclo. Como explica Adele G. Dawnson, somos pessoas diferentes a cada estação do ano, com mudanças constantes de necessidades de alimentação e descanso.[7]

Acompanhei uma paciente que estava entrando na menopausa e passou a frequentar o sítio de um de seus familiares. Ela continuou voltando para lá para cuidar das plantas do quintal. Aos poucos, criou uma conexão com elas, que integraram e materializaram seus ciclos. Ela já não tem sua Lua, mas as plantas passam pelas estações do ano, pelos processos de nutrição, colheita, poda e semeio. A partir de então, sua relação com a menopausa ficou muito mais leve, bonita

---

7 Dawson, Adele G., op. cit.

e fluida. Ela começou a compreender que estava vivenciando novas fases do seu ciclo de mulher.

Outra paciente criou uma relação muito íntima com a natureza depois que mergulhou em seus próprios ciclos. Passou a prestar mais atenção ao que comia, quais eram as origens dos alimentos que preparava. Não é surpresa que várias mulheres encontram sua potência na alquimia da cozinha, preparando as refeições e experimentando os diferentes sabores e texturas. Essa mulher especificamente estava morando em um apartamento e só conseguia cuidar de um vaso em que cultivava algumas plantas e ervas. Até que chegou o dia em que disse: "Eu preciso ter a minha horta, quero plantar". E foi atrás do espaço de que precisava.

Muitas vezes, é por meio das sensações que os processos se dão. Há momentos em que ouço uma voz me dizendo para colher o manjericão e com ele preparar um banho. Ou então, para pegar uma rosa e preparar um altar para Nossa Senhora. Quando esses chamados chegam até nós, não podemos interferir. Ao invés disso, devemos vê-los crescerem e se oferecerem a nós quando as ervas e plantas estão prontas para seguir sua missão de cura.

Certa vez, tentei plantar um pé de tabaco – uma das minhas plantas de poder – no canteiro de medicinas lá do sítio. Todas as tentativas falharam, nenhuma semente germinou. Até que um dia cheguei ao sítio e vi um pé de tabaco, mas não no lugar onde havia enterrado suas sementes. Ele cresceu em um local pouco convencional, entre o canteiro de ervas e a mureta de divisão do caminho com a terra. No entanto, não o retiramos e o deixamos crescer. Agora, ele já se espalhou por lá. Floresceu e se semeou sozinho em diversos locais também não esperados. **Dizem que as plantas das quais você precisa crescem naturalmente na terra que você cuida.**

E, assim, sigo descobrindo e experimentando esses segredos da natureza.

Práticas

O contato com a natureza e com as ervas pode se dar de diversas formas, assim como seus benefícios. Enquanto o cuidado com uma horta pode trazer presença, proporcionar a reflexão e uma atenção aos próprios ciclos internos da mulher, os rituais realizam curas ancestrais e contemporâneas, como uma medicina natural. São práticas simples que podem ser realizadas em qualquer lugar. **A intenção e a fé muitas vezes já ajudam o trabalho de cura acontecer, e as dores, feridas e inseguranças serem aliviadas.**

Utilizo bastante a vaporização para curas e descongestionamento energético em nossos úteros, muitas vezes para ajudar em processos de feridas bem profundas, couraças espessas. Esse processo consiste em receber o vapor de água com uma combinação de ervas através da vagina, que chega até o útero e desperta e alquimiza essas antigas memórias. Para algumas mulheres eu preparo a planta; para outras, elas mesmas já se conectam e fazem sua preparação. Em qualquer dos casos, recomendo uma conexão da mulher com a planta escolhida, rezando para ela e trazendo com clareza a sua intenção. **A nossa intenção tem muito poder.** Acredito que a força do nosso pensamento e desejos ganha dimensão exponencial quando, de fato, levamos isso a sério.

Para a prática da vaporização, a mulher esquenta a água numa panela e depois pode despejá-la num recipiente, como uma cumbuca ou panelinha de barro, ou deixar na própria panela. Importante esse recipiente ser o mais natural possível, já que respiraremos pela nossa vagina essas substâncias. Gosto de sugerir que ela prepare esse espaço, que seja um lugar tranquilo, onde esteja acolhida e aquecida. Sugiro que jogue um cobertor por cima do seu corpo quando fica de cócoras nessa panela, protegendo sua vagina e seu corpo de friagem. Para mim, a vaporização é como uma inalação. Quando inalamos pelo nariz, queremos que aquele vapor chegue aos nossos pulmões descongestionando o que está ali parado e enrijecido; ao recebermos pela vagina, o vapor sobe até o nosso útero com a mesma função.

Assim que a mulher se cobre, se ajeita de cócoras na bacia, coloca sua erva e se concentra nessa cura, abre-se com a intenção de que o poder das plantas cure o que precisa ser curado. O processo de receber essa medicina pelo útero pode amolecer o corpo da mulher, gerando cansaço e, às vezes, tontura. O seu corpo se esquenta, principalmente seu útero, por isso, logo depois é preciso se recolher. Sempre recomendo que essa prática seja feita antes da hora de dormir, já de dentes escovados. Para que a mulher finalize o processo, despeje a sua água na terra, agradeça a cura, e logo se recolha. É comum que algumas tenham visões e sonhos bastante vívidos depois de uma vaporização. Para diversas mulheres que acompanho, o processo da vaporização tem sido muito forte, trazendo curas, visões e um ganho gigantesco de consciência sobre si mesma e seu corpo[8]. No entanto, não fique chateada se você não perceber, de imediato, nenhuma consequência direta desse trabalho. Siga confiando e firmando a sua intenção.

Certa vez, uma paciente compartilhou que após fazer uma vaporização que preparamos com a intenção de liberar memórias antigas da sua linhagem ancestral húngara, a origem do seu lado materno, sonhou muito com a avó. Ela dizia para a neta seguir em frente, para não desistir dos seus sonhos. Essa mulher acessou muitas sabedorias a partir do contato com as plantas que escolhemos para o seu processo. Depois de algumas fases lunares, preparamos mais uma planta para ela seguir curando as feridas internas que ainda sentia. Nessa segunda vez, ela estava com a expectativa de que fosse sentir algo tão forte quanto da primeira, mas não foi. Não sonhou nem acessou histórias antigas. Ficou um pouco frustrada. Quando seu sangue da lunação veio, porém, estava bem escuro e com um pouco de coágulo, o que não se repetiu no ciclo seguinte. Entendemos que esse sangue fez parte da

---

8 Leia mais em: www.naturezaintima.com.br/vaporizacao.

limpeza profunda do processo, e que ele se deu firmemente no seu corpo físico, mesmo sem manifestações como sonhos e memórias.

Certa vez, em um Círculo, fizemos uma vaporização de rosas todas juntas. Foi suave e profundo ao mesmo tempo. Depois de uns oito dias, uma mulher que participou da ocasião me mandou esta mensagem:

> Após a vaporização que fizemos, quero te contar que minha ovulação está bem mais *power*. Fazia tempo que não vinha assim. Acho que a vaporização também pode ter ajudado, e todo olhar para o ciclo. Sinto que a gripe destampou e os ovários também.

Para o banho de assento, sugiro preparar o chá antes. A mulher pode escolher a erva, rezá-la, e mais uma vez trazer a sua intenção. Deixe a água ferver, coloque a planta e espere um pouco até decantar. A aplicação do banho de assento é colocar esse chá numa bacia, algum recipiente em que seja possível sentar-se, encostando a vagina nesse líquido por um tempo – até sentir que está suficiente. Cada planta tem um processo diferente. Vá estudando aquela que você escolheu.

Para algumas mulheres, e muitas grávidas, costumo recomendar um escalda-pés relaxante antes de dormir. É uma das práticas mais simples de se fazer em casa. Basta preparar uma bacia de água quente com ervas e mergulhar os pés até o líquido esfriar. As mesmas misturas podem ser utilizadas para os banhos, que trazem diferentes curas, limpezas e benefícios para nossa pele e corpos. No mesmo patamar de simplicidade estão os chás, que podem ser preparados com diferentes ervas e consumidos sem dificuldade em qualquer ocasião.

Lembrando que a água é uma medicina muito poderosa, por isso gosto de escolher uma água boa para beber e para usar nos rituais. Para quem vive em São Paulo ou em outros grandes centros urbanos, recomendo usar a filtrada. É um elemento que precisa ser tão honrado quanto as ervas, pois é o veículo, permitindo que o poder de cura das plantas chegue até nós. Tenho ensinado aos meus filhos, por exemplo, que peçam à água o que sentirem de necessidade quando preparamos um banho com ervas. Que coloquem a intenção não somente na planta, mas também na água.

As ervas também podem ser utilizadas em formato de fumaça, ao fazer uma defumação e colocá-las secas numa brasa, ou com um cachimbo que as queima e libera fumaça. Assim como a água, o fogo aparece como um elemento transformador e veículo. Esses momentos de alquimia me remetem à deusa grega Héstia, que pode ser invocada pelo simples acender do fogo na lareira. Ela representa o centro do lar e a preparação de cada refeição, o fogo transformador. Se pararmos para pensar, o fogo está na cozinha, o local mais convidativo e receptivo de qualquer lar. É também a temperatura quente que nos traz conforto e alento durante essas práticas e o fogo que transmuta.

Uma outra forma de trabalhar com as plantas que aprendi na ayurveda é o decocto. Quando sugiro óleo de tanchagem, por exemplo, para usar em curas do útero, faço um decocto, ou seja, uma redução. Deixo bastante água com a erva fervendo em um recipiente até reduzir bastante a quantidade de líquido. Depois, misturo o que restou com um óleo, geralmente de amêndoa doce ou uva, e deixo toda a água evaporar. Esse óleo passa a estar medicado com as propriedades daquela planta.

O ritual que cada mulher vai escolher dependerá da relação que ela criar com cada um e do chamado que sentir. **O ritual é apenas a forma de execução de uma cura**[9] **e não deve se tornar algo mecânico, feito por obrigação.**

---

9   Camargo, Adriano, op. cit.

A intenção deve estar sempre presente.

A percepção do seu útero também ajuda a gerar essa conexão com as plantas.

Plantar a Lua, aliás, também é um ritual de conexão com a natureza e com o espírito das plantas. Ao devolver nosso sangue para a terra, estamos fortalecendo a relação com a Pachamama e nutrindo o local onde vivemos.

Como prática, sugiro que as mulheres possam se conectar com a natureza em toda sua abundância de tempos em tempos. Apesar de o trabalho com plantas não exigir um quintal enorme nem uma casa na mata, retirar-se de vez em quando para um local afastado da cidade pode ajudar a aprofundar esse processo, a relembrar essa força da natureza dentro de si.

A glândula pineal, que nos permite a conexão com as forças superiores e criadoras, é calcificada também pela vivência da cidade, como a poluição do ar e as frequências de celulares, rádio e televisão que circulam ao nosso redor. Mesmo a água que bebemos está cheia de cloro, o que bloqueia nossa conexão. Não é à toa, portanto, que é na natureza onde podemos expandir ainda mais nossa conexão com a força criadora, sem interferências externas. Perceba a sua qualidade de presença quando está mais em meio à natureza.

A curandeira é mais uma das diversas facetas da mulher que habita em todas nós e de vez quando pede para se manifestar.

Os processos de cura, além de nos trazerem afeto e carinho por meio do cuidado que temos com o nosso corpo, também enraízam nossa parceria com a terra.

Assim como o nosso útero, que acolhe e gesta, o solo realiza o mesmo processo com as plantas das quais dependemos para a nossa sobrevivência. É a terra que nos oferece alimento, que nutre as árvores, que, por sua vez, nos dão o ar que respiramos, e é o lugar para onde voltamos quando nossas vidas chegam ao fim.

No entanto, de nada adianta tudo isso sem a intenção e o alinhamento dos nossos pensamentos com as forças universais. A conexão com as plantas e o seu uso precisam de um mínimo de fé e coragem para enfrentar as feridas da nossa relação com a terra, ancestrais ou não. Ame as ervas e seus mistérios; cuide delas e elas contribuirão com seu poder.

Encerrando este ciclo

E, por ora, este texto chega ao fim.

A sensação de escrevê-lo, revê-lo e publicá-lo é muito forte. Como se fosse um parto, mesmo. Algo que plantei no meu ventre, gestei por tanto tempo dentro de mim, com mergulhos profundos nas minhas luzes e sombras, ao revisitar muitas experiências vividas até aqui, minhas e de mulheres que, com muita honra, acompanho.

Como diz a Claudia Schapira: "Tentativa estéril , o tempo, se não virasse obra".

Espero que esta obra tenha te impactado de alguma forma. Sinto muito se em algum momento, ao ler este texto, você se sentiu ofendida. Selecionei cada palavra com cuidado e amor, ao compartilhar minhas experiências, que são únicas e também limitadas ao meu lugar de fala, intencionando contribuir como inspiração e/ou provocação para a jornada de outras mulheres.

Anseio que sua conexão com seu útero e com seu feminino tenha se fortalecido. Que você tenha relembrado de onde veio e chegado mais perto de para onde quer seguir. Que tenha descoberto quais são seus padrões e crenças limitadoras neste momento, para poder liberá-los e entregar à terra junto com seu sangue.

Desejo de coração que muitas mulheres possam acessar essa conexão com seu ventre e seu feminino, relembrar essa sabedoria de plantar a nossa Lua e vivenciar os nossos ciclos com verdade e integridade. Acredito fortemente nesse processo como um caminho de cura do planeta, que passa pela mulher se conectar com a força da origem da vida, com a natureza, com a Mãe Terra. **Só quando as mulheres voltarem a se honrar é que a humanidade tornará a respeitar a Terra, as águas, as florestas.**

Que a partir desse processo individual de intimidade com seu corpo de mulher você possa dançar e trazer os homens junto nesta comunhão, que passa pela energia da sexualidade. Que você encontre a prostituta sagrada em si mesma. Que nunca se perca da sabedoria e da sacralidade no seu próprio corpo.

Desejo que cada mulher possa curar a sua ancestralidade, liberando e abrindo espaço para um pulsar mais livre, fluido e completo. Acredito que, com isso, estaremos preparadas para gestar não só uma vida, mas projetos e tudo que desejamos realizar. Gestar de uma forma mais feminina, conectada profundamente com a sua força visceral de criação e fertilidade. Desejo que cada uma possa accessar a sua curandeira, a mulher sábia que vive em si, alquimizando esse caldeirão e partilhando seus saberes com o mundo.

É urgente trazermos, para a linha de frente, a força e a sabedoria do feminino: acolhimento, cuidado, nutrição, silenciamento, resguardo, saber morrer para renascer, deixar ir, entrar no vazio para abrir espaço ao novo. Seguimos juntas nessa.

Meu ventre, meu coração e minha visão honram seu ventre, seu coração e sua visão. Somos um só Ventre, um só Coração e muitas Visões.

Maria Barretto

@mariabarretto._
maria@naturezaintima.com

Referências

BASHFORD, Sophie. *You Are a Goddess*. Londres: Hay House, 2018.
BERENSTEIN, Eliezer. *A inteligência hormonal da mulher*. Rio de Janeiro: Objetiva, 2001.
BOLEN, Jean Shinoda. *As deusas e a mulher*. São Paulo: Paulus, 1990.
BORNHAUSEN, Rosy. *As ervas do sítio* – História, magia, saúde, culinária e cosmética. São Paulo: Bei, 2011.
CAMARGO, Adriano. *Rituais com ervas*: banhos, defumações e benzimentos São Paulo: O erveiro, 2017
CAMPBELL, Joseph. *O herói de mil faces*. São Paulo: Cultrix/Pensamento, 1983.
CAMPBELL, Joseph. *O poder do mito*. São Paulo: Palas Athena, 1988.
CHAMALU. *El retorno de la mujer sagrada*. México: Editora Pax. Mexico, 2020.
CHOPRA, Deepak. *Origens mágicas, vidas encantadas*. Rio de Janeiro: Rocco, 2006.
DAWSON, Adele G. *O poder das ervas* – Um guia sobre o uso medicinal, culinário e paisagístico de plantas selvagens e cultivadas. São Paulo: BestSeller, 2006.
DETHLEFSEN, Thorwald; DAHLKE, Rüdiger. *A doença como caminho*. São Paulo: Cultrix, 1992.
GUTMAN, Laura. *A maternidade e o encontro com a própria sombra*. São Paulo: BestSeller, 2016.
HURTADO, Sajeeva. *Cheia de vida* – Respiração ovariana, alquimia feminina. Brasília, DF: LuzAzul, 2008.
KELEMAN, Stanley. *Anatomia emocional*. São Paulo: Summus, p. 174.
KOLTUV, Barbara Black. *A tecelã*: Uma jornada iniciática rumo à individuação feminina. São Paulo: Cultrix, 2020.
MARASHINSKY, Amy Sophia. *Oráculo da Deusa*. São Paulo: Pensamento, 2000.
MARCIANIAK, Barbara. *Mensageiros do amanhecer*. São Paulo: Aquariana, 2008.
ODENT, Michel. *Cientificação do amor*. São Paulo: Momento Atual, 2005.
ORR, Emma Restall. *Ritual, A Guide to Life, Love and Inspiration*. Nova York: Thorsons, 2000.
PATTIS, Eva. *Aborto*: perda e renovação. São Paulo: Paulus (Coleção Amor e Psique), 2001.
PEREL, Esther. *Sexo no cativeiro*: Como manter a paixão nos relacionamentos. Rio de Janeiro: Objetiva, 2018.
PIERRAKOS, Eva; SALY, Judith. *Criando união*. São Paulo: Cultrix, 1996.
PINKOLA ESTÉS, Clarissa. *A ciranda das mulheres sábias*. Rio de Janeiro: Rocco, 2012.
PINKOLA ESTÉS, Clarissa. *Libertem a mulher forte*. Rio de Janeiro: Rocco, 2012.
PINKOLA ESTÉS, Clarissa. *Mulheres que correm com os lobos*. Rio de Janeiro: Rocco, 2018.
QUALLS-CORBETT, Nancy. *A prostituta sagrada*. São Paulo: Paulus, 1990.
TIWARI, Maya. *O caminho da prática*. Rio de Janeiro: Rocco, 2004.
TIWARI, Maya. *Women's Power to Heal Through Inner Medicine*. Nova York, NY: Mother Om Media, 2012.

©2023, Pri Primavera Editorial Ltda.

©2023, Maria Barretto

Equipe editorial: Lourdes Magalhães, Larissa Caldin e Manu Dourado
Revisão: Fernanda Guerriero Antunes e Joice Nunes
Ilustração da capa: Flavia Amaral
Montagem da capa: Nine Editorial
Projeto gráfico e Diagramação: Primavera Editorial
Ilustrações: Flavia Amaral

Dados Internacionaisde Catalogação na Publicação (CIP)
Angelica Ilacqua CRB-8/7057

Barretto, Maria
 Natureza íntima: fendas de uma mulher / Maria Barretto; ilustrações de Flávia Amaral. -- São Paulo: Primavera Editorial, 2020.
 360 p. : il.

ISBN: 978-65-86119-25-1

1. Mulheres 2. Feminino 3. Puerpério 4. Mulheres - Autopercepção I. Título II. Amaral, Flávia

20-2477   CDD 305.4

Índices para catálogo sistemático:

1. Mulheres

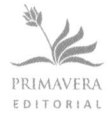

PRIMAVERA
EDITORIAL

Av. Queiroz Filho, 1560 – Torre Gaivota Sl. 109
05319-000 – São Paulo – SP
Telefone: (55) 11 3034-3925
(55) 11 99197-3552
www.primaveraeditorial.com
contato@primaveraeditorial.com

Todos os direitos reservados e protegidos pela lei 9.610 de 19/02/1998. Nenhuma parte desta obra poderá ser reproduzida ou transmitida por quaisquer meios, eletrônicos, mecânicos, fotográficos ou quaisquer outros, sem autorização prévia, por escrito, da editora.